医学影像技术学

总 主 编 秦维昌

编 委 会 （按姓氏笔画为序）

王鸣鹏 石明国 李 萌

余建明 秦维昌 黄 林

章伟敏

编写秘书 刘传亚

人民卫生出版社

医学影像技术学

CT检查技术卷

主　编　王鸣鹏

副主编　白　桦　沈　纲

编　者（按姓氏笔画排序）

牛延涛（首都医大附属北京同仁医院）

王鸣鹏（复旦大学附属华东医院）

白　桦（中科院附属阜外心血管病医院）

牟文斌（北京协和医院）

沈　纲（复旦大学附属华东医院）

杨建明（南方医大附属珠江医院）

杨新令（中科院附属阜外心血管病医院）

张永县（首都医大附属北京同仁医院）

黄　雄（武汉大学附属中南医院）

雷子乔（华中科大附属协和医院）

人民卫生出版社

图书在版编目（CIP）数据

医学影像技术学. CT检查技术卷/王鸣鹏主编. —北京：人民卫生出版社，2012.10
ISBN 978－7－117－16272－2

Ⅰ.①医… Ⅱ.①王… Ⅲ.①计算机X线扫描体层摄影－诊断学 Ⅳ.①R445②R814.42

中国版本图书馆CIP数据核字(2012)第171718号

| 门户网：www. pmph. com | 出版物查询、网上书店 |
| 卫人网：www. ipmph. com | 护士、医师、药师、中医师、卫生资格考试培训 |

医学影像技术学
CT检查技术卷

主　　编：王鸣鹏
出版发行：人民卫生出版社（中继线 010-59780011）
地　　址：北京市朝阳区潘家园南里19号
邮　　编：100021
E - mail：pmph @ pmph. com
购书热线：010-67605754　010-65264830
　　　　　010-59787586　010-59787592
印　　刷：人卫印务（北京）有限公司
经　　销：新华书店
开　　本：889×1194　1/16　　印张：17
字　　数：527千字
版　　次：2012年10月第1版　　2020年11月第1版第9次印刷
标准书号：ISBN 978-7-117-16272-2/R·16273
定　　价：99.00元

打击盗版举报电话：010-59787491　E-mail：WQ @ pmph. com
（凡属印装质量问题请与本社销售中心联系退换）

一百多年来,随着科学技术的发展、临床实践和理论的丰富,以及教育的提高,医学影像学技术学科体系进一步健全。进入数字化时代后,影像技术得到快速发展。检查技术和方法的不断更新、技术队伍的迅速扩大,影像技术需要一套涵盖本专业技术发展现状,供中青年学习提高使用的参考书。为此,中华影像技术学会第四届委员会把学会出书作为一项工作计划。

本书是以学会的名义,举学会的力量,组织本专业国内各方面具有丰富实践经验的专家学者编写的系列原创专著。丛书力求规范各种影像技术实践,尽可能解决存在争论的实际问题;希望对专业技术的标准化、规范化具有指导意义;对引领和推进我国影像技术的发展发挥一定作用。

本书以各种成像技术为纲,共设 7 卷,包括:总论、X 线摄影技术、X 线造影技术、CT 检查技术、MR 检查技术、急诊影像技术、影像设备质量控制管理。在内容安排上,各卷自成系统,保持各种检查技术的系统性,又有所侧重,避免过多重复,保持丛书的整体性。内容力求抓住相关成像技术的最新进展,在继承传统经典影像技术学内容的基础上,注重专业的发展和现状,保证丛书的时代性和实用性。希望丛书能成为广大影像技术工作者有用的常备参考书。

应邀参与的编者都是在某一方面很有经验的专家。同时,作者来源又照顾到地域性和老中青结合,力求具有广泛的代表性,并通过写作得到锻炼提高。

本丛书在每卷独立会审之后,又组织各卷主编对每卷进行会审,以力求完善和尽量避免错误。但由于编写时间等因素的限制,难以组织更多有经验的学者参加,一起讨论的机会不够充分等原因,书中欠缺之处难以避免,欢迎广大读者批评指正。

2011 年 2 月 28 日

前　言

　　影像技术专业近十几年发展很快,而 CT 是其中发展最快的专业之一。从非螺旋 CT 到螺旋 CT,从螺旋 CT 到多层螺旋 CT,CT 一次旋转采集的层数以几何级数增加。CT 的发展,一方面为医学的进步作出了巨大的贡献,另一方面,也促进了影像技术专业的飞速发展。

　　本书的目的,是打算为影像技术的在校学生和专业工作者提供一本包括基本理论知识,同时又能满足临床日常使用的专业参考书。限于篇幅,在基础知识方面,尽可能包罗和涵盖了 CT 的基本内容,其中只对少部分必需的内容进行了较深入的讨论,如读者需深入学习研究其中的一些相关内容,请参考相关的专业书籍;在临床应用内容方面,除了引入了掌握 CT 检查技术必需的解剖和疾病专业知识外,在介绍 CT 的检查方法中,采用了表格方式列出,以便于一些初学者的学习使用和日后查找方便。书后,附录了英汉对照 CT 专业及相关词汇以及常用辐射剂量和单位;另外,书末的索引也是为了读者的查找使用方便。

　　根据丛书编委会的安排,本卷是医学影像技术学系列丛书中的一本。本书开始部分的引言主要是简单地介绍了 CT 发明的历史,以及 CT 的优缺点和应用概况。第一章是 CT 设备技术概述,主要是介绍 CT 设备和硬件方面的内容;第二章是 CT 成像原理和基本概念,本章采用了深入浅出的叙述,使 CT 影像技术专业必须理解和掌握的内容变得通俗易学;第三章介绍了 CT 临床应用方面的一些情况,包括 CT 应用最基本的内容 CT 值和窗技术等;第四章是关于 CT 图像后处理和三维成像的内容,主要内容包括三维成像的基本原理和方法等,供已经基本掌握 CT 并且有兴趣的读者阅读参考;第五章是关于 CT 图像质量和辐射剂量的内容,该章节也是深入掌握 CT 原理的重要内容,供有一定专业基础的读者学习阅读;第六章至第十一章是各部位的 CT 检查方法。第六章至第九章是日常 CT 检查及诊断要点,第十章是心脏大血管 CT 检查及诊断要点,第十一章是特殊 CT 检查和临床应用,供有兴趣者参阅。

　　由于近十多年 CT 一直在不断发展中,加之作者学识有限,编写时间仓促,书中难免有疏漏和谬误之处,恳请读者不吝批评指正。

2012 年 5 月于上海

目　　录

引言 ⋯⋯⋯⋯⋯⋯⋯⋯⋯⋯⋯⋯⋯⋯⋯⋯⋯⋯⋯⋯⋯⋯⋯⋯⋯⋯⋯⋯⋯⋯⋯⋯⋯⋯ 1

第一章　CT 设备技术概述 ⋯⋯⋯⋯⋯⋯⋯⋯⋯⋯⋯⋯⋯⋯⋯⋯⋯⋯⋯⋯⋯⋯⋯ 3
　　第 1 节　非螺旋 CT ⋯⋯⋯⋯⋯⋯⋯⋯⋯⋯⋯⋯⋯⋯⋯⋯⋯⋯⋯⋯⋯⋯⋯⋯⋯ 3
　　第 2 节　CT 机的基本结构 ⋯⋯⋯⋯⋯⋯⋯⋯⋯⋯⋯⋯⋯⋯⋯⋯⋯⋯⋯⋯⋯ 5
　　第 3 节　螺旋 CT ⋯⋯⋯⋯⋯⋯⋯⋯⋯⋯⋯⋯⋯⋯⋯⋯⋯⋯⋯⋯⋯⋯⋯⋯⋯ 9

第二章　CT 成像原理和基本概念 ⋯⋯⋯⋯⋯⋯⋯⋯⋯⋯⋯⋯⋯⋯⋯⋯⋯⋯ 15
　　第 1 节　CT 成像原理 ⋯⋯⋯⋯⋯⋯⋯⋯⋯⋯⋯⋯⋯⋯⋯⋯⋯⋯⋯⋯⋯⋯⋯ 15
　　第 2 节　CT 成像基本概念 ⋯⋯⋯⋯⋯⋯⋯⋯⋯⋯⋯⋯⋯⋯⋯⋯⋯⋯⋯⋯ 19

第三章　CT 的临床应用 ⋯⋯⋯⋯⋯⋯⋯⋯⋯⋯⋯⋯⋯⋯⋯⋯⋯⋯⋯⋯⋯⋯ 22
　　第 1 节　CT 检查的程序 ⋯⋯⋯⋯⋯⋯⋯⋯⋯⋯⋯⋯⋯⋯⋯⋯⋯⋯⋯⋯⋯ 22
　　第 2 节　CT 的扫描方法 ⋯⋯⋯⋯⋯⋯⋯⋯⋯⋯⋯⋯⋯⋯⋯⋯⋯⋯⋯⋯⋯ 24
　　第 3 节　CT 值和 FOV ⋯⋯⋯⋯⋯⋯⋯⋯⋯⋯⋯⋯⋯⋯⋯⋯⋯⋯⋯⋯⋯⋯ 27
　　第 4 节　CT 图像与窗技术 ⋯⋯⋯⋯⋯⋯⋯⋯⋯⋯⋯⋯⋯⋯⋯⋯⋯⋯⋯ 28

第四章　CT 图像后处理和三维成像 ⋯⋯⋯⋯⋯⋯⋯⋯⋯⋯⋯⋯⋯⋯⋯⋯ 30
　　第 1 节　CT 图像的三维成像方法 ⋯⋯⋯⋯⋯⋯⋯⋯⋯⋯⋯⋯⋯⋯⋯⋯ 30
　　第 2 节　冠状动脉 CTA 三维后处理方法 ⋯⋯⋯⋯⋯⋯⋯⋯⋯⋯⋯⋯ 43

第五章　CT 图像质量和辐射剂量 ⋯⋯⋯⋯⋯⋯⋯⋯⋯⋯⋯⋯⋯⋯⋯⋯⋯ 46
　　第 1 节　CT 的分辨率和影响因素 ⋯⋯⋯⋯⋯⋯⋯⋯⋯⋯⋯⋯⋯⋯⋯⋯ 46
　　第 2 节　CT 的伪影和避免措施 ⋯⋯⋯⋯⋯⋯⋯⋯⋯⋯⋯⋯⋯⋯⋯⋯⋯ 50
　　第 3 节　噪声的形成与图像质量 ⋯⋯⋯⋯⋯⋯⋯⋯⋯⋯⋯⋯⋯⋯⋯⋯⋯ 55
　　第 4 节　螺旋 CT 的图像质量和纵向分辨率 ⋯⋯⋯⋯⋯⋯⋯⋯⋯⋯⋯ 58
　　第 5 节　CT 的辐射剂量 ⋯⋯⋯⋯⋯⋯⋯⋯⋯⋯⋯⋯⋯⋯⋯⋯⋯⋯⋯⋯⋯ 62

第六章　颅脑、五官和颈部 CT 检查及诊断要点 ⋯⋯⋯⋯⋯⋯⋯⋯⋯⋯ 69
　　第 1 节　检查注意事项 ⋯⋯⋯⋯⋯⋯⋯⋯⋯⋯⋯⋯⋯⋯⋯⋯⋯⋯⋯⋯⋯ 69
　　第 2 节　相关解剖 ⋯⋯⋯⋯⋯⋯⋯⋯⋯⋯⋯⋯⋯⋯⋯⋯⋯⋯⋯⋯⋯⋯⋯⋯ 69
　　第 3 节　检查方法 ⋯⋯⋯⋯⋯⋯⋯⋯⋯⋯⋯⋯⋯⋯⋯⋯⋯⋯⋯⋯⋯⋯⋯⋯ 69

第七章　胸部、纵隔 CT 检查及诊断要点 ⋯⋯⋯⋯⋯⋯⋯⋯⋯⋯⋯⋯⋯ 108
　　第 1 节　检查注意事项 ⋯⋯⋯⋯⋯⋯⋯⋯⋯⋯⋯⋯⋯⋯⋯⋯⋯⋯⋯⋯⋯ 108

第 2 节　相关解剖 ………………………………………………………………… 108
第 3 节　扫描方法 ………………………………………………………………… 108

第八章　腹部、盆腔 CT 检查及诊断要点 …………………………………… 131
第 1 节　检查注意事项 …………………………………………………………… 131
第 2 节　相关解剖 ………………………………………………………………… 131
第 3 节　扫描方法 ………………………………………………………………… 132

第九章　脊柱、四肢 CT 检查及诊断要点 …………………………………… 167
第 1 节　检查注意事项 …………………………………………………………… 167
第 2 节　相关解剖 ………………………………………………………………… 167
第 3 节　扫描方法 ………………………………………………………………… 167
第 4 节　检查注意事项 …………………………………………………………… 179
第 5 节　相关解剖 ………………………………………………………………… 179
第 6 节　扫描方法 ………………………………………………………………… 179

第十章　心脏大血管 CT 检查及诊断要点 …………………………………… 194
第 1 节　CTA 成像技术概述 …………………………………………………… 194
第 2 节　颅脑 CTA 检查 ………………………………………………………… 204
第 3 节　颈部动脉 CTA 检查 …………………………………………………… 206
第 4 节　心脏冠状动脉 CTA 检查 ……………………………………………… 210
第 5 节　左心房肺静脉 CTA 检查 ……………………………………………… 216
第 6 节　冠状静脉窦 CTA 检查 ………………………………………………… 219
第 7 节　肺动脉 CTA 检查 ……………………………………………………… 220
第 8 节　主动脉 CTA 检查 ……………………………………………………… 223
第 9 节　腹主动脉 CTA 检查 …………………………………………………… 226
第 10 节　下肢动脉 CTA 检查 ………………………………………………… 230

第十一章　特殊 CT 检查和临床应用 ……………………………………… 233
第 1 节　CT 灌注检查 …………………………………………………………… 233
第 2 节　CT 仿真内镜检查 ……………………………………………………… 238
第 3 节　双能量 CT 成像 ………………………………………………………… 240
第 4 节　CT 泌尿系成像 ………………………………………………………… 243

参考文献 …………………………………………………………………………… 246
附录 1　英汉对照 CT 专业及相关词汇 ……………………………………… 247
附录 2　常用辐射剂量和单位 ………………………………………………… 261
索引 ……………………………………………………………………………… 262

引 言

CT 是计算机体层成像（computed tomography，CT）的简称，它的出现是继 1895 年伦琴发现 X 线以来，医学影像学发展史上的一次革命。

CT 的发明可以追溯到 1917 年。当时，奥地利数学家雷登（J. Radon）提出了可通过从各方向的投影，并用数学方法计算出一幅二维或三维图像的重建理论。

1967 年，由考迈克（Allan Macleod Cormack）完成了 CT 图像重建相关的数学问题。亨斯菲尔德（Godfrey Newbold Hounsfield）在英国 EMI 实验中心进行了相关的计算机和重建技术的研究，用 9 天时间获得数据组，2.5 小时成功地重建出一幅人体横断面图像。

1971 年 9 月，第一台 CT 装置安装在 Atkinson-Morley 医院。同年 10 月 4 日在安普鲁斯（Ambrose）医师的指导下做临床试验，检查了第一位患者。当时，每一幅图像的处理时间减少到 20 分钟左右。后来，借助微处理器使一幅图像的处理时间减少到 4.5 分钟，CT 的临床试验获得了成功。

1972 年 4 月，在英国放射学研究院年会上亨斯菲尔德和安普鲁斯宣读了关于 CT 的第一篇论文，宣告了 CT 机的诞生。同年 10 月，在北美放射学会年会（RSNA）上向全世界宣布了这一在放射学史上具有划时代意义的发明。

1974 年，美国 George Town 医学中心的工程师莱德雷（Ledley）设计出了全身 CT 扫描机，使 CT 不仅可用于颅脑，而且还可用于全身各个部位的影像学检查。

由于他们的成就，亨斯菲尔德于 1972 年获得了与工程学诺贝尔奖齐名的 McRobert 奖。1979 年亨斯菲尔德和在塔夫茨大学从事 CT 图像重建研究工作的考迈克教授一起，获得了诺贝尔医学生理学奖。

CT 与普通 X 线摄影方法相比，主要有以下四个方面的优点：

一、真正的断面图像

CT 通过 X 线准直系统的准直，可得到无层面外组织结构干扰的横断面图像。与常规 X 线体层摄影比较，CT 得到的横断面图像层厚准确，图像清晰，密度分辨率高，无层面外结构的干扰。另外，CT 扫描得到的横断面图像，还可通过计算机软件的处理重组，获得诊断所需的多平面（如冠状面、矢状面）的断面图像。

二、密度分辨率高

CT 与普通 X 线摄影检查相比，它的密度分辨率有大幅度提高。其原因是：第一，CT 的 X 射线束透过物体到达检测器经过严格的准直，散射线少；第二，CT 机采用了高灵敏度的、高效率的接收器；第三，CT 利用计算机软件对灰阶的控制，可根据诊断需要，随意调节适合人眼视觉的观察范围。一般，CT 的密度分辨率要比普通 X 线检查高 20 倍左右。

三、可做定量分析

CT 借助于 CT 值能够准确地测量各组织的 X 射线吸收衰减值，通过各种计算，可做定量分析。

四、可利用计算机做各种图像处理

借助于计算机和图像处理软件，可做病灶的形状和结构分析。采用螺旋扫描方式，可获得高质量的三维图像和多平面的断面图像。

CT 虽然极大地改善了诊断图像的密度分辨率，但由于各种因素的影响，也有其局限性和不足。

第一，是极限空间分辨率仍未超过普通 X 线检查。目前，中档 CT 机的极限空间分辨率约 10LP/cm，而高档的 CT 机其极限空间分辨率约 14LP/cm 或以上。普通 X 线屏/片摄影的分辨率可达 7～10LP/mm，无屏单面药膜摄影，其极限空间分辨率最高可达 30LP/mm 以上。

第二,CT 虽然有很广的应用范围,但并非是所有部位和脏器 CT 都是最好的选择。如空腔脏器胃肠道的 CT 扫描,在腔内病变的观察不如内镜。由螺旋 CT 扫描的 CT 血管造影(CTA)、冠脉 CTA 等,其在显示小血管分支上不如 DSA 血管造影。目前,由于近年来多层螺旋 CT 的出现和一些新成像方法的应用,已使这些差距逐渐缩小。

其三,CT 的定位、定性诊断只能相对比较而言,其准确性受各种因素的影响。在定位方面,CT 对于体内小于 0.5~1cm 的病灶,常常容易漏诊或误诊。在定性方面,也常受病变的部位、大小、性质、病程的长短、患者的体型和配合检查等诸多因素的影响。

其四,CT 的图像基本上只反映了解剖学方面的情况,基本没有脏器功能和生化方面的资料。当体内的某些病理改变其 X 射线吸收特性与周围正常组织接近时,或病理变化不大,不足以对整个器官产生影响,对此 CT 也无能为力。

第一章

CT设备技术概述

在CT发明和应用的历史进程中,其发展大致可分为两个阶段,即从CT发明到螺旋CT出现的非螺旋CT阶段,以及从螺旋CT投入临床使用到目前为止的多层螺旋CT时代。相比较而言,第一阶段的意义是改变了医用X射线的诊断方式,而第二阶段则是在第一阶段的基础上发展和丰富了横断面X线诊断的手段。第一阶段CT设备的内容目前仅保留了历史

意义,第二阶段是目前正在使用的,下面将根据CT设备发展的顺序,分别阐述各种不同非螺旋和螺旋CT设备的主要结构特点和成像特性。

第1节　非螺旋CT

20世纪80年代末螺旋CT发明之前,CT的发

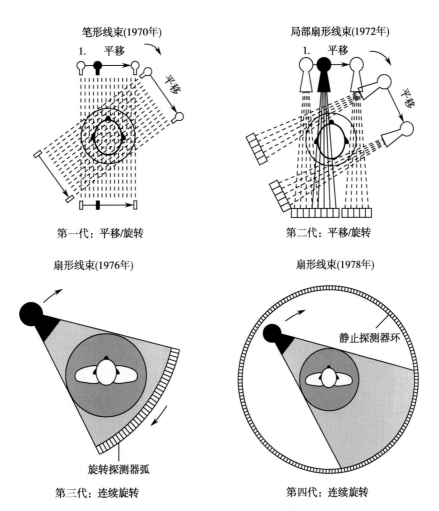

图1-1　第一代到第四代CT扫描机

展通常以代称呼(图1-1),而螺旋CT出现后,CT的改进和发展则不再以代称呼。以下是螺旋CT发明前各代CT的基本特点概述,螺旋CT将由专门章节讨论。

各代CT机的基本特点如下:

(一) 第一代CT机

第一代CT机为旋转-平移扫描方式。X射线管是油冷固定阳极,扫描X射线束为笔形束,探测器一般是2~3个。扫描时,机架环绕患者作旋转和同步直线平移运动,X射线管每次旋转1°,同时沿旋转反方向作直线运动扫描。下一次扫描,再旋转1°并重复前述扫描动作,直至完成180°以内的180个平行投影采样。这种CT机结构的缺点是射线利用率很低,扫描时间长,一个断面需3~5分钟。

(二) 第二代CT机

第二代CT机仍为旋转-平移扫描方式。扫描X射线束改为5°~20°的小扇形束,探测器增加到3~30个,平移扫描后的旋转角度由1°提高到扇形射线束夹角的度数,扫描的时间缩短到20~90秒。另外,第二代CT缩小了探测器的孔径、加大了矩阵和提高了采样的精确性等,改善了图像质量。这种扫描方式的主要缺点是:由于探测器排列成直线,对于扇形的射线束而言,其中心和边缘部分的测量值不相等,需要作扫描后的校正,以避免伪影的出现而影响图像质量。

(三) 第三代CT机

第三代CT机改变了扫描方式,为旋转-旋转方式。X射线束是30°~45°宽扇形束,探测器数目增加到300~800个,扫描时间缩短到2~9秒或更短。探测器阵列排列成彼此无空隙的弧形,数据的采集

以X线管为焦点,随着X线管的旋转得到不同方位的投影,由于排列方式使扇形束的中心和边缘与探测器的距离相等,无须作距离测量差的校正。该扫描方式的缺点是:扫描时需要对每一个相邻探测器的灵敏度差异进行校正,否则由于同步旋转的扫描运动会产生环形伪影。

(四) 第四代CT机

第四代CT机的扫描方式只有X线管环绕机架的旋转。X射线束的扇形角达50°~90°,因此也减少了X线管的负载,使扫描速度可达1~5秒。探测器更多达600~1500个,全部分布在机架360°的圆周上。扫描时,没有探测器运动,只有X线管围绕患者作360°的旋转。与第三代CT机扫描不同,在第四代扫描方式中,对于每一个探测器来说所得的投影值,相当于以该探测器为焦点,由X线管旋转扫描一个扇形面而获得,故此种扫描方式也被称为反扇束扫描。

(五) 第五代CT机

第五代CT机又称电子束CT,它的结构明显不同于前几代CT机(图1-2)。它由一个电子束X线管、一组由864个固定探测器阵列和一个采样、整理、数据显示的计算机系统构成。最大的差别是X射线发射部分,它包括一个电子枪、偏转线圈和处于真空中的半圆形钨靶。扫描时,电子束沿X线管轴向加速,电磁线圈将电子束聚焦,并利用磁场使电子束瞬时偏转,分别轰击4个钨靶。扫描时间为30毫秒、50毫秒和100毫秒。由于探测器是排成两排216°的环形,一次扫描可得两层图像;还由于一次扫描分别轰击4个靶面,故总计一次扫描可得8个层面。

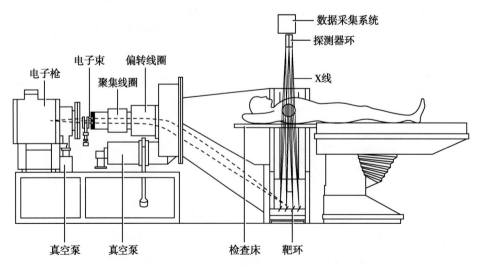

图1-2　电子束CT

第2节　CT机的基本结构

一、X线发生装置

（一）高压发生器

早期的 CT 机一般采用三相 X 线发生器。CT 对高压电源的稳定性要求很高,三相发生器大都采用高精度的闭环控制稳压措施和高压四极管稳定输出。

三相高压发生器分为连续式和脉冲式,连续式主要用于第二代 CT 机;脉冲式主要用于第三代 CT 机。

现代 CT 机都采用体积小、效率高的高频发生器。由于体积小,发生器可被直接安装在旋转的机架上,与旋转架一起同步旋转。

高频发生器于 20 世纪 80 年代起开始用于 CT 机、乳腺摄影机和移动式 X 线机等。它的工作原理是将低频、低压的交流电源转换成高频、高压电源,可产生 500 ~ 25 000 赫兹（Hz）的高频,经整流和平滑后,其电压波动范围小于 1%,而常规三相、十二脉冲发生器的波动范围为 4%。

目前使用的高频发生器的功率最高可达 120 千瓦（kW）,kVp 的范围大都在 80 ~ 140 千伏之间选择,X 线管电流的范围一般是 20 ~ 800 毫安（mA）。

（二）X 线管

CT 扫描对 X 线射线源的要求是:①足够的射线强度:根据物体的大小、物质的原子序数、密度和厚度能形成不同的衰减;②穿透一个物体所需足够的射线量。X 线管满足了上述两个基本要求。

X 线管由电子阴极、阳极和真空管套组成,其基本结构与普通 X 线机的 X 线管相同,但额定功率较常规 X 线管要大。

CT 用 X 线管也可分为固定阳极和旋转阳极两种。固定阳极 X 线管主要用于第一、第二代 CT 机中。

旋转阳极 X 线管主要用于扇束扫描方式的第三代和第四代 CT 机中,焦点大小一般为 1.0mm×1.0mm;现代 CT 高速旋转阳极管焦点大小一般在 0.5 ~ 1.2mm,阳极靶面材质多为钨、铼合金,转速为 3600 转/分或 10 000 转/分。

现在螺旋 CT 扫描机的 X 线管一般都采用大功率的 X 线管。X 线管的管套大都采用金属或陶瓷材料,阳极靶面的直径可达到 200mm,X 线管整体质量的增加,也增加了 X 线管的热容量和散热率。阴极采用一根或者数根灯丝组成,吸气剂采用钡,吸收使用过程中产生的气体分子,确保了 X 线管的真空状态。

螺旋 CT X 线管靶面的厚度也有所增加,并且使用了不同的材料,目的是为了提高阳极的热容量。以前的阳极使用全金属制造,现在有些 X 线管采用化学汽化沉淀石墨复合层和黄铜的复合阳极盘。由于石墨有很好的储热性能,使阳极的热容量提高。而最新的 CT X 线管开始采用液体轴承来替代过去的滚轴轴承,液体轴承的主要成分是液态的镓基金属合金,采用液体轴承后,一方面能增加 X 线管的散热率,另一方面还能减少噪声和振动。

CT 用 X 线管的产热量计算公式是:1.4×kVp·mA·s。式中 1.4 是常数。将实际应用的参数分别代入上述公式并乘以常数 1.4,即等于一次检查 X 线管产生的热量。该公式适用于三相和高频发生器,其中的时间是一次检查的总计扫描时间。单位是 HU,1HU = 1J(焦耳)。

此外,现代 X 线管为了提高热容量,还采用了所谓的"飞焦点"设计,即 X 线管阴极发出的电子束,曝光时交替使用,其变换速率约 1.0 毫秒,利用锯齿形电压波形的偏转,导致电子束的瞬时偏转,使高压发生时电子的撞击分别落在不同的阳极靶面上,从而提高了阳极的使用效率,并能提高成像的空间分辨率。

最新由西门子公司推出的 CT 用 X 线管称为电子束控管,即所谓的"零兆 X 线管",英文商品名为 "Straton tube"。该 X 线管的最主要改进是将阳极靶面从真空管中分离出来,使阳极靶的背面完全浸在循环散热的冷却油中,改变了以往阳极靶面的间接散热为直接散热,大大地提高了 X 线管的散热效率(与普通 CT X 线管相比,散热率提高了 5 ~ 10 倍,为 5MHU/min),满足了螺旋扫描长时间、连续工作的要求。由于散热效率的提高,阳极靶面的直径也可减小,电子束控管阳极靶的直径为 120mm,普通 CT X 线管阳极靶的直径通常可达 200 ~ 300mm,阳极靶直径的减小同时使 X 线管的体积减小和重量减轻。第二个改进是旋转轴的改进,即以前所有的 X 线管只有阳极旋转,阴极部分是固定的。而 "零兆 X 线管"的阴极部分也增加了一个轴承,与阳极靶面一起在真空管中同时旋转,这个改进也避免了 X 线管机械设计上的弱点,使阳极的机械旋转性能更稳定,并更有利于阳极旋转速度的提高。电子束控管的阴极结构有点类似于电子束 CT 的 X 线管,它产生的电子束须由偏转线圈聚焦和偏转一定的角度射向阳极靶面产生 X 射线。

二、冷 却 系 统

CT 除 X 线管自身的油冷却外,机架的冷却系统一般有水冷却、风冷却和水风冷三种,各个公司在各种型号的 CT 机中分别采用其中的一种,并且这三种冷却系统各有优缺点。

机架冷却系统的主要作用是加速散发由 X 线管和机架内电器设备在工作期间产生的热量。冷却系统的散热效果如水冷最好,但是装置复杂、结构庞大,需一定的安装空间和经常性地维护;风冷却效果最差,其他一些方面也正好与水冷相反;而水风冷则介于两者之间。

三、准 直 器

在 CT 扫描中,准直器有以下两个作用:

1. 调节 CT 扫描的层厚。

2. 减少患者的辐射剂量和改善 CT 图像的质量。

CT 射线的辐射防护第一关是含铅的球管外壳,通过 X 线管窗口发出的射线束初步形成了扇形束或锥形束。CT 机中的准直器一般有两套:一套是 X 射线管端的准直器(或称患者前准直器),由固定的和可调节的几组叶片组成。在多层螺旋 CT 扫描机中,为了减少焦点半影现象,可调节的准直器叶片一般都安装在尽可能远离 X 线球管;另一套是探测器端的准直器(或称患者后准直器),同样由固定的和可调节的几组叶片组成,固定部分叶片的开口一般都等于或大于扫描中使用的最大层厚。前准直器主要控制患者的辐射剂量;后准直器主要控制扫描准直层厚。也有的 CT 机仅采用一套准直器,这种方式的配置则无后准直器。

四、滤过器/板

从 X 线管发出的原发射线是一束包含不同能量的辐射,其中有不同数量的长波和短波。

在实际使用中,CT 机所产生的 X 射线也是多能谱的。现在 CT 机中所使用的楔形补偿器(或称滤过器/板)的作用是:吸收低能量 X 射线,优化射线的能谱,减少患者的 X 射线剂量,并且使通过滤过后的 X 射线束变成能量分布相对均匀的硬射线束。

对于 CT 而言,滤过有两个目的:去除长波 X 射线。由于长波 X 射线对成像无益,仅增加患者的辐射剂量;经滤过后射线平均能增加、线质变硬和均一,通过物体后的射线硬化现象也因此趋于一致。

圆形物体(CT 检查患者的横断面近似圆形)由于形状的原因,X 线衰减吸收不一样,射线硬化的产生也有所差别,但这些变化探测器无法检测到,为了纠正射线硬化不一致的现象,CT 扫描仪中使用了专用的滤过器。

第一代 CT 扫描机的楔形滤过器是一个方形、中间呈弧形凹陷的水箱。目前 CT 机的滤过器/板主要有:①X 线管的固有滤过,通常为 3mm 厚的铝板,有时也使用 0.1~0.4mm 厚的铜板;②"适形"滤过器(如蝶形,bow-tie),形状为两面凹陷剖面观类似于蝴蝶形状的高密度物质,目的是适应人体形状射线衰减的需要。"蝶形"滤过器中心部分几乎无衰减射线的作用,而四周则有较强的衰减射线作用,它的主要作用是:滤除部分低能射线,同时也降低了到达探测器射线能的动态范围;其次减少"蝶形"周边与物体作用产生的散射线,降低了患者的辐射剂量。"蝶形"滤过器常采用特氟隆(Teflon,聚四氟乙烯)为材料,原因是这种物质原子序数低、密度高,非常适合作为"蝶形"滤过器的材料。X 线管的固有滤过和"蝶形"滤过器通常都置于 X 线管的窗口前。

CT 机中通常必须使用滤过器/板,但同时使用滤过器/板也增加了 X 线的输出量。

五、X 线检测接收装置

(一) 探测器

探测器的作用是接收 X 射线辐射并将其转换为可供记录的电信号。

探测器作为一种成像介质,必须要具有转换效率、响应时间、动态范围和稳定性等特性。

1. 转换效率 指探测器将 X 线光子俘获、吸收和转换成电信号的能力。

2. 响应时间 指探测器能够响应两次 X 线照射的最小时间间隔长度。

3. 动态范围 指在线性范围内接收到的最大信号与能探测到的最小信号的比值。

4. 稳定性 指探测器响应的前后一致性,如果探测器的稳定性较差,则 CT 机必须频繁地校准来保证信号输出的稳定。

已投入临床应用 CT 机的探测器可分为固体和

气体两大类,固体和气体的作用原理分别是:

1. **固体探测器**　利用闪烁晶体将 X 射线转换成可见光,再把可见光转换成电子能。

固体探测器多采用闪烁晶体耦合一个光电倍增管组成,由闪烁晶体把 X 线转换为光信号,再用光电倍增管或高灵敏度光电二极管接收,变成电信号送至信号采集处理器。通过探测器后的电信号实现了辐射能到电能之间的转换,其中闪烁晶体将辐射能转换为光能,光电倍增管中的光电阴极又将光能转换为电能。

早期的固体探测器采用碘化钠(NaI),使碘化钠晶体材料和光电倍增管耦合在一起,起到光电转换作用,但由于碘化钠有余辉,且动态范围有限,后又被锗酸铋(BGO)和钨酸镉(CdWO₄)等取代,而光电倍增管则被固态的、光二极管闪烁晶体探测器所取代。

20 世纪 70 年代末至 80 年代初的 CT 机大都使用钨酸镉探测器,80 年代至 90 年代初则改用闪烁晶体和高压氙气探测器。

固体探测器的优点:灵敏度较高,有较高的光子转换效率。

固体探测器的缺点:首先是相邻的探测器之间存在缝隙,X 射线辐射的利用率相对较低;其次是晶体发光后余辉较长影响响应函数,使高低密度交界处的图像会产生拖尾伪影;最后是整个探测器阵列中的各个探测器不易做得完全一致,造成误差影响成像质量。

多层螺旋 CT 中最新的固体探测器是由两种新型的闪烁晶体材料耦合光二极管制成,它们分别是钨酸钙和高纯度的、稀土氧化物陶瓷。稀土氧化陶瓷实际上是掺杂了一些像钇、钆之类金属元素的超快速氧化陶瓷,其采用光学方法使这些材料和光二极管结合在一起。钨酸钙的转换效率和光子俘获能力是 99%,动态范围为 1 000 000∶1;而氧化稀土陶瓷的吸收效率也是 99%,闪烁晶体的发光率却是钨酸钙的 3 倍。

第三代 CT 扫描机的气体探测器多采用高压氙气,利用气体电离的原理,入射的 X 射线使气体产生电离,然后测量电流的大小进而得到入射 X 射线的强度。

2. **气体探测器**　利用气体电离室直接将 X 射线转换成电子能。

气体探测器通常做成一个密封的电离室,密封的气室内被加入约 30 个大气压,以增加气体分子的

电离,电离室的上下夹面由陶瓷拼成,每个电离室两侧用薄钨片构成,中心收集电极也由钨片构成,而 X 射线入射面由薄铝片构成,所有的分隔相互联通。电离室内充满氙气,当入射 X 射线进入电离室后使氙气电离,其正、负电离子分别由中心收集电极的正、负极接收(负电离子被正电极接收,正电离子相反),通过前置放大器放大后送入数据采集系统。电离室侧面的钨片对 X 射线有准直作用,可防止被检测物体产生的散射线进入电离室。

气体探测器的优点:稳定性好、响应时间快、几何利用率高、无余辉产生。

气体探测器的主要缺点:首先是吸收效率较低;其次是在制作工艺上只能做成单排的探测器阵列,无法做成多排的探测器阵列。故在多层螺旋 CT 中已不采用高压氙气探测器阵列。

一般而言,固体探测器的转换效率约 95%,几何效率约 40% ~ 50%;气体探测器的几何效率约 95%,转换效率约 45%。总检测效率的计算公式是:总检测效率=几何效率×固有(转换)效率。

(二) 模数、数模转换器

模数转换器是 CT 数据采集系统(data acquisition system,DAS)的主要组成部分。

CT 最初探测到的模拟信号是连续的随时间变化而不断变化,它可由电压表读取或由示波器显示,但无法被计算机识别。

模数转换器的作用是将信号放大器放大后的输出信号积分后多路混合变为数字信号送入计算机处理。模数转换器由一个频率发生器和比较积分器组成,后者是一组固态电路,被称为"时钟",它的作用是把模拟信号通过比较积分后转变成数字信号。同样数模转换器是上述的逆向运算,它的"时钟"电路根据输入的数字信号转换成相应的模拟信号。

模数和数模转换器有两个重要的参数——精度和速度。精度是指信号采样的精确程度,精度与分辨率有关,分辨率用量化级数或比特描述。速度是指信号的采集速度,也就是数字化一个模拟信号的时间。在模数和数模转换器中,信号采集速度与精确性始终是一对矛盾,即采样信号数字化的精确性越高,采集时间越长,反之,采集速度越快,采样的精确性则越低。

(三) 数据采集系统

数据采集系统(data acquisition system,DAS)主要由信号放大器、模数转换器和数据传送器等共同组成,因其在 CT 成像系统中作用特殊,尤其在多排

螺旋 CT 机中,往往被列为一个系统。

数据采集系统是位于探测器与计算机之间的电子器件,和探测器一起负责扫描后数据的采集和转换。

数据采集系统除了接收、放大来自探测器的信息和传送已转换信息外,作为 DAS 系统主要部件的模数转换器,还有以下两个作用:

1. 射线束测量,包括通过人体后的衰减射线和未通过人体的参考射线。

2. 将这些数据编码成二进制数据。

六、机械运动装置

(一) 扫描机架

机架是一个与检查床相垂直安装的框架,里面安装各种扫描采集部件。如滑环、X 线管、高压发生器、准直器、探测器和数据采集系统等。

机架的孔径和倾斜范围两项性能指标在应用中较为重要,孔径指机架孔的开口大小,多数 CT 机的机架孔径为 70cm。机架必须能够倾斜,以适应不同患者情况和各种检查的需要,倾斜角度通常为±12°~±30°。

(二) 滑环

根据结构形状,滑环可有两种类型:盘状滑环和筒状滑环,盘状滑环的形状类似一个圆盘,其导通部分设在盘面上,而筒状滑环呈圆筒状,它的导通部分则位于圆筒的侧面。

导电刷通常有两种类型,金属导电刷和混合导电刷。金属导电刷采用导电的金属和滑环接触,每一道滑环有两个金属导电刷游离端与其接触,目的是增加可靠性和导电性。混合导电刷采用导电材料银石墨合金(又称碳刷)与滑环接触,同样,有两个导电刷游离端与滑环接触。

滑环的传导方式:根据滑环传导电压的高低,可分为高压滑环和低压滑环。高压滑环通过滑环传递产生 X 线的电压达上万伏,而低压滑环通过滑环传递给 X 线发生器的电压为数百伏。

低压滑环采用只有数百伏特的交流电源,根据 X 线发生控制信号,借助于导电刷将电流送入滑环。在低压滑环供电方式中,电流进入滑环后,由滑环将电流送入高压发生器,再由高压发生器产生高电压并输送给 X 线管。低压滑环的 X 线发生器、X 线管和其他控制单元全部都安装在机架的旋转部件上。

在高压滑环供电方式中,交流电源直接供电给高压发生器,由高压发生器将高电压送入滑环,然后再输送给 X 线管。高压滑环一般也采用小型的、高频发生器,并且高压发生器不安装在旋转的机架上。高压滑环易发生高压放电导致高压噪声,影响数据采集系统并影响图像质量。低压滑环的 X 线发生器须装入扫描机架内,要求体积小、功率大的高频发生器。

目前,大多数生产厂家都采用低压滑环。

(三) 扫描床

检查床的作用是把需扫描检查的患者准确地送入预定或适当的位置。

根据 CT 检查的需要,检查床有两个方面的要求:承重和床面材质。承重是确保特殊体型患者的检查需要;另外,床面材料必须由易被 X 线穿透、能承重和易清洗的碳素纤维组成。

检查床应能够上下运动,以方便患者上下,同时检查床还能够纵向移动,移动的范围应该能够做从头部至大腿的 CT 扫描,床纵向的移动要相当平滑,定位精度要求高,绝对误差不允许超过±0.5mm,一些高档 CT 机可达±0.25mm。

为适应 CT 检查的需要,与 X 线束射出同方向的位置上有定位光源,以利于准确定位。

七、计算机设备

(一) 主计算机

以往的 CT 计算机系统属于通用小型计算机,但随着计算机技术的飞速发展,小型计算机与微型计算机之间的差别已经很小,现在很多 CT 机包括多层螺旋 CT 都采用微型计算机作为 CT 的主计算机。

CT 的计算机系统一般都具有运算速度快和存储量大这两个特点。

CT 计算机的硬件通常包括输入输出设备、中央处理器(CPU)、阵列处理器、接口装置、反投影处理器、储存设备和通讯硬件。

CT 的计算机还须包含软件,并通过硬件执行指定的指令和任务。

CT 计算机的作用主要是接受数据采集系统(DAS)的数字信号,并将接收到的数据处理重建成一幅横断面的图像。

CT 的主计算机都具有协同处理的能力。协同处理的方式是:两个或两个以上大致相同的处理器各自执行一个或几个处理任务,协同处理的主要目的是加快处理速度或提高计算机的处理能力。

根据 CT 机和 CT 机制造厂商的不同,CT 成像的处理方式可有并行处理、分布式处理和管线样处理。

深度是 8～12 个比特,灰阶范围是 512(2^8)～4096(2^{12})。

(二) 图像重建计算机/阵列处理器

图像重建计算机是 CT 计算机中一个很重要的部分。过去,计算机的处理速度较慢,需依靠专用的阵列处理器来重建图像,现在由于计算机制造技术的发展,阵列处理器已被运算速度快的微型计算机替代,一般称为图像重建计算机。

图像重建计算机一般与主计算机相连,其本身不能独立工作,它的主要任务是在主计算机的控制下,进行图像重建等处理。

图像重建时,图像重建计算机接收由数据采集系统或磁盘送来的数据,进行运算后再送给主计算机,然后在显示器上显示。它与主计算机是并行工作的,图像重建计算机工作时,主机可执行自己的运算,而当图像重建计算机把数据运算的结果送给主机时,主机暂停自己的运算,处理图像重建计算机交给的工作。

八、图像显示及存储装置

(一) 显示器(监视器)

显示器的作用是:人机对话(通过键盘,其包括患者资料的输入、扫描过程的监控等)信息和扫描结果图像显示。

显示器有黑白和彩色两种,通常显示图像都采用高分辨率的黑白显示器,文字部分的显示有时采用彩色显示器。

显示器的性能指标主要是显示分辨率,一般以点阵和线表示。

另外与显示分辨率有关的是重建后图像的显示矩阵、像素大小和灰阶位深等。

(二) 存储器

CT 的图像存储设备分别由硬磁盘、磁带、软盘和光盘等组成,它们的功能是存储图像、保存操作系统及故障诊断软件等。

在硬件的设置上,硬盘、磁带和光盘等是分列的。通常一次扫描后,由数据采集系统采集的原始数据先存储于硬盘的缓冲区,待扫描完成后,经重建处理后的图像,再存入硬盘的图像存储区,从磁带、光盘等存取图像往往也通过硬盘作中介。

由于 CT 属于数字成像设备,为保证图像的动态范围,存储都采取数字二维像素阵列方式,每个像素点由若干与图像灰阶有关的比特组成。

多数情况下,CT 图像的矩阵大小是 512×512,

一般,一幅 512×512×2 字节的 CT 图像约需 0.52MB 的存储空间。

第3节 螺旋 CT

一、单层螺旋 CT

与非螺旋 CT 相比,单层螺旋 CT 设备结构主要是利用了滑环技术,并改变了以往非螺旋 CT 的馈电和数据传导方式,使 CT 扫描摆脱了逐层扫描的模式,从而提高了 CT 扫描和检查的速度。

在螺旋式扫描方式中,有两个基本概念是必须提及的,即螺距和重建增量。

螺距(pitch)是螺旋 CT 扫描方式特有的、与图像质量相关的参数。它的含义是:扫描旋转架旋转一周期间检查床运行的距离与层厚或准直宽度的比值。它是一个无量纲的量,是检查床运动距离和层面曝光的百分比。根据 IEC(international electro-technical commission,IEC)说明,螺距的定义由下式表示:

$$螺距(p) = \frac{TF}{W} \qquad (公式1-1)$$

式中 TF(table feed)是扫描旋转架旋转一周期间检查床运行的距离,单位为 mm;W 是层厚或射线束准直的宽度,单位也是 mm。

重建增量(reconstruction increment)的定义是:被重建图像长轴方向的间距。重建增量有时也被称为"重建间隔"(reconstruction interval)或"重建间距"(reconstruction space)。

螺旋 CT 与非螺旋 CT 的一个重大区别是区段采集和逐层采集,由于螺旋 CT 采集的数据是连续的,所以可以在扫描区间任意位置重建图像。通过采用不同的重建增量,可确定相邻被重建图像的间隔或层面重叠的程度。重建增量与被重建图像的质量有关,即不同程度的重叠重建,可使三维等后处理图像的质量改善。

二、4 层螺旋 CT

单层螺旋 CT 的探测器阵列与非螺旋 CT 相比基本没有变化。4 层螺旋于 1998 年由 4 家 CT 设备制造商同时推出。与单层螺旋 CT 相比,其硬件方面的主要改进是探测器阵列排数和数据采集通道有所增加,使CT扫描机架一次旋转可同时得到4层图像,并且扫描覆盖范围也相应增加。

（一）4层螺旋CT的探测器

与单层螺旋CT不同,4层螺旋CT的探测器材料采用了辐射转换效率高的稀土陶瓷闪烁晶体组成,与光电二极管一起共同组成探测器阵列。以前固体探测器材料的辐射总转换效率大约是50%~60%,而改用稀土陶瓷材料后,辐射的总转换效率可达到99%。

由于探测器排数的增加,各厂商设计的4层螺旋CT探测器排数也由此各不相同,其结果不仅影响了层厚的大小和组合,同时也影响了螺旋CT扫描重要技术参数螺距的计算表达方式。4层螺旋CT的排列主要有以下三种方式：

1. Toshiba公司的4层螺旋CT有34排探测器,其中0.5mm 4排,1.0mm 30排,机架旋转一周最大覆盖范围为32mm。

2. GE公司采用16排1.25mm的等宽探测器,机架旋转一周最大覆盖范围为20mm。

3. Philips(Picker)和Siemens公司采用8排1~5mm的探测器,包括四对1mm、1.5mm、2.5mm、5mm的探测器,机架旋转一周最大覆盖范围为20mm。

根据各家厂商4层螺旋CT探测器的排列方式,大致可分为两种类型：等宽型和不等宽型探测器阵列。GE属于典型的等宽型探测器排列,Philips(Picker)和Siemens属于典型的不等宽型探测器排列,Toshiba的探测器阵列排列方式应该也属于不等宽型,但有部分观点认为也属于等宽型。

两类不同排列组合的探测器阵列各有利弊。等宽型探测器排列的层厚组合较为灵活,但是外周的四排探测器只能组合成一个宽探测器阵列使用,并且过多的探测器排间隔会造成有效信息的丢失。

不等宽型探测器的优点是在使用宽层厚时,探测器的间隙较少,射线的利用率较高,因为无法产生数据的探测器间隙只有7个,缺点是层厚组合不如等宽型探测器灵活。

4层螺旋CT与单层螺旋CT相比,旋转一周扫描覆盖的范围比单层螺旋扫描有所增加,每旋转一周的扫描时间也缩短至0.5秒,纵向分辨率也有所提高,但4层螺旋CT扫描还未真正达到各向同性,根据厂商公布的数据,其平面内(横向)分辨率为0.5mm,纵向分辨率则为1.0mm。

（二）4层螺旋CT的数据采集通道

单层螺旋CT或以前的非螺旋CT机,通常只有一个数据采集通道,其与模数转换器等组合称为数据采集系统(data acquisition system, DAS),而4层螺旋CT由于需同时采集4层数据的需要,数据采集通道增加到4个。工作时根据层厚选择的需要,通过位于数据采集系统上电子开关的关闭和导通,进行不同的组合,最后形成数据采集的输出。4层螺旋CT的DAS在工作时,长轴方向的探测器形成四个通道同时采集数据,每一个数据采集通道可只接收一排探测器阵列的扫描数据,也可以将数排探测器阵列的扫描数据叠加后等于一组数据输出,虽然各厂家探测器排数都超过4排,有的甚至达到8倍,由于总共只有4个数据采集通道,其最终获得的扫描层数最多只能为4层。

（三）4层螺旋CT的技术改进

4层螺旋CT的探测器由8排以上组成,其成像过程以及参数方面与单层、双层螺旋CT相比也有所不同,主要的差别有以下几个方面：准直器的使用、射线束的宽度和螺距。

X射线束由前准直器准直后,经被扫描物体的衰减投射于多排探测器阵列。对单排探测器而言,其射线束的宽度等于扫描所得的层厚宽度,但在多排探测器扫描时,扫描射线束的宽度并不决定扫描后得到的层厚,其最后所得的层厚而是由所使用的探测器宽度决定。如一次多层螺旋扫描,采用的射线束宽度为8mm,投射到四排探测器上可以是4层2mm的层厚,或者是两层4mm、一层8mm的层厚。从理论上说,如果不考虑探测器阵列的间隙,所采用的探测器排的宽度等于扫描所得的层厚,并可以用下述公式表示：

$$d(mm) = D(mm)/N \qquad （公式1-2）$$

上式中d是层厚或探测器的宽度,D是射线束宽度,N是所使用探测器的排数。在单层螺旋CT中射线束的宽度等于探测器的宽度,而在多层螺旋CT中探测器的宽度只等于1/N射线束的宽度,理论上这种扫描射线束的应用,增加了扫描的覆盖率。一般而言,探测器的排数越多,扫描覆盖范围越大。

4层螺旋CT中由于探测器排数的增加,X射线的辐射形状也必须作相应的改变。在单层螺旋扫描中,从X线管发出的射线束在z轴方向呈扇形,而垂直于z轴方向则是一个很窄的射线束(与所选层厚相等),称之为扇形束;在多层螺旋扫描中,由于z轴方向探测器排数增加，垂直于 z 轴方向的射线束必须增宽，以覆盖增加的探测器阵列，这种射线束形状被称之为"小锥形束"。小锥形束在 z 轴方向增加了辐射的距离，并且射线倾斜的角度也相应增大，与单层螺旋扫描相比，图像重建的内插算法也必须相应随之改变。

（四）4 层和 4 层以上螺旋 CT 的螺距

在单层螺旋扫描中，螺距（P）的计算方法较为简单、明了，即射线束宽度（或层厚）与扫描一周检查床移动距离的比值，而多层螺旋 CT 中由于计算方法的不同，使螺距计算的结果有所不同。4 层螺旋 CT 问世后，曾经使用的多层螺旋 CT 螺距计算方法和名称有两种：准直螺距和层厚螺距（collimation pitch & slice pitch）。

准直螺距（又称螺距因子、射线束螺距）的定义是：不管是单层还是多层螺旋 CT（与每次旋转产生的层数无关），螺距的计算方法是扫描机架旋转一周检查床移动的距离除以所使用探测器阵列的总宽度。如 Siemens 的 16 层螺旋 CT 每排探测器的宽度为 0.75mm，当旋转一周检查床移动的距离为 12mm 时，16 排探测器全部使用，则此时的准直螺距为 1（16×0.75mm＝12mm，12mm/12mm＝1）。又如 4 层螺旋 CT 时，如旋转一周检查床移动的距离为 10mm，准直射线束宽度为 10mm，使用两排 5mm 的探测器，此时螺距同样为 1。上述螺距计算的特点是不考虑所使用探测器的排数和宽度，与单层螺旋 CT 螺距的计算概念相同，同样由于螺距变化对图像质量的影响因素也相同。

层厚螺距（又称容积螺距、探测器螺距）的定义是：扫描机架旋转一周检查床移动的距离除以扫描时所使用探测器的宽度，并且乘以所使用探测器阵列的排数。如 4 层螺旋 CT 使用 2 排 5mm 的探测器，检查床移动距离为 10mm，准直射线束宽度为 10mm，则层厚螺距为 2（10mm/10mm＝1，1×2＝2）。又如 4 层 CT 扫描时机架旋转一周检查床移动 30mm，准直射线束宽度 20mm，采用 4 排 5mm 的探测器阵列，则层厚螺距为 6（30mm/20mm＝1.5，1.5×4＝6）。后一个例子如按照准直螺距的计算方法应该是 1.5，即 30mm/20mm＝1.5，层厚螺距的特点是着重体现了扫描时所使用探测器的排数。

三、16 层螺旋 CT

16 层螺旋 CT 在 2002 年的北美放射年会上被推出，其最大的改变是探测器阵列的排数和总宽度

增加，其次机架旋转一周的扫描速度也相应缩短为 0.42 秒，最短为 0.37 秒。在 4 层与 16 层之间，某些厂商还曾推出 8 层螺旋 CT，因从技术层面的特点不明显，故此处从略。

（一）16 层螺旋 CT 的探测器

以两家 CT 机生产厂商为例，由 Siemens 公司推出的 16 层 CT 机的探测器阵列仍为不等宽型，探测器阵列中间部分为 16 排宽度均为 0.75mm 的探测器排组成，两侧各有 1.5mm 宽的探测器 4 排，总共 24 排探测器，探测器阵列总宽度为 24mm，或一次旋转最大覆盖范围为 24mm。每排探测器数量为 672 个，总共有探测器数量是 16 128 个。GE 公司推出的 16 层 CT 机的探测器阵列也改为不等宽型，探测器阵列中间部分为 16 排宽度为 0.625mm 的探测器排，两侧则各排列 1.25mm 宽的探测器 4 排，总计探测器排数也是 24 排，探测器阵列总宽度为 20mm，一次旋转最大覆盖范围为 20mm。每排的探测器数量为 880 个，探测器的总数为 21 120 个。

（二）16 层和 16 层以上螺旋 CT 的图像重建

16 层和 16 层以上螺旋 CT 的图像重建由于探测器排数增加和 z 轴方向的宽度增加与单层及 4 层螺旋 CT 差别较大，4 层螺旋 CT 的图像重建可基本不考虑锥形束效应，而 16 层以上都采用将锥形束边缘部分射线一起用于成像的计算，故此处简单地将四家厂商的图像重建方法列出，以供参考。

1. 自适应多平面重建（adaptive multiple plan reconstruction，AMPR）的方法是将螺旋扫描数据中两倍的斜面图像数据分割成几个部分。重建时，各自适配螺旋的轨迹并采用 240° 螺旋扫描数据。经过上述的预处理后，最终图像重建的完成还需要在倾斜的、不完整的图像数据之间采用适当的内插计算。采用 AMPR 重建方法后其内插函数的形状、宽度均可自由选择，像 4 层 CT 中的自适应 z 轴内插方法一样，AMPR 方法也实现了扫描螺距自由可选，并且层厚的变化与螺距无关。

2. 加权超平面重建（weighted hyperplane reconstruction）的概念有点类似 AMPR 的方法，但起始步骤有些不同。先将三维的扫描数据分成一个二维的系列，然后采用凸起的超平面作区域重建。如先收集全部投影数据中的 1-9，然后再 2-10、3-11，最后再将所有扫描数据加权平均处理。经过参数优化后，可获得良好的噪声、伪影和层厚响应曲线形状的图像。

3. Feldkamp 重建算法是一种近似序列扫描三维卷积反投影的重建方法。该方法是沿着扫描测量

的射线,将所有的测量射线反投影到一个三维容积,以此计算锥形束扫描的射线。三维反投影方法对计算机的要求较高,需配置专用的硬件设备来满足重建速度的要求。

(三)迭代重建技术

2009年的北美放射年会后,一些高端CT制造商相继推出了新的图像重建方法——迭代重建。迭代重建算法其实在CT发明初期已曾经用过,由于该重建算法计算复杂,反复迭代需采用数学模型,并需要运算速度快的计算机支持,最终未投入市场使用。由于近年来计算机技术的迅速发展,以及多层螺旋CT应用辐射剂量较高的原因,CT生产厂商纷纷推出了经过改良的迭代重建算法,并应用于各自新开发的CT上。迭代重建的最大优点是,通过反复多次的迭代可降低辐射剂量并可相应减少伪影,根据不同的应用一般可降低辐射剂量30%~70%。各公司不同的迭代算法名称分别是,GE:自适应统计迭代重建(adaptive statistical iterative reconstruction, ASIR)及基于模型的迭代重建(MBIR);Siemens:图像空间迭代重建(iterative reconstruction in image space, IRIS)及原始数据域迭代重建(SAFIRE);Toshiba:自适应低剂量迭代(adaptive dose reduction iterative,ADIR);Philips:iDose。

四、64层及以上螺旋CT

2003年后各大CT机生产厂商相继推出了64层螺旋CT产品,与16层螺旋CT比较,技术层面尤其是硬件技术的改进不是很多,期间还包括了32层和40层多层螺旋CT,由于同样的原因此处从略。64层多层螺旋CT的主要变化是滑环旋转一周的速度提高(最短0.33秒),一次扫描层数增加和覆盖范围加大,另外图像质量和各向同性的分辨率又有提高,x轴、y轴和z轴分别达到0.3、0.3和0.4,其主要的技术参数改变见表1-1。

64层螺旋CT的探测器阵列在大部分厂家如Toshiba、GE、Philips探测器阵列的排列为64排,但也有例外,如Siemens公司的64层螺旋CT(图1-3),其探测器阵列为40排,中间部分的32排每排探测器的宽度为0.6mm,两侧各4排每排探测器的宽度为1.2mm。扫描时采用z轴飞焦点双倍采样技术(图1-4),使用探测器阵列中间的32排探测器,曝光的同时在两个焦点之间瞬间变换,结果一次采样同时获得两组扫描原始数据,最终使一周旋转得到64层图像。

表1-1 四家CT机主要生产厂商64层CT机的主要性能指标

商 品 名	一次旋转扫描层数和扫描模式(mm)	最大扫描覆盖范围(mm)	最快机架旋转时间(秒)
GE LightSpeed VCT	64×0.625 32×1.25	40	0.35
Philips Briliance 64	64×0.625 32×1.25	40	0.4
Siemens Sensation 64	64×0.6 24×1.2	28.8	0.37(0.33选件)
Toshiba Aquilion 64	64×0.5 32×1.0	32	0.4

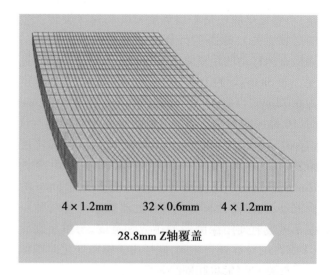

4×1.2mm   32×0.6mm   4×1.2mm

28.8mm Z轴覆盖

图1-3 西门子探测器排列

五、双源CT

双源CT是2005年Siemens推出的新型CT扫描仪,它的基本结构秉承了64层CT的设计,仅在X线管和探测器系统作了大胆的创新,由沿袭使用的一个X线管、一组探测器系统,改变成了双X线管和双探测器系统,使CT的检查无论从扫描的速度和扫描仪的功能定位(可利用两种不同的辐射能做一些功能性的检查,以往CT基本只能做形态学的检查)都大大前进了一步。

双源CT的X线管仍采用电子束X线管(Straton tube),单个X线管的功率为80kW。常用部位的扫描速度为0.33秒,一次连续曝光螺旋扫描的最大扫描范围(采集范围)为200cm。扫描机架孔径为78cm(通常为70cm),各向同性的空间分辨率≤

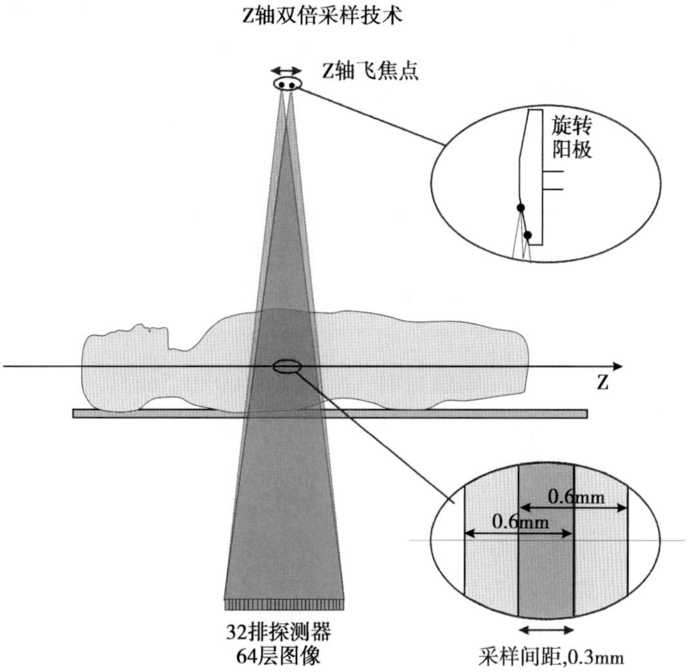

Z轴双倍采样技术

图 1-4　Z 轴双倍采样技术

0.4mm,使用高分辨率技术时极限空间分辨率可达到 0.24mm。

双源 CT 的 X 线管和探测器系统与 64 层 CT 相同,但两套采集系统同置于扫描机架内,X 线管之间相隔的距离为 90°。一套扫描系统的扫描野为 50cm,另一套扫描系统主要用于中心视野,扫描野为 26cm。两套 X 线发生器系统由一个一体化的高压发生器控制,并可分别调节两套系统的 kV 和 mAs。

双源 CT 的两个 X 线管既可同时工作,也可分别使用。当心脏成像、双能减影和全身大范围扫描时,可采用两个 X 线管同时工作,而一般的扫描只用一组 X 线管探测器系统工作。

双源 CT 在用于心脏成像时可比 64 层 CT 减少一半的扫描时间。目前 Siemens CT 的心脏成像基本采用 180° 的扫描数据重建算法(单扇区重建),即如果机架旋转一周时间为 0.33 秒,则心脏成像的时间分辨率可达 165 毫秒(0.165 秒)。在双源 CT 中,由于两个 X 线管可同时工作,其实际扫描时间又可减少一半达 83 毫秒(双源 CT 旋转一周为 0.33 秒)。另外,在心脏图像重建的方法中,除降低机械扫描时间外还可采用多扇区重建方法提高时间分辨率。

双源 CT 的另一个性能特点是可利用两个 X 线管发射不同的能量(即设置不同的千伏值,如 140kV 和 80kV)。两种不同的能对不同的物体其衰减不相同,如骨骼和对比剂在 80kV 时,骨骼的 CT 值为 670HU,对比剂为 296HU;当能量提高为 140kV 时,骨骼的 CT 值降低为 450HU,而对比剂降低为 144HU。利用两种不同的能量,根据目前临床试验的初步结果,它的临床意义主要表现在以下几个方面:

1. 识别某些物质,如钙、碘、尿酸等。

2. 在血管 CT 成像中自动去骨,去除血管壁上的钙化,显示血管的真实管径。

3. 在使用对比剂的情况下,调整 keV 使某些组织的显示效果提高。

4. 去除金属伪影。

在 Siemens 新一代双源 CT(Somatom Definition Flash)中,另一个 X 线管的扫描野改为了 35cm,并且不像以前的双源 CT,在所有的扫描部位和各种检查方式中,两个 X 线管都能同时使用。在冠脉和心脏的检查中,最短扫描旋转时间也缩短为 0.28 秒,通过使用 z 轴飞焦点扫描机架旋转一周,可获得 128 层图像。在双能成像时,对高能 X 线束使用锡滤过,使两个能谱分离度提高,可以提高物质的检出效率。

六、多层螺旋 CT 的进展

2007 年的北美放射学年会,多家厂商宣布推出 128 层、256 层以及 320/640 层多层螺旋 CT 扫描仪等,使多层螺旋 CT 发展进程的步伐又迈出了坚实的一步。

128 层的商品名是 Definition AS,由 Siemens 公司推出。它沿袭了 Siemens 64 层螺旋 CT 的设计理念,X 线管仍采用电子束 X 线管(Straton tube),发生器功率为 100kW,机架开口的孔径为 78cm。探测器阵列纵向的排列方式为等宽 64 排,单个探测器宽度为 0.6mm,纵向探测器阵列的总宽度为 38.4mm。128 层的采集方法仍采用 z-sharp 飞焦点技术,即利用 64 排物理探测器阵列通过曝光时焦点位置的瞬间变换,获得双倍的层面采样,机架扫描一周最短时间缩短至 0.30 秒。在扫描功能上除了 64 层已有的功能外,在 Definition AS 上开发了螺旋动态扫描方式,螺旋动态扫描最大覆盖范围为 27cm。

256 层由 Philips 公司推出,商品名为 Brilliance iCT。Brilliance iCT 探测器的物理排数为等宽 128 排,单个探测器的宽度为 0.625mm,探测器阵列纵向的宽度为 80mm。扫描机架旋转部分采用了气垫轴承技术,使旋转一周扫描时间缩短至 0.27 秒,心脏成像时的时间分辨率可达 34 毫秒。值得一提的是,Philips 的 256 层螺旋 CT 成像也采用了飞焦点技术,使 128 排的物理探测器阵列通过 z 轴双倍采样,获得了旋转一周 256 层图像的结果。在心脏冠状动脉成像方式中,256 层 CT 可采用螺旋或非螺旋扫描方式,两种方式的机架旋转时间都是 0.27 秒,螺旋扫描可使用全部 80mm 的探测器,但相对而言,非螺旋扫描的图像质量较高和辐射剂量较低。动态扫描最大覆盖范围为 40cm,动态连续扫描时间为 20 秒。

320 层是目前 CT 扫描仪中探测器排数最多的 CT 机,由 Toshiba 公司在 2007 年北美放射年会上推出,2010 年 320 层 CT 又升级为 640 层 CT,该机的商品名称为 Aquilion One。Aquilion One CT 探测器阵列物理排数也为等宽并且达到 320 排,每排探测器的宽度沿用 Toshiba 公司的设计风格为 0.5mm,因此该款机型探测器阵列纵向的物理总宽度达到 160mm,扫描机架旋转一周的最短时间是 0.35 秒。在冠状动脉扫描成像方式中,Aquilion One 一般采用非螺旋扫描模式,由于 160mm 足够覆盖整个心脏,故在心率控制良好的情况下,一次旋转就能完成整个心脏图像的采集。心脏成像的图像重建方式根据心率的变化有单扇区(180°)、双扇区(90°)、3 扇区(60°)以及 5 扇区(36°)。在螺旋扫描方式中,由于大探测器阵列的辐射剂量、对比剂注射流率和高速床移动的原因,320 层 CT 只采用了其中的 64 排探测器阵列,即 32mm 的物理覆盖宽度。2010 年升级为 640 层后,探测器阵列的总宽度和探测器的排数不变,通过扫描时 z 轴上通道的动态偏置达到双倍采样的目的,最终使扫描机架一次旋转获得双倍 640 层的图像。同时,在螺旋扫描方式中改变为采用中间的 160 排探测器(160×0.5mm),使该机螺旋扫描一次旋转的覆盖范围增加到了 8cm。

GE 公司在 2008 年推出 Discovery CT 750 HD。该机的基本配置为 64 排的探测器阵列,扫描机架旋转一周的最短时间为 0.35 秒,但其在 X 射线管、探测器材料和高压发生器上作了重大的改进,配以该机的专用成像软件,可实现能谱成像。在 X 射线管方面将传统的双灯丝改为了单灯丝设计,并可在扫描的同时实行动态变焦(dynamic focal spot);在探测器材料的选择上,采用了宝石分子结构的材料,与其他稀土陶瓷材料相比,其通透性增加约 100 倍,清空速度增加约 4 倍,因而提高了图像的分辨率;得以实现能谱成像的另一个重要技术是高压发生器的改变,该 CT 的高压发生器可在瞬时变换两种高(140kVp)、低(80kVp)不同的能量,变换周期为 0.5 毫秒。另外,该机的图像重建还采用了改进的统计迭代重建方法(advanced statistical iterative reconstruction,ASIR),使 CT 成像的剂量得以进一步降低。在以后推出的新款 CT 中,利用动态变焦技术,该机在机架一次旋转后可获得 128 层图像。在临床应用方面,能谱成像(gemstone spectral imaging,GSI)可在 40 ~ 140keV 的范围内,生成 101 种单能谱辐射,并形成两种基物质图像(水基图像和碘基图像),在基物质图像的基础上,可对人体多种组织进行分析。基于 GSI 技术,该机还可用于体内金属植入物伪影的有效去除,如髋部的金属内固定物和金属材质的义齿等产生的伪影,该机用于去除金属伪影的软件被称为"MARS"(multi artifacts removal system)。

(王鸣鹏 牟文斌)

第二章

CT成像原理和基本概念

CT 是 X 射线源成像,具有所有 X 射线源成像的基本特征,同时,由于 CT 成像的方式又不同于其他 X 射线成像设备,本章节将从 CT 应用的角度,重点介绍 CT 的成像原理和关于 CT 成像的一些基本概念。

第1节　CT 成像原理

X 射线的基本特性之一是具有穿透性。在医学的应用中,X 射线在穿透人体与人体的相互作用过程中,遵循了 X 射线在物体中的衰减规律,即衰减的强度变化通常根据物质的原子序数、密度、每克电子数和源射线能量的大小。

一、X 线摄影的图像形成方式

与 X 线摄影相同,CT 成像仍然利用了 X 射线,但其图像形成的方式与 X 线摄影有较大的不同。在 X 线摄影中,X 线摄影是投射成像,而 CT 是采样数据重建成像。在这种投射成像方式中,某一强度的 X 射线是通过投射方式,即具有一定强度的源射线通过患者后,其被衰减的射线被感光介质直接用来形成图像。早期接受衰减辐射的成像介质为胶片,而现代 X 线摄影则被成像板(image plate,IP)或探测器平板取代。投射成像由于其成像方式的局限性,根据 X 射线与人体组织相互作用的特性,只能形成一幅灰度差图像,其图像的对比度取决于 X 射线与人体组织相互作用后形成的射线衰减对比(图 2-1)。在图 2-1 中,从 X 射线源产生的辐射,一次性地投射于胸部并被用于成像,一方面,人体所有的三维组织结构都被以一种方式传递为射线强度衰减值,并且在 X 射线行进路径上的所有组织结构形成了重叠;另一方面,投射方式成像只能显示射线衰减

差较大的组织与器官,如图 2-1 中的胸部包含了肋骨、含空气的肺和纵隔软组织,其中仅射线衰减差较大的肺和肋骨能被较好地显示。同样,其他部位如头颅的 X 线摄影也是如此,尽管头颅 X 线片包含了脑组织,但它只能显示射线衰减差较大的颅骨(图 2-2)。其次,X 线摄影的组织密度显示能力,还与用于成像的感光介质材料有关。如早期使用的胶片,由于其成像的特性曲线陡直,对显示中间密度较为重要的该成像介质宽容度较小,组织密度分辨能力就非常有限。现代的成像板和探测器平板,由于采用了数字成像方式,可利用数字图像处理技术展开成像的特性曲线,使组织密度分辨率有所改善。

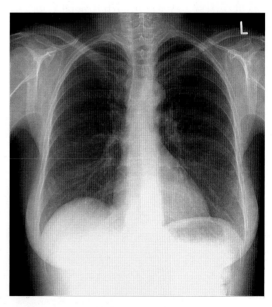

图 2-1　普通 X 线摄影仅能显示衰减差较大的组织结构,如肋骨、肺

二、CT 图像的形成方式

CT 与模拟 X 线摄影的最大区别是:一是层面

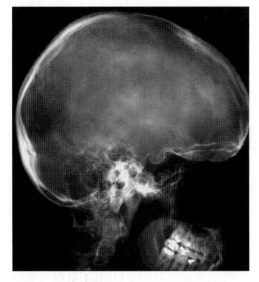

图 2-2 颅脑 X 线摄影仅能显示骨性组织结构

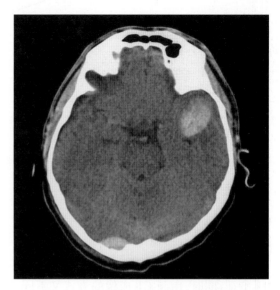

图 2-3 CT 是层面采集成像,由计算机
根据衰减值计算,重新还原成像

采集;二是重建成像。有关这两个重要的差别,我们将分别予以阐述。

如之前我们已经述及,X 线摄影的成像方式是:相对每一个像素而言,成像平面接收到的是一个沿 X 射线源方向射线衰减后的平均值。在 CT 成像中,通过人体后的衰减射线也被成像介质记录,但 CT 除了记录通过人体后的衰减射线外,还同时测量和记录源射线的强度,并且该源射线的强度被用来计算通过物体后衰减射线的衰减值,由计算机重新计算后重建图像。下面,我们用几幅图来进一步阐述这一基本概念(图 2-2、图 2-3、图 2-4)。图 2-2 之前我们曾述及是一幅头颅 X 线摄影平片,根据 X 摄影的成像原理,其中仅 X 射线衰减差较大的骨性组织结构被显示,而脑组织在 X 线摄影中基本不显示;图 2-3 是层面采集的 CT 图像,其图像形成过程如图 2-4 所述,一个层面图像在 CT 成像采集过程中,根据源射线的强度,通过物体后衰减射线在形成像素(体素)之前都被单独测量和计算,并且在图像重建之前表示该像素将接受的衰减射线强度值被与源射线比较。如在脑出血和非出血部位的两个像素值之间,CT 图像该两点的 CT 值差为 63 − 35 = 28HU,其差值的幅度接近 50%;而在 X 线摄影中,该两点的平均衰减密度差值则非常接近,为 1738 和 1734。由于成像方式不同,CT 图像明显提高了组织的密度分辨率。当然,CT 能提高密度分辨率的另一个重要原因是,CT 采用的成像介质探测器的动态范围要大大高于 X 胶片,甚至成像板和平板探测器。

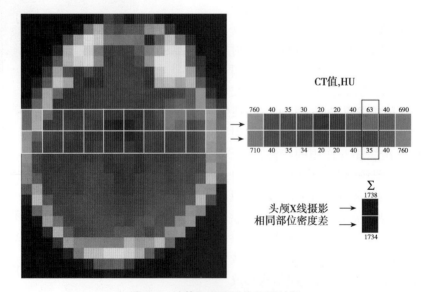

图 2-4 计算机重建图像还原过程

综上所述,与 X 线摄影不同,CT 由于采用了横断面层面采样,形成图像的每一个像素衰减值都被单独与源射线比较并计算,在随后的图像重建过程中,可依照对应的像素位置,再根据像素点不同的衰减值,使原组织密度一一还原。

三、X 射线的衰减和衰减系数

X 射线在物体中的衰减在 CT 成像中同样重要。与普通 X 线摄影一样,当 X 射线通过患者后会产生衰减,根据 Lambert Beer 的衰减定律,其通过人体组织后的光子与源射线是一个指数关系,衰减是射线通过一个物体后强度的减弱,其间一些光子被吸收,而另一些光子被散射,衰减的强度通常与物质的原子序数、密度、每克电子数和源射线的能量大小有关。另外,单一能谱和多能谱射线的衰减也不一样,单一能谱又称单色射线,其光子都具有相同的能;多能谱射线或多色射线中的光子具有的能量则各不相同。在 CT 扫描中的衰减也与物质的原子序数、密度和光子能有关。

CT 的成像利用了 X 线的衰减特性,这一过程与 X 线的基本特性有关。在一匀质的物体中,X 线的衰减与该物质的行进距离成正比。如设比例常数为 μ,X 线的行进路程为 dX,穿过该物质后 X 线强度为 dI,则:

$$dI = -\mu dX \qquad (公式 2-1)$$

将上式进行不定积分运算,其路径 dX 被看做是 X 线所通过物质的厚度,并以 d 表示,则上式可写成:

$$I = I_0 e^{-\mu d} \qquad (公式 2-2)$$

式中 I 是通过物体后 X 线的强度,I_0 是入射射线的强度,e 是 Euler 常数(2.718),μ 是线性吸收系数,与物质的密度和原子序数有关,即密度越大、原子序数越高,X 线的衰减越大;d 是物体厚度,这是 X 线通过均匀物质时的强度衰减规律,也被称为线性衰减系数公式。

在 CT 中,线性衰减系数 μ 值相对较重要,因它与衰减量的多少有关,计量单位是 cm^{-1}。根据公式 $I = I_0 e^{-\mu d}$,我们可以得到线性衰减系数 μ 值,即:

$$I = I_0 e^{-\mu d}$$
$$I/I_0 = e^{-\mu d}$$
$$\ln I/I_0 = -\mu d$$
$$\ln I_0/I = \mu d$$

$$\mu = (1/d) \cdot (\ln I_0/I) \qquad (公式 2-3)$$

式中 ln 是自然对数,因在 CT 中 I 和 I_0 都是已知的,d 也是已知的,根据上式就可求得 μ 值。

在实际应用中,我们不能简单地将公式 $I = I_0 e^{-\mu d}$ 直接应用于 CT 多色射线谱的射线衰减,而只能用一大致相等的方法来满足这一公式。

公式 2-2 是匀质物体的衰减公式,在实际情况中,X 线穿过人体组织时,各处的密度和物质的原子序数等是不一致的。如将 X 线行进路线上不同的人体组织由 μ_n 表示,则 X 线穿过人体组织后的 X 线强度公式可写为:

$$I = I_0 e^{-(\mu_1 + \mu_2 + \mu_n)d} \qquad (公式 2-4)$$

四、CT 的图像重建

CT 的图像重建主要通过数学方法计算获得。CT 发明的初期曾尝试多种数学重建方式,如代数重建法、联立方程重建法等,目前 CT 图像重建主要使用的方法是滤过反投影重建法。

滤过反投影法也称卷积反投影法。它是在反投影之前,对所有的投影数据进行卷积滤过(使用卷积核,convolution kernel),使结果图像更清晰即无所谓的“星月状”(starlike)晕伪影。其成像的过程大致可分成三步:首先是获取全部的投影数据并作预处理。在这一过程的开始时先取得各投影数据的衰减吸收值并将其转换成重建所需的形式,如果数据中有射线硬化产生,同时将其校正。经过预处理的数据又称为原始数据(raw data),该原始数据也可存入硬盘,在需要时可再取出为重建图像用。其次是将所得数据的对数值与滤波函数进行卷积,其间须通过大量的数学运算,同时采用的滤波函数还须考虑图像的分辨率和噪声等。通常,高分辨率的算法可使解剖结构的边缘得到增强并改善分辨率,但噪声也相应增加。最后,进行反投影,并根据临床显示的要求不同选定矩阵大小(512×512 或 1024×1024),现在经滤过后的原始数据被反投影成像并可通过显示器显示。通常,重建后图像的大小与是否采用放大(zoom)有关;图像的亮度则与 X 射线通过物体后的衰减有关。

滤过反投影方法步骤见图 2-5、图 2-6。通常,滤过反投影的初始值始终为零(即设定的计算机内存初始值)。反投影开始后,沿着测量计算方向,其每一个投影值均被添加到计算机内存中的图像像素,其被成像物体的细节和物体的衰减,不仅仅用于

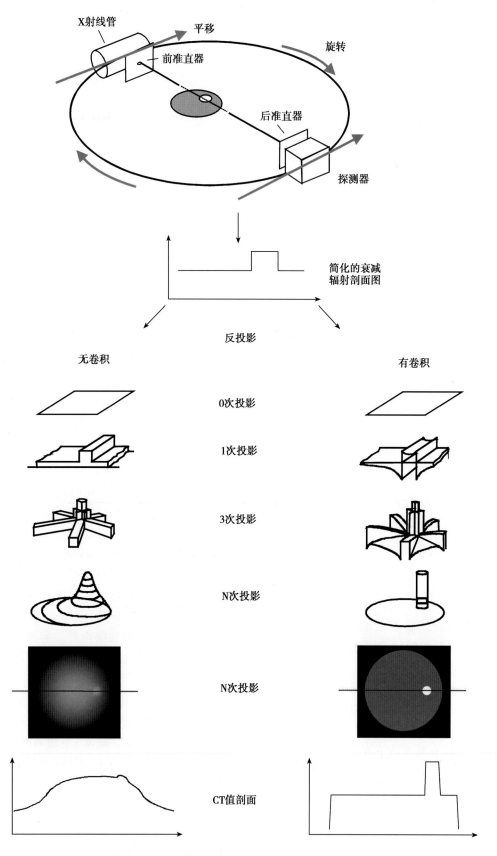

图2-5 CT图像经采集后,根据设定的算法重建图像

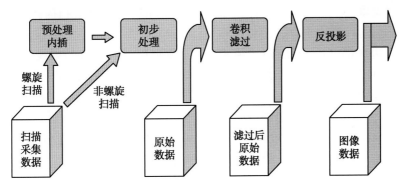

图 2-6　CT 图像重建处理步骤

图像重建所需像素值的构成,而且与整个图像形成有关。经多次反投影后,最终可形成一幅清晰的 CT 图像。

第2节　CT 成像基本概念

(一) 像素

像素(pixel)又称像元,是数字图像的面积单元,或可被视为图像矩阵中的一个小方格。像素也是医学数字图像的最小单位,CT 的像素尺寸大约在 0.1～1.0mm。

(二) 体素

体素(voxel)是容积采集数字图像的立方体积单元。容积采集中的体素常对应于像素,如将 CT 层面的厚度视为深度,那么像素乘以深度即为体素。如被成像层面的深度为 10mm,像素为 1mm×1mm,则体素为 10mm×1mm×1mm。

(三) 矩阵

矩阵(matrix)是数字图像中像素纵横排列的阵列。目前 CT 机常用的矩阵是 512×512,也有个别厂商采用 1024×1024 的矩阵。

(四) 原始数据

原始数据(raw data)是 CT 扫描后由探测器接收到的信号,经模数转换后传送给计算机,其间已转换成数字信号经预处理后,尚未重建成横断面图像的这部分数据被称为原始数据。

(五) 重建

原始扫描数据经计算机采用特定的算法处理,最后得到能用于诊断的一幅横断面图像,该处理方法或过程被称为重建(reconstruction)或图像的重建。

(六) 重组

重组(reformation)一般是利用横断面图像数据重新构建图像的一种处理方法。如多平面图像重组、三维图像处理等。重组一般要求断层层厚薄、连续、层数多,所以,扫描和重建的横断面层厚越薄、图像的数目越多,重组后的图像质量越高、三维显示的效果越好。

(七) 重排

重排(rebinning)是多层螺旋 CT 扫描图像重建阶段,根据锥形束的形状调整线束角度,是适应标准图像重建平行线束的一个中间处理步骤。

(八) 卷积核

卷积核(kernel)又称重建函数、重建滤波器或滤波函数,它是一种算法函数。重建函数的选择可影响图像的分辨率及噪声等。在实际使用中,该参数可由操作人员选择。

(九) 插值

插值(interpolation)是螺旋 CT 图像重建的一种预处理方法。其基本含义是采用数学方法在已知某函数两端数值,估计一个新的、任一数值的方法。由于 CT 扫描采集的数据是离散的、不连续的,需要从两个相邻的离散值求得其间的函数值。目前,单、多层螺旋 CT 都需采用该方法做图像重建的预处理。

(十) 部分容积效应

部分容积效应(partial volume effect)的含义是:在一个层面同一体素中,如有不同衰减系数的物质时,其所测得的 CT 值是这些组织衰减系数的平均值。换言之,在同一扫描层面的体素内,含有两种或两种以上的不同密度的组织时,其所测得的 CT 值是取层面内所有组织的平均值。因此,在临床扫描工作中,对小病变的扫描,应使用薄层扫描或部分重叠扫描,以避免部分容积效应的干扰。同时,部分容积效应在某些特定的部位会产生特征性的表现,如在颅底骨与脑组织的交界处会产生部分容积伪影;在肝、脾交界处会产生周围间隙现象(见下条)。

（十一）　周围间隙现象

在同一扫描层面上，与该层面垂直的两种相邻且密度不同的组织，其边缘部分所测得的 CT 值不能真实反映各自组织的 CT 值。同时由于两种组织交界处相互重叠造成扫描射线束的衰减误差，导致了交界处边缘模糊不清，该现象被称之为周围间隙现象（peripheral space phenomenon）。一般，密度高的组织，其边缘 CT 值比本身组织的 CT 值低。反之，密度低的，其边缘 CT 值比本身组织的 CT 值高。从形成机制而言，周围间隙现象仍属于部分容积效应的一种表现（见上条）。

（十二）　阳极热容量和散热率

X 线管阳极的热容量大，表示可承受的工作电流大，连续工作的时间可以延长，所以，CT 机所用的 X 线管阳极热容量越大越好。

与 X 线管性能指标有关的还有散热率，同样散热率越高，阳极的散热越快，连续扫描的能力越强。现代的螺旋 CT 扫描机，对 X 线管阳极的要求更高，因为以前的扫描是逐层进行，层与层扫描之间还可用于散热，现今的螺旋扫描一般都要连续扫描几秒甚至几十秒，旋转速度的提高也要求单位时间内剂量输出率要高，所以必须要求 X 线管有良好的阳极热容量和散热率（heat capacity and diffusion of the tube）。

热容量和散热率一般由 MHU 和 kHU 分别表示。

（十三）　动态范围

动态范围（dynamic range）是指探测器线性段最大响应值与最小可检测值之间的比值，在 CT 中其响应与转换的效率通常与接收器所采用的介质和材料有关。CT 探测器中钨酸钙的吸收转换效率是 99%，动态范围是 1 000 000∶1。

（十四）　单扇区和多扇区重建

单扇区和多扇区重建（single segment and multi segment reconstruction）目前主要用于冠脉 CTA 检查。根据雷登（Radon）的图像重建理论，一幅图像重建至少需要 180°旋转的扫描数据。目前，不同厂家冠状动脉 CT 图像的重建分别采用 180°加一个扇形角的扫描数据，被称为单扇区重建；采用不同心动周期、相同相位两个 90°的扫描数据合并重建为一幅图像称为双扇区重建；采用不同心动周期、相同相位的 4 个 45°扫描数据合并重建为一幅图像称为多扇区重建。单、多扇区重建的目的主要是为了改善冠状动脉 CT 检查的时间分辨率。

（十五）　过度射线和过扫范围

过度射线和过扫范围（overbeaming and overaranging）都与多层螺旋扫描有关。

1. 过度射线　主要是由于多层螺旋扫描使用了锥形束（cone beam）射线，使得在每一层横断面重建的原始数据中冗余了一个扇形角射线，尽管在横断面的图像重建中这部分数据可被适当利用，但有时由于螺距的设置和原始数据利用率等问题，使多层螺旋扫描的辐射剂量较非螺旋扫描有所增加。

2. 过扫范围　是由于螺旋扫描螺旋状的扫描轨迹所需，为适应横断面图像重建原始数据量的要求，必须在一个扫描容积的头尾部分补上适当的扫描范围，以使横断面的重建有足够的原始扫描数据量。过扫范围在单、多层螺旋扫描中都存在，而过度射线主要存在于多层螺旋扫描中，随着探测器阵列纵向宽度的增加，冗余的扇形角和过度扫描的范围趋于增加。

（十六）　纵向分辨率和各向同性

过去与 CT 有关的质量参数主要由空间分辨率和密度分辨率表示。笼统地说，空间分辨率主要表示 CT 扫描成像平面上的分辨能力（或称为平面内分辨率，也有称为横向分辨率，即 x、y 方向）。在螺旋 CT 扫描方式出现后，由于多平面和三维的成像质量提高，出现了应用上的一个新概念即纵向分辨率（longitudinal resolution）或称 z 轴分辨率。纵向分辨率的含义是扫描床移动方向或人体长轴方向的图像分辨率，它表示了 CT 机多平面和三维成像的能力。纵向分辨率的优与劣主要涉及与人体长轴方向有关的图像质量，例如矢状或冠状位的多平面图像重组。4 层螺旋 CT 的纵向分辨率约 1.0mm，16 层螺旋 CT 的纵向分辨率是 0.6mm，而 64 层的纵向分辨率可达 0.4mm。

由于在 CT 成像范围的 3 个方向（x、y 和 z）的分辨率接近或一致，该现象又被称为各向同性（isotropic）。

（十七）　物体对比度和图像对比度

在 X 射线源成像的方式中，物体对比度（contrast of object）或称为射线对比度是指相邻两个物体之间的 X 线吸收差异。同样，在 CT 成像中物体对比度与物体的大小、物体的原子序数、物体的密度、重建的算法和窗的设置有关。CT 值大于 100HU 时的对比度差，称为高对比度；CT 值小于 10HU 时的对比度差，称为低对比度。

图像对比度（contrast of image）是重建后的图像与 CT 值有关的亮度差（ΔH）。它与射线衰减后 CT 值的高低以及接收器亮度的调节有关。

（十八）扫描覆盖率

扫描覆盖率（coverage of scaning）与多层螺旋扫描有关，其基本含义是指扫描机架旋转一周探测器阵列覆盖的范围，螺旋扫描时间与覆盖范围的比值被称为扫描覆盖率。一般，所采用探测器的排数越多、准直器打开的宽度越大，扫描覆盖范围越大。扫描覆盖率的大小取决于以下两个因素：一是扫描所使用探测器阵列的宽度，二是扫描机架旋转一周的速度。

（十九）灌注和灌注参数

灌注（perfusion）是指单位时间内流经100g组织的血容量。如果时间单位用分钟，血容量单位用ml，那么灌注的单位就是 ml/（min·100g）。但是，由于CT检查难以测得人体组织的质量，而测定组织的体积则较容易。所以，影像诊断中灌注的另一种定义方法是，单位时间内流经单位体积的血容量，表示方法为%/min。

组织血流量（blood flow，BF）：单位时间内流经某一体积（V）组织的血容量称为组织血流量，其单位为 ml/min。

组织血容量（blood volume，BV）：某一体积组织内血液的含量称为组织血容量，单位是 ml，单位体积的含血量称为相对组织血容量（relative blood volume，rBV），它没有单位，常以百分数表示。

平均通过时间（mean transit time，MTT）：指血液流过毛细血管床所需的时间。该时间很短，一般仅数秒钟，那么，组织的血容量除以平均通过时间即为组织血流量。

（二十）窗技术

CT发明初期亨斯菲尔德定义的CT值范围为±1000，而目前临床应用CT机的CT值标尺大都被设置为大于2000。常用的CT值标尺如 -1024 ~ +3071，则总共有4096个CT值范围。由于人眼识别灰阶的能力有限（一般不超过60~80个灰阶），包括显示介质（显示器的灰阶设置一般为256个）都无法显示所有CT图像所包含的窗值范围，为了适应人体组织解剖结构显示的需要，通过窗值调节适当显示兴趣区组织的技术被称为窗技术（windowing）或调窗。

（雷子乔　王鸣鹏）

第三章

CT的临床应用

第1节 CT检查的程序

一、患者的登记接待

患者的登记接待工作:

1. 仔细审查申请单是否填写完整,检查部位是否符合要求,并根据病情的轻、重、缓、急和本部门的工作情况合理安排患者的检查时间。在已建立PACS/RIS的医院,递交无纸质的电子申请单或通过扫描仪将纸质申请单扫描成电子申请单。

2. 如检查需要预先作准备工作的,给患者检查须知并作好解释说明工作。

3. 患者检查完毕,应将检查申请单归还到登记室,并由登记室登记、填写片袋和患者照片一起交医师写诊断报告。已建立PACS/RIS的医院,这部分工作由RIS完成。

4. 编写患者姓名索引、诊断索引,做日常工作量及其他各项统计工作。有放射信息系统(RIS)的医院,这部分工作由RIS系统完成。

5. 检查完毕,已写出诊断报告的CT片袋仍旧回到登记室,并由登记室负责归档或交由患者自己保管。已建立PACS/RIS的医院,图像存储工作由PACS完成。

二、扫描前患者的准备

CT检查前患者需注意或准备的一般情况:

1. 做CT检查前,患者须携带有关检查资料及其他临床检查资料。

2. 被检查的患者和陪伴家属进入CT室必须换鞋,以免灰尘等进入而影响机器的正常运行。

3. 检查前去除被检部位的金属物品,以防止产生伪影。

4. 对于不能合作的患者,如婴幼儿、昏迷的患者,可事先给予镇静剂。

5. 对于胸、腹部检查的患者,作必要的呼吸训练,以避免呼吸运动伪影的产生。

6. 对于做腹部检查的患者,须根据检查的需要,事先作好口服对比剂或水等的准备。

7. 检查前一周内,做过食管、胃肠钡餐和钡剂灌肠的患者不能做腹部CT扫描,以避免肠腔内遗留的钡剂影响CT扫描。

8. 做盆腔扫描检查的患者,还需提前一天作好口服对比剂的准备,需特别注意服用的方法、时间和剂量等注意事项。

三、CT机的准备

1. 训练X线管 对X线管从低千伏、低毫安到高千伏、高毫安的多次曝光,目的主要是使一段时间不使用冷却的X线管逐渐升温,避免过冷和突然过热的情况出现,以起到保护X线管的作用。该训练程序由于CT机生产厂商和CT机型号的差别有所不同。

2. 空气校准 校准是对电器设备(特别是探测器)由于环境的变化在扫描时引起的误差所作的修正,又被称为"零点漂移校正"。

四、CT检查程序

CT的扫描检查工作大体可分成以下6个步骤:

1. 输入患者的资料,包括患者的姓名、性别、出生年月、CT号等。有RIS和PACS系统的医院,输入患者资料可由工作列表(worklist)完成。

(1) 选择扫描方向,是头先进还是足先进。

(2) 患者的位置是仰卧、俯卧、左侧卧还是右侧卧。

（3）如果是增强扫描，要注明 C+，其他特殊扫描方式，必要时也注明。

2. 患者体位处置

（1）安置前首先根据检查的要求确定是仰卧还是俯卧，头先进还是足先进。

（2）根据检查的需要采用适当的辅助装置，固定患者的检查体位。

（3）按照不同的检查部位升高检查床床面，开启定位指示灯，将患者送入扫描孔内。

3. 扫描前定位 定位是确定扫描范围，一般有以下两种方法：

一是扫描定位像法。根据检查的要求定位像可以是前后位或侧位，然后利用 CT 机扫描软件中的定位功能确定扫描的起始线和终止线。

另外一种方法是在摆体位时，利用定位指示灯直接从患者的体表上定出扫描的起始位置。这种方法节省时间，且可以省去一幅定位像，但缺点是定位不如定位像定位准确。

常用的体表定位位置见图 3-1、图 3-2。

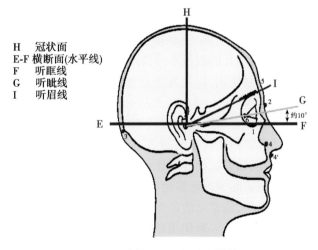

H 冠状面
E-F 横断面(水平线)
F 听眶线
G 听眦线
I 听眉线

图 3-1 颅脑的基准面及颅脑扫描基准线

4. 扫描 是 CT 检查的主要步骤。

方法有序列扫描、螺旋扫描（单层或多层螺旋扫描）和其他的一些特殊扫描功能。

扫描的具体步骤是：先确定扫描方式，选择扫描条件，然后按下曝光按钮。整个扫描过程中，操作者要密切观察患者的情况、设备运行的情况（如异常声响等）以及每次扫描的图像，根据需要有时需调整扫描的范围等。

5. CT 值测量 图像的测量技术包括 CT 值、距离、大小和角度等，是图像后处理中很常用的手段。

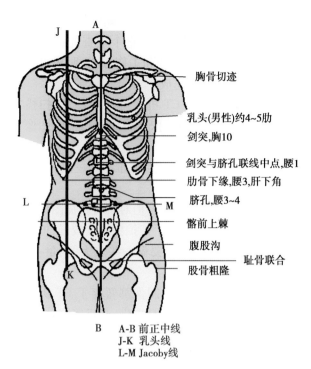

胸骨切迹

乳头(男性)约4~5肋

剑突,胸10

剑突与脐孔联线中点,腰1

肋骨下缘,腰3,肝下角

脐孔,腰3~4

髂前上棘

腹股沟

耻骨联合

股骨粗隆

B A-B 前正中线
J-K 乳头线
L-M Jacoby线

图 3-2 常用体表定位标志

关于其他 CT 图像的后处理由专门章节论述。

在 CT 的诊断中往往要采用 CT 值的测量。通过 CT 值的测量，可知道某一病变的 CT 值范围，进而推论该病变的性质。在增强扫描中更需要对病变作 CT 值的测量，通过与平扫时 CT 值的比较，来确定病变的性质。CT 值的测量是诊断中最常用的方法。根据测量的方法不同有单个 CT 值和兴趣区 CT 值测量，根据显示方法的不同还有 CT 值分布图形显示等。

（1）单个 CT 值的测量最常用和简便，通常是一支 CT 值测量笔或鼠标的一个点，需要时可随时放在被测量的部位，显示屏上就可显示该处的 CT 值。但该方法只反映了被测量部位某一点的 CT 值变化，没有整个病灶范围的 CT 值概况。

（2）兴趣区 CT 值测量其范围的大小一般可自定，形状通常有圆形或方形，测量个数从一至数个不等。根据测量的数目在显示屏上依次显示，其测得的 CT 值是所定范围内的平均值，并标有标准误差供参考。兴趣区法 CT 值测量相对更实用一些，可根据病灶的大小自定义测量范围。

（3）CT 值分布图形（profile）也是有用的 CT 值测量方法。图形显示根据需要可随意选择兴趣区形状，如圆形、椭圆形、直线和不规则线，它显示的是所选范围内 CT 值的概况，并以图示的方法表示，它是一种动态的显示，使诊断医师能更直观地了解被测部位的 CT 值情况,有助于诊断的确定。

6. 照相和存储 是完成整个检查的最后一步工作,根据不同的 CT 设备和工作方式,照相可自动拍摄完成或手工拍摄完成。

自动拍摄是指在 CT 机上可预先设置,扫描完毕 CT 机会自动根据设置依次将所有扫描的图像拍摄完成。

手工拍摄是扫描完成后,由人工一幅、一幅拍摄。

自动拍摄速度快、简便,但对所有扫描图像无法选择及做图像的后处理;手工拍摄速度较慢,但可有选择地拍摄,并可根据需要做一些放大、测量和 CT 值等后处理工作。

一般扫描完毕的 CT 图像都暂存于 CT 机的硬盘上,如需永久存储,可选择磁带、光盘等存储介质。在建立 PACS 系统后,也可在 PACS 的磁盘阵列或磁带库中将图像永久存储。

五、CT 扫描检查的基本要点

CT 检查技术参数和方法的选择应首先考虑为诊断服务。根据这个指导思想,各种对诊断有利、无利的技术参数设置,对比剂的使用与否都应遵循这个原则,一切征象如疾病发生过程中的病理形态学改变、癌肿播散的路径和其他一些可能伴随的情况,都应该能准确显示。

1. 关于患者的准备工作 从诊断方面考虑,圆满完成一项 CT 检查涉及三个要素:即扫描前患者的准备工作、扫描参数的设置和增强扫描对比剂的使用。

现代 CT 可应用于人体任何部位,其中需要作好准备工作的主要是腹部(包括盆腔)和冠脉 CTA(详见本书第十章)。由于没有服用对比剂时小肠和大肠的肠襻易于与肿块和肿大的淋巴结相混淆。所以,腹部或盆腔扫描前基本都需口服稀释的对比剂,其用量成人、小孩或不同部位的检查各不相同,根据不同情况有时还只能口服水,具体情况需通过学习和实践来掌握。

口服稀释对比剂的比例一般为 1% ~ 1.5%。由于个体的情况不完全一样,准确的比例应以实际使用为准。由于某些患者的肠蠕动较快,有时需要使用肠蠕动减缓药,因现在 CT 的扫描速度都比较快,可忽略这个问题,但如果扫描时间超过 2 秒,应考虑使用肠蠕动减缓药,否则有可能出现运动伪影。

2. 扫描参数的选择 扫描参数中的某些选择最

终将影响成像的质量和患者的辐射剂量。首先是扫描层厚(或螺距)的选择,较大的扫描层厚可以用较短的扫描时间得到较大的扫描覆盖范围,而较小的层厚则相反,此外扫描层厚与纵向分辨率和部分容积效应密切相关。大的扫描层厚纵向分辨率较低,并且易产生部分容积效应,而小的扫描层厚则相反。

一般如喉部、肾上腺等较小的器官或部位,宜采用较小的扫描层厚,使这些部位能清晰显示,并不易产生部分容积效应。另外,浸润性病变往往也需使用薄层。

常规扫描层厚(如 10mm/10mm)有时候小病灶难以发现,则需根据病灶的大小、范围调整层厚、层距。

考虑做多平面等后处理重组的患者,必须作连续扫描(螺旋扫描),同时减小层厚或使用小的螺距必定要增加扫描剂量,否则会增加像素噪声。

其次是扫描时间,缩短扫描时间最大的优点是可减少甚至避免运动伪影,此外还可减少患者的辐射剂量。其他参数不变缩短扫描时间最主要的缺点是噪声增加,但相比较而言,少许的噪声只影响对比分辨率不会明显影响诊断,而运动伪影往往影响诊断。

3. 增强扫描对比剂的使用 对比剂的使用除了常规注意事项外,还必须注意下述一些问题。第一是成人、小儿的剂量不同,特别是小儿应严格按照规定的剂量使用,以免发生意外。成人的剂量一般不少于每次 80ml,体型较大的患者还需要适当增加用量。第二要掌握注射对比剂后开始扫描的时间,不同的部位扫描延迟时间各不相同,实质脏器动脉期、平衡期和静脉期各期显示的时间也不相同,往往需要根据实际情况掌握使用。第三是对比剂注射后的扫描方法,最常见的是连续扫描,多用于普通的增强扫描中;另外一种用得较多的扫描方法是螺旋扫描,如肺部孤立性小病灶的鉴别诊断、肝脏局灶性病变的确诊等,常常需采用增强后多期扫描的方法;在鉴别是否有血管瘤时还可采用同层序列扫描方法(在 16 层以上螺旋 CT 中,则可以直接采用螺旋扫描方法),该扫描方法在平扫确定病变部位后,注射对比剂后只扫描病灶层面,它显示病灶增强的时间序列,如用于肝血管瘤的鉴别。

第 2 节 CT 的扫描方法

CT 扫描需根据检查目的选用一种扫描方式。依据 CT 机的类型,如同样是螺旋 CT 机,下述两种扫描方式是有差别的。①逐层扫描(sequential scan):又称序列扫描或非螺旋式扫描。通常,扫描时需预设层厚、层距和扫描范围,每扫描一层检查床移动相应的距离,然后做下一个层面的扫描,如此循环往复,直至完成整个预设范围的扫描。在螺旋扫描方式出现前,所有的 CT 检查都采用逐层扫描方式;而螺旋 CT 出现后,除了颅脑和颈、腰椎椎间盘等少数几个检查部位外,都被螺旋扫描方式替代。②螺旋扫描(spiral scan):或称容积扫描。可分为单层螺旋扫描和多层螺旋扫描。螺旋扫描方式是扫描机架和检查床同时旋转和移动,X 射线同时连续曝光采集图像,一次完成一个部位或器官的扫描,由于该扫描方式 X 射线管焦点的运行轨迹在人体表面的投影类似螺旋状,故被称为螺旋扫描。螺旋扫描由于可连续采集一个甚至多个人体部位的扫描数据,采集速度快、扫描范围内无信息遗漏;在增强扫描中可节省对比剂的用量,现已替代逐层扫描方式,被广泛用于除颅脑等器官外的绝大部分 CT 的检查。

除螺旋和非螺旋扫描方式外,根据临床检查的目的不同,CT 的检查又可有以下一些方法:

一、常规扫描

CT 的常规扫描又称平扫 CT,是 CT 检查中用得最多的一种方法,它的含义是按照定位片所定义的扫描范围、不注射对比剂的扫描。平扫是一种 CT 检查方法,无论逐层扫描或螺旋扫描方式,均可用于 CT 的平扫检查。

在平扫检查中须注意下列一些情况:

1. 准确的定位　其不仅可减少不必要的扫描,同时也使患者少受不必要的射线剂量。

2. 作必要的记录　有些情况比较特殊的或对诊断有参考价值的信息须随时记录在申请单上,为诊断或下次检查参考。

3. 四肢的检查一般需作双侧同时扫描,以供诊断参考。

4. 体位、方向须准确标明　因为 CT 检查中左右的标注是根据仰卧、俯卧,还是头先进、足先进由计算机程序自动标注,方位的概念对于诊断来说特别重要。

二、增强扫描

采用人工方法由静脉血管将对比剂注入体内,在适当时机进行 CT 扫描检查的方法称为 CT 增强扫描。

增强扫描的作用是强化体内所需观察组织脏器或血管的对比度。在注射对比剂后一段时间内由于血液内碘浓度增高,血管和血供丰富的组织器官或病变组织含碘量升高,而血供少的病变组织含碘量较低,使正常组织与病变组织之间由于碘浓度差形成密度差,进而为诊断提供有用的信息。

增强扫描的扫描方式基本上与平扫相同,其差别仅仅是注射和不注射对比剂,但一般临床上所指的增强扫描,常指对比剂通过周围血管注入人体内的一种扫描方法,通过口服对比剂使脏器增强在狭义上不属于增强扫描范畴。

三、定位扫描

定位扫描是正式扫描前确定扫描范围的一种扫描方法。它和一般扫描的不同之处是,平扫和增强扫描时 CT 的扫描机架是围绕患者作 360°旋转,每扫描一层检查床移动相应的距离或螺旋扫描一次完成一个部位的扫描;而定位扫描时扫描机架内的 X 线管在 12、9、3 点钟位置固定不动,曝光时只有检查床作一个方向的运动。

另外,定位扫描一般一个检查部位只做一次。机架内的 X 线管在 12 点钟位置时,其扫描的结果得到的是前后或后前(根据患者是仰卧还是俯卧)位的定位像,X 线管在 9 点钟或 3 点钟的位置时得到的是侧位的定位像。

定位扫描得到的是类似数字 X 线摄影平片,由于定位像的扫描剂量较低,其空间分辨率也较低。定位像除用于确定扫描层面和范围外,还用于已扫描层面和范围的归档保存。

定位像一般采用狭缝扇形束扫描方式获得。在多层螺旋扫描的定位像扫描中,锥形束射线必须用附加的准直器,将锥形束射线准直成狭缝扇形束扫描,其目的是为了减少辐射线和提高图像的质量。

四、CT 定量测定

CT 定量测定常用的有定量骨密度测定、心脏冠状动脉的钙化含量测定和肺组织密度测量等。

定量骨密度测定是 CT 的一种检查方法。它是利用 X 线对人体组织的衰减,其 CT 值与物质的密度线性相关,并借助于已知密度的专用体模,通过人工或专用软件的计算,最后得出人体某一部位的骨密度值。它是确定有无骨质疏松的一种常用检查手段,目前大多数 CT 机所做的骨密度测定都是单能定量 CT(single energy quantitative CT,SE-QCT)。

心脏冠状动脉的钙化含量测定是在序列扫描后,利用软件测量、定量功能测量钙化体积的一种扫描检查方法。该方法需借助心电门控装置,在屏住呼吸后采用序列扫描的方式以 3mm 的层厚层距一次完成心脏的容积扫描,随后利用专用的软件程序采用人工定义的方法确定钙化的范围,最后由软件程序计算钙化的体积并确定冠心病发生的危险程度。

肺组织密度测量也是 CT 扫描后利用专用的软件,来进行肺组织通气功能评估的一种 CT 检查方法。

五、胆系造影 CT 扫描

胆系造影 CT 扫描是指先经静脉或口服对比剂,使胆系显影增强后再作 CT 扫描的一种检查方法。

胆系造影 CT 扫描是一种无创或微创的检查方法,可清楚地显示胆囊内和胆囊壁的病变,根据胆囊和胆管是否显影,还可评价胆囊的功能是否正常。

根据胆系用药方法的不同,还可分为静脉胆囊造影 CT 扫描和口服胆囊造影 CT 扫描。静脉胆囊造影 CT 扫描通常注射 40% ~ 50% 的胆影葡胺 20 ~ 30ml,于注射后 30 ~ 60 分钟进行 CT 扫描检查。口服胆囊造影 CT 扫描通常口服 0.5 ~ 1g 碘番酸,服药后 12 ~ 14 小时进行 CT 扫描检查。

六、多期增强扫描

多期增强扫描方法用于增强扫描检查中,主要指从外周静脉注射对比剂后,对人体某一脏器进行血管增强动脉期、静脉期等不同增强期相的扫描检查。

在有些非螺旋 CT 机中,由于扫描速度慢,注射对比剂后血管内对比浓度的持续时间只能做一个血管相位的扫描。螺旋扫描方法出现后,由于扫描速度大大提高,对于某些部位可以做注射对比剂后血管显影两期、甚至三期的连续扫描,如肝脏的增强扫描,在多层螺旋 CT 扫描中,可以做动脉期、静脉期和平衡期三期的扫描检查,从而大大提高了影像诊断的准确性。

七、灌注成像

利用动态 CT 扫描测量组织血流灌注量的理论

基础来源于核医学数据处理技术。CT 灌注成像的原理是经静脉高速率团注对比剂后,在对比剂首次通过受检组织的过程中对选定层面进行快速、连续扫描,而后利用灌注软件测量相关部位的密度变化,并采用灰度或伪彩在图像上表示,最终得到人体器官的灌注图像。

八、心脏及冠脉 CT 成像

CT 的心脏检查主要用于心脏冠状动脉的检查。通过外周静脉注射对比剂后,借助心电门控装置短时间内对整个心脏进行扫描采集,然后采用图像后处理工具作多平面、曲面和三维的图像显示。

目前,多层螺旋 CT 对心脏的检查成像主要采用了前瞻性 ECG 触发和回顾性 ECG 门控两种方法。

前瞻性 ECG 触发是根据患者心电图 R 波的出现预先设定一个延迟时间,然后曝光扫描,心脏容积数据的采集是在注射对比剂后采用了序列扫描的"步进、曝光"技术,并将获得的图像用不同的后处理方法显示。

回顾性 ECG 门控心脏容积数据的获取则是采用注射对比剂后的一段时间内,螺旋扫描连续采集全部心脏的容积数据,同时记录患者的心电图,然后回顾性和选择性地重建图像,并采用不同的后处理方法显示图像。

九、CT 血管造影

CT 血管造影(computed tomography angiography,CTA)是采用较高的注射速率,通过外周静脉注射对比剂扫描后,在适当时机进行 CT 的容积数据采集,然后利用横断面和三维图像诊断血管性疾病的方法。

CT 血管造影的最大优点是:它是一种无创或微创检查;三维重组显示立体结构清楚,在一定范围内可替代常规血管造影。

CTA 的最大局限性在于部分容积效应(partial volume effect),使相邻结构发生密度值传递误差及边缘模糊,其空间和时间分辨率仍不如常规血管造影。

部分容积效应使直径较小的血管密度降低,特别是在血管与扫描平面平行走行的部分尤其显著,给三维重组带来困难。

CTA 图像后处理采用的方法是:多平面重组

（包括曲面重组）、最大密度投影、表面阴影显示、容积再现技术和电影显示模式。

十、CT 透视

CT 透视是一种连续扫描成像 CT 装置。在第三代滑环式扫描 CT 机的基础上，采用连续扫描、快速图像重建和显示，实现实时 CT 扫描成像的目的。

CT 透视主要被用来作 CT 引导下的活检穿刺或介入治疗。

目前的 CT 透视机，每秒能获得 5 ~ 8 幅图像，基本上达到了实时显示的要求。

CT 透视除了可作常规的穿刺外，还可以作囊肿等的抽吸、疼痛治疗（脊髓腔注射镇痛药物）、关节腔造影、吞咽功能和关节活动的动态观察等。

它的图像质量不亚于非螺旋 CT，但辐射剂量却有所降低。

第 3 节 CT 值和 FOV

一、CT 值的定义

CT 值（CT number/value）是以水为零，相对于其他物质的 X 线衰减值。CT 值的计算单位是亨氏单位（Hounsfield Unit，HU）。由 Hounsfield 定义的 CT 值标尺是 +1000 ~ -1000，现代 CT 扫描仪中的 CT 值标尺由于临床实践需要，已经有所扩展。

二、CT 值的计算方法

医学研究的对象主要是人体，根据人体的物质成分，Hounsfield 在发明 CT 后以水的衰减系数（$\mu_水$）作为参照物质定义了 CT 值：即某物质的 CT 值等于该物质的衰减系数（$\mu_物$）与水的衰减系数（$\mu_水$）之差，再除以水的衰减系数（$\mu_水$）的商，然后乘以系数 1000。CT 值的计算公式如下：

$$CT 值 = [(\mu_物 - \mu_水)/\mu_水] \times 1000 \quad （公式 3-1）$$

在 CT 值公式中，水的衰减值被定义为 0，空气被定义为 -1000，人体中最致密的骨组织大约是 +3000，根据上述公式则可求出人体中某物质的 CT 值。

与衰减系数 μ 值密切相关的 CT 值表示的是一种相对密度（表 3-1）。从表 3-1 可见，组织原子序数越高、密度越大，CT 值越高；反之，CT 值越低。该表中的 CT 值绝对值在临床应用中，可大致确定某些组织的存在，如出血、钙化、脂肪和液体等；CT 值还

可用于根据组织密度估计组织的类型，并对病变的定性分析有很大的帮助。但 CT 值的准确性也受一些因素的干扰，如 X 线束硬化、扫描参数、环境温度、相邻组织的一些情况等。

表 3-1　人体常见组织的 CT 值

组织	CT 值（HU）	组织	CT 值（HU）
密质骨	>250	肝脏	45 ~ 75
松质骨	30 ~ 230	脾脏	35 ~ 55
钙化	80 ~ 300	肾脏	20 ~ 40
血液	50 ~ 90	胰腺	25 ~ 55
血浆	25 ~ 30	甲状腺	35 ~ 50
渗出液	>15	脂肪	-50 ~ 100
漏出液	<18	肌肉	35 ~ 50
脑积液	3 ~ 8	脑白质	28 ~ 32
水	0	脑灰质	32 ~ 40

三、CT 值与图像灰阶的关系

CT 值是组织密度衰减的相对值，它与组织的原子序数和密度呈正相关，与 X 射线辐射的强度呈负相关。灰阶用来表示图像的密度，数字图像的灰阶常由比特（bit）数表示，在 CT 中常用的灰阶是 12 个比特（2^{12} = 4096）。同时，CT 值也可被看做是一幅 CT 图像中隐藏的 X 线衰减值，因此当 μ 值增加时，到达探测器的光子数减少、CT 值增加和图像变白（亮）。在实际应用中，CT 值越大，图像的灰阶越白，反之则越黑。由于实际 CT 值的测量都在图像上进行，因此，根据上述的规律我们可以将 CT 值与图像的灰阶关联。另外，我们还可采用图像显示灰阶（窗宽、窗位）的范围，用简单的算式计算出某幅图像的 CT 值范围（图 3-3）。

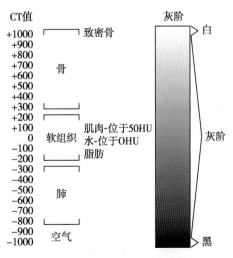

图 3-3　CT 值、人体组织与灰阶的关系

计算 CT 值范围的方法是将窗位减去窗宽除 2 和窗位加上窗宽除 2,即为该窗设置的 CT 值范围,用数学式表示如下:

$$C-W/2 \sim C+W/2$$

式中 C 是窗位,W 是窗宽。如某一脑部图像的窗宽和窗位分别是 80 和 40,那么根据上式它所显示的 CT 值范围为 0～80。

四、视野和像素大小计算

视野(field of view,FOV)或称观察野,有时也泛指扫描野、重建范围和显示野。另外,在临床应用中还有以下与视野有关的基本概念:

1. 扫描野(scan field of view,sFOV) 又称测量野(field of measurement),是由 CT 设备本身设定的扫描时所包括的成像范围。根据不同 CT 厂家的设置,扫描野可以是一个或数个。单个扫描野的直径大小一般是 50cm,扫描前其有效视野的大小多通过 zoom 方式控制;多个扫描野的直径大小一般在 16～50cm,其扫描野的大小一般通过改变探测器阵列的激活或去激活来控制扫描野的大小。在临床应用中,多扫描野 CT 的扫描野分为颅脑和体部扫描野等,可根据不同的检查部位,选择大小合适的扫描野。

2. 显示野(display field of view,dFOV) 是在扫描野的范围内,通过检查前的设定,重建后图像的显示范围,显示野一般指由显示器显示或拍摄后照片显示的图像区域范围。合适显示野的选用可改善显示图像的分辨率,并有利于图像的观察和病变的诊断。通常,CT 检查中的显示野受扫描野的制约只能等于或小于扫描野。在单扫描野通过 zoom 方式控制的 CT 中,显示野(dFOV)与扫描野(sFOV)之间的关系如下:

$$dFOV = sFOV/ZF$$

上式中,ZF(zoom factor)为放大倍数,如放大倍数为 1,则显示野等于扫描野。以扫描野直径 50cm 为例,如放大倍数为 2,根据上式则显示野等于 25cm。

3. 图像像素大小的计算 根据显示野和已知矩阵大小,可求出某幅图像的像素尺寸。如已知 CT 的矩阵为 512^2,可以利用下述公式求出某图像像素的大小。

$$像素尺寸 = 显示野/矩阵尺寸$$

一般,CT 扫描仪的像素尺寸大小范围在 0.1～1.0mm。从上式可以看出,如果显示野的范围不变,像素随矩阵的变化而变化,矩阵大,重建像素值就小,图像分辨率就高。如果矩阵大小固定不变,减小显示野的范围,可获得较小的像素值,从而提高图像的空间分辨率。

第 4 节 CT 图像与窗技术

CT 是最早使用数字图像的影像诊断设备。CT 以前的影像诊断设备都是由模拟图像或模拟量来表达,如传统 X 线透视的荧屏影像、普通 X 线照片影像以及影像增强器影像,包括心电图的波形均属于模拟量范畴。在日常生活中还可见到很多用模拟量来表达的现象:如温度与时间、电源的频率、电压或电流的变化等。目前,医学领域的数字图像应用范畴包括 CT、MRI、DR、DSA 和 PET-CT 等。图像的数字化处理有很多优点:①对器件参数变化不敏感;②可预先决定精度;③有较大的动态范围;④适合于非线性控制;⑤对环境、温度变化敏感性低;⑥基本上不随时间和温度改变而产生漂移,可靠性高;⑦系统依据时间划分进行多路传输时,有较大灵活性;⑧纯数字系统是由大量简单通断开关组成,系统性能始终一致。

从应用角度分析,数字图像的优势为:①数字图像密度分辨率高,屏/片组合系统的密度分辨率只能达到 30 个左右的灰阶,而数字图像的密度分辨率可达到 14bit,数字图像可通过窗宽、窗位、转换曲线等调节,可使全部灰阶分段得到充分显示,从而扩大了密度分辨率的信息量。②数字图像可进行多种后处理,如,窗口技术、参数测量、图像计算、特征提取、图像识别、二维或三维重组、灰度变换、数据压缩、图像放大与反转、图像标注等,实现计算机辅助诊断,从而提高影像诊断的软阅读能力。③数字图像可以进入大信息量的数字化光盘,并可随时调阅。④数字化图像能用于传输,为联网、远程会诊、远程影像教学、实现无胶片化、图像资源共享等奠定了良好基础。

一、窗宽、窗位的定义

窗宽(window width):表示图像所显示的像素值的范围。窗宽越大,图像层次越丰富,组织对比度相应越小;窗宽越小,图像层次越少,对比度越大。

窗位(window level):又称窗中心(window center),是指图像显示时图像灰阶的中心值。

窗技术(windowing):系指调节数字图像灰阶亮度的一种技术,即通过选择不同的窗宽和窗位来显示成像区域,使之合适地显示图像和病变部位(图 3-4、图 3-5)。

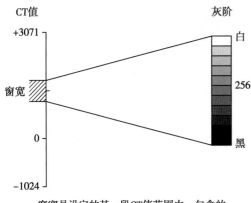

窗宽是设定的某一段CT值范围内，包含的整个灰阶，并且该段灰阶范围内显示的组织只在选定的CT值范围内

图 3-4 窗宽定义

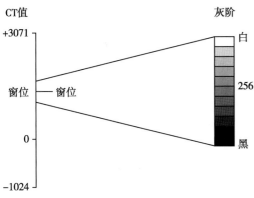

窗位是选定窗宽范围内的中心点，调整窗位的大小是在选定窗宽范围内的变动，所以窗位又称为窗中心

图 3-5 窗位定义

二、窗宽、窗位及窗设置

数字图像的显示是经计算机对数据计算，得出图像矩阵中每个像素的数值，再按每个像素数值的大小转换到显示器上，形成亮暗灰度不同的图像。为了更好、更多地显示组织的结构和细微信息，需要选择不同的窗技术来观察图像。

不同组织的密度值不同，通常以欲观察某一组织的密度值作为窗中心。在 CT 图像中，如肝组织的窗位为 40HU，而窗宽常用 200HU，如某显示器的显示灰阶为 16 个灰阶，那么该窗设置的 CT 值范围为 –60 ~ +140HU，则 CT 值在 –60HU 与 +140HU 间的组织以 16 个不同的灰阶显示，由于 200 个 CT 值被平均分配到每个灰阶时为 12.5，故肝内组织密度的 CT 值差别大于 12.5HU 就能被该窗值设置所分辨。

总之，CT 机上窗宽、窗位的一般设置原则是当病变和周围组织密度相近时，应适当调大窗宽；如观察的部位需要层次多一些，也应适当加大窗宽；如果

显示部位的图像密度较低，可适当调低窗位，反之则可调高窗位。表 3-2 列出常用检查部位的窗宽、窗位设置，供使用时参考。

表 3-2 常用检查部位的窗宽、窗位设置

部位	窗类型	窗宽（HU）	窗位（HU）
颅脑	后颅窝	100	40
	脑组织	80	40
胸部	纵隔软组织	400	40
	肺	1500	–400
腹部		400	50
颈椎	软组织	500	60
	骨	1600	300
腰椎	软组织	500	60
	骨	1600	300
鼻窦	软组织	400	30
	脑组织	100	40
	骨	3000	500
颞骨、内耳	软组织	400	30
	骨	3000	500

三、显示器的灰阶及窗宽、窗位调节对图像显示的影响

将重建图像矩阵中每一像素的 CT 值，转变成相应从黑到白不同灰度的信号，并显示在图像或显示器上，这种黑白信号的等级差别，称为灰阶（grey scale）。为适应人眼可识别的灰度差别，早期的显示系统灰阶设置范围通常被设置为 16 个刻度，每一刻度内有四级连续变化的灰度，故共有 64 个连续不同的灰阶等级。现代影像设备显示系统显示器的灰阶多数为 256 个。

窗宽越宽，可以观察组织 CT 值的范围越大，可用于观察 CT 值变化范围较大的组织，如肺和骨组织等。窗位是对应图像灰阶的中心位置，也就是所观察组织的中心 CT 值。一般情况下，可将所观察组织本身的 CT 值定为窗位，它既能显示比该组织密度高的病变，也能观察比该组织密度低的病变。

总之，窗技术是利用数字图像的特点，改变亮度与 CT 值的范围，显示不同组织密度变化的技术。选择合适的窗宽和窗位，将感兴趣区的病变信息适当显示，是窗技术的最终目的，也是阅读数字图像的重要方法。

（雷子乔 王鸣鹏）

第 四 章

CT图像后处理和三维成像

CT 图像的后处理包括图像评价处理和二维、三维图像重组处理。早期 CT 图像的后处理是在二维横断面图像上运用放大、测量(CT 值、距离、面积和角度)等手段,并从影像数据中提取量化评价信息,从而改善了病变的显示效果和提高了诊断准确性。随着 CT 技术的发展,CT 图像的空间分辨率、时间分辨率和密度分辨率均有明显提高,尤其是现代 CT 纵向(z 轴)空间分辨率的提高,使 CT 的三维图像后处理得以广泛应用,现已成为一个活跃的交叉学科分支并迅速发展。

第 1 节　CT 图像的三维成像方法

具有三维图像采集能力的医学影像设备包括 CT、MR、超声和核医学等。一般情况下,人眼只能接收二维图像,而二维图像三维概念的形成需通过大脑转换。三维图像处理,或称为三维数据可视化(visualization)技术,是一个新兴的研究领域。所谓可视化即通过不同方法将三维信息"压缩"到二维屏幕上显示,使人眼观察时能按三维结构理解,换言之是将非直接可见的三维图像表现为有三维表现力的二维图像。

一、三维体数据的获取

(一) 像素和体素

二维数字图像的基本单位为像素(pixel),三维数字图像的基本单位为体素(voxel)。与 CT 图像的像素相同,体素包含的 CT 值是表示该体素容积内所有物质 CT 值的平均。此处需要讨论和明确的是,像素并非一定为正方形,也可能是一个矩形。像素的形成与不同维度上图像离散化的空间间隔(采样率)有关,当水平方向和垂直方向的间隔相等时,

像素才是一个正方形。对体素而言同样,它也并非必定是一个正方形立方体,这在 CT 图像上比较常见。由于断层图像(xy 轴)的像素通常小于层厚(z 轴),因此,直接重构得到的体素往往是一个长方体,此时体素在空间距离度量的意义上并非是各向同性的(图 4-1、图 4-2)。

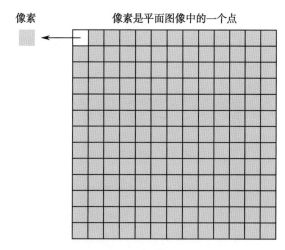

图 4-1　像素示意图

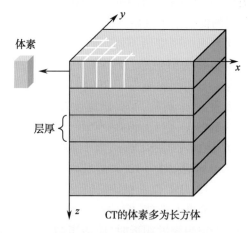

图 4-2　体素和矩形长方体体素

（二）体数据的获取

体数据的获取只需按断层图像的位置将二维断层图像顺序排列，即可形成一个三维矩阵，该三维矩阵也即构成所需的三维图像。从一组二维图像获取三维图像矩阵的过程被称为三维图像重组（reformation）。

如前所述，直接获取的 CT 三维图像数据，z 轴和 xy 轴的空间分辨率可能并不相同，往往 xy 轴的空间分辨率要优于 z 轴的空间分辨率（z 轴空间分辨率由层厚决定），此时获得的体素就是一个长方体体素。当 z 轴的空间分辨率远低于 xy 轴的空间分辨率时，会增加图像后处理的难度。一般来说，为提高重组图像的质量，应尽可能在体素单元各向同性的条件下进行体数据处理。在三维图像处理中，体素的空间维度上各向同性非常重要。通常，层与层之间可以通过增补近似于原始数据的层面数据，以此减小 z 轴上各层之间的间隔，使其尽可能达到横断面图像 xy 轴上空间分辨率的水平。这种方法称之为插值（interpolation）。

在数学上，插值是个古老的话题，早在 6 世纪，中国的刘焯已将等距二次插值用于天文计算。17 世纪之后，牛顿、拉格朗日分别讨论了等距和非等距的一般插值公式。插值是离散函数逼近的重要方法，利用它可通过函数在有限个点处的取值状况，估算出函数在其他点处的近似值。插值的方式有很多种，如多项式插值、艾尔米特插值、样条插值和三角函数插值等。采用三次样条插值得到的函数有着较高的光滑性，在实际工作中有着广泛的应用价值。在医学图像上，因为计算量巨大，一般采用线性插值，也就是分段的一次多项式插值。

以下是一个函数线性插值的举例。如一个函数 $y=f(x)$，其离散后，有 x_1 位置函数值为 y_1；有 x_2 位置函数值为 y_2。如需在两点间位置 x_0 插入一个新值以逼近原始函数，可用以下公式：

$$y_0 = \frac{y_1(x_2-x_0)+y_2(x_0-x_1)}{x_2-x_1} \quad \text{（公式 4-1）}$$

y_0 就是逼近值，其基本含义如图 4-3 所示。

在一组二维断层图像中，如需获取不同层面间的近似层面数据，可采用线性插值。方法是将每层二维断层图像看做一个二维矩阵（图 4-4），随后计算断层图像 I_1 和 I_2 之间的层面 I_0，此处 I_1、I_2 和 I_0 都是矩阵形式的二维数字图像。假设 I_0 与 I_1 距离为 a，I_0 与 I_2 距离为 b。将该两个层面进行插值，可求出

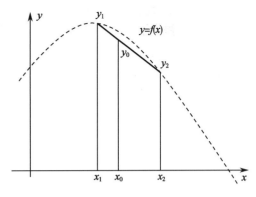

图 4-3　函数的插值

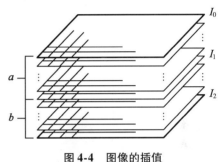

图 4-4　图像的插值

近似层面 I_0，公式如下：

$$I_0 = \frac{bI_1+aI_2}{a+b} \quad \text{（公式 4-2）}$$

实际上，该方法与上述函数线性插值是相同的。即不管选用上述哪种方法，两幅图像之间可通过插值的方式得到多幅近似图像，当选好合适的间隔比例时，就可得到扫描轴向上的层距与原图像空间分辨率近似的数据。通过这些数据所组成的三维体数据，在空间 3 个维度上的分辨率比较接近，可使随后进行的三维数据处理和显示能够达到更佳效果。

需要指出的是，插值本身对原始数据的信息量并未提升。通过插值获取的数据并不是真正的原始数据，只是通过已知数据对于原始数据所做的逼近，从某种程度而言，是一个伪层面。因此，通过插值后层面的重组图像，所获取的部分信息只是原始数据的近似值。

二、三维图像的显示方式

通过扫描获取的三维体数据是由 CT 值组成的三维矩阵，实质上涉及了一个三维数据可视化问题。要在显示器上显示该三维图像，必须通过一些处理，并用恰当手段使该三维图像既符合人类的视觉和思维习惯，又能达到诊断目的。因此，针对不同的目的

和要求,三维图像显示发展了多种不同的显示方法,为 CT 的影像诊断提供了多个手段和途径。

(一) 投影法

投影法有悠久的历史,在早期的 CT 三维显示和制图工程学上均有广泛应用。投影法运算简单,可通过不同的投影方位显示不同角度的投影图像,方便快捷。

所谓投影法,即在一定的投影角度下,将所需观察的区域以平行投射方式至对应的投影平面。在投影过程中,任一投影线经过的所有像素点值,均通过统计计算方式获取一个投影值,该投影值就是投影线在投影平面上的投影点数值(图 4-5)。

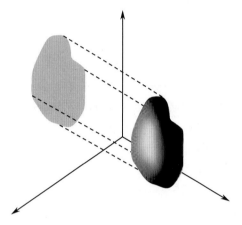

图 4-5 投影法示例

投影有多种方法,不同投影方法的主要区别是:在同一投影线上全部像素点采用的统计计算方法不同。故应用投影法时,需选择一个正确的、合适的投影运算。在医学成像方法中,常用的投影法有:最大密度投影(maximum intensity projection,MIP)法、最小密度投影(minimum intensity projection,MinIP)法、平均密度投影(average intensity projection,AIP)法和射线叠加(x-ray summation,ray sum)法等。

1. 最大密度投影法采用的投影计算是取最大值,其本质就是取投影线上全部像素 CT 值的最大值。这种投影方式,对于高 CT 值的组织,比如骨、增强后的血管、钙化等,显示效果较好,对于 CT 值相对较低的组织,则显示效果较差。MIP 的显示,可通过选择不同的投影角度,对组织结构进行多方位观察,但其投影方向前后组织影像的重叠会导致空间关系不明确,高 CT 值组织遮挡低 CT 值组织等问题,对组织结构的整体观察仍有一定的局限性。图 4-6 显示最大密度投影的实现过程。

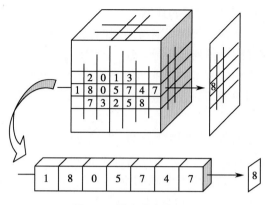

图 4-6 最大密度投影法

最大密度投影应用范围很广(图 4-7a、b、d、e)。与 X 线照片不同,CT 有较大的数据量,其可包含扫描范围空间内各点的信息,并可回顾性地进行数据分析。运算处理后获得的三维矩阵体数据,可通过改变不同的投影角度,使细节部位显示更加清晰,如图 4-7 中冠状动脉开口、腰椎等部位。

2. 最小密度投影与最大密度投影显示方法相似,其采用的投影运算是将投影线上包含 CT 值的全部像素点取最小值。最小密度投影常用于观察 CT 值较低的组织,如含气的肺气管,CT 值为 -1000,则可通过最小密度投影的方式来观察气管和低密度的肺组织(图 4-7c)。

3. 平均密度投影法的投影运算是取投影线上全部像素点 CT 值的平均值。该方法日常工作中使用较少。

4. 射线叠加(ray sum)法的投影运算是计算 X 射线在投影线上的衰减率,从而获得类似于 X 线照片的图像(图 4-7f)。该方法,被广泛应用在肠腔的三维显示中,可清楚地观察腔体的信息。

上述所有基于三维体数据的投影显示法都可在扫描后,根据诊断需求重现任意体位的投影图像。

投影法采用三维体数据,虽然可以从不同角度来观察三维体数据,但究其实质,仍是一种三维数据的二维显示。其最主要的缺点是空间上的重叠和不同 CT 值物体间的相互遮挡,并往往会因此造成伪像,难以简单地通过图像判断三维物体的原貌。采用投影法观察三维图像,必须要多角度连续观察,同时观察者自身也需具有良好的空间想象能力和相应解读图像的经验。

(二) 表面再现法

表面再现(surface rendering)法是一种三维显示探索性的方法。其基本原理是通过相应的算法,获取不同物体的外形轮廓数据,随后拟合这些轮廓数

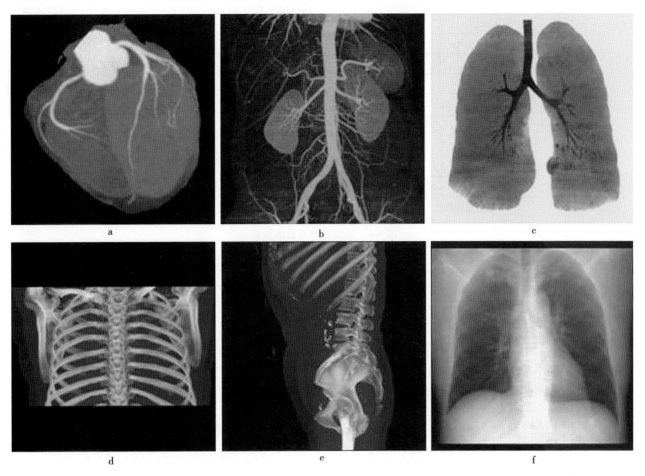

图 4-7　最大、最小密度投影应用实例
a、b、d、e. 是最大密度投影,c. 是最小密度投影,f. 是 Ray Sum 投影

据并获得几何意义上的三维曲面,最后采用三维曲面显示原始物体空间上的立体形状。

表面再现法也是一种由体素空间产生等值面的方法。所谓等值面,是指在一个网格空间中某一点的采样值等于另一给定值及所有点的组成集合。产生等值面有多种方法,基本方法是采用给定的小片状几何图形面来进行逼近。其中,比较经典的方式是用小的三角形来逼近原始数据中的等值面。在很多情况下通过这种方式计算所获得的小三角形要小于屏幕上的体素,此时通过插值来计算小三角形就不再是必要的手段了。该算法的结果,往往产生的三角形单元很小,使得每一体素的投影接近甚至超过了显示设备的分辨能力,在实际的三维显示过程中并没有很大意义,反而增加运算时间、占用计算资源。实际工作中,需要用更简单快捷的方式来进行面绘制,于是出现了基于点元的算法。通过生成对应于显示像素的点元,直接形成显示图像。这种算法不需要处理三维的面片和线条,绘制速度比绘制多边形快得多,节约了大量的时间和计算资源,对三维图形的立体显示有很大的意义。

一般,表面再现法分为如下两个步骤:

1. 等值面抽取　等值面抽取方法:如轮廓面是通过两体素之间的空隙,则将其进一步划分出一些子体素,在轮廓面通过的子体素处生成中心点。图 4-8 显示点元法抽取等值面的过程,通过这样的方式就能够直接生成与显示设备像素值大小相等的点元阵列,并直接通过表面明暗处理显示。比起计算片状三角形的方法,点元法大大缩短了重绘表面的时间,在同样的显示效果下,大大地提高了效率。早期的三维立体显示医学成像,计算机的性能和资源是很大瓶颈,这种简单、有效的算法为三维立体显示的应用提供了更便捷的路径。

2. 表面明暗处理　等值面抽取后,面临的问题是如何将已知等值面在显示设备上显示。为了突出物体表面的立体感,需要虚拟一个或若干个光源投射于等值面,使所获取的等值面表面明暗不同,符合人类视觉的感官效果。通过不同的明暗阴影,显示出被观察物体的空间立体感。这种显示方式被称为

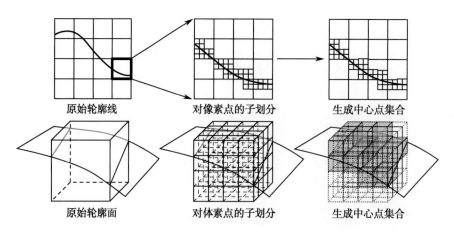

图 4-8 等值面和等值线抽取

表面阴影显示(shaded surface display,SSD)。

一般,SSD 的处理过程是采用光照模型来计算对象表面的光照强度。例如采用 Gouraud 模型或 Phong 模型来处理光照的效果。Gouraud 模型在模拟高光方面有一些缺陷,所绘制的画面会诱发马赫带效应;Phong 模型克服了这个缺点,但计算量增加。

Phong 模型的几何依据是,射向物体表面的光线,其反射方向和入射方向与沿入射点的法线对称。对多边形顶点处的法向量进行双线性插值,在多边形内构造一个连续变化的法向量函数;根据这一函数计算多边形内各采样点的法向量,并代入光亮度公式,就可得到由多边形近似表示的曲面在各采样点处的光亮度。因此,Phong 模型明暗处理也被称为法向量插值明暗处理。顶点的插值如图 4-9 所示:

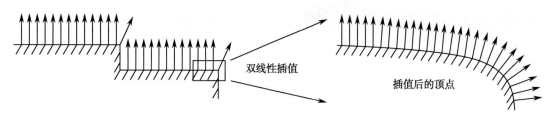

图 4-9 Phong 模型物体表面法向量及顶点插值后局部法向量示意图

Phong 模型对反射光线强度的计算准则(图 4-10):假定入射光线强度是 I_i,物体表面的漫反射系数为 K,则反射光线强度为 $I_e = K \cdot I_i$;入射光线与入射点法向夹角 θ,为了模拟观察者对反射光线的感知程度 I_{disp},用如下公式表示:

$$I_{disp} = K \cdot I_i \cos\theta \qquad (公式 4\text{-}3)$$

在医学成像中,获取三维图像表面阴影显示的过程如图 4-11 所示。首先,将扫描所得断层图像进行三维重组,获取三维体素数据;然后,通过图像分割获取所需显示的感兴趣区,并计算提取等值面;最后,引入虚拟光源,使用 SSD 的光亮度公式,计算出等值面表面的光亮度分布,并将其显示在显示设备上。

通过对不同感兴趣区的分割,可以用 SSD 的方式来显示一些独立的器官、组织、骨骼等。标注不同的伪彩色,就能达到在所选感兴趣区内多物体混合显示(图 4-12)。

表面再现的方式可将二维序列断层图像重组并显示为立体模型,从而提供一种更直观的空间观察方式。与投影法的二维平面方式显示三维数据不同,表面绘制是一种真正意义上的立体显示方法,使用虚拟光照模型来模拟人对空间物体观察的效果,能够简单直观地分辨立体结构的形态变化,这无疑是医学影像学诊断的一大福音。表面再现法,由于仅处理结构表面,数据量较小,因此绘制速度很快,同时还可应用一些计算机图形学技术,对早期在运

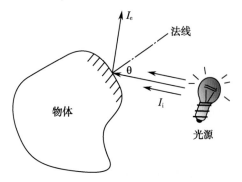

图 4-10 Phong 模型光亮度计算示意图

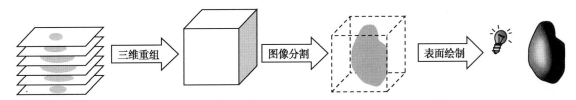

图 4-11　医学影像 SSD 显示方式和过程

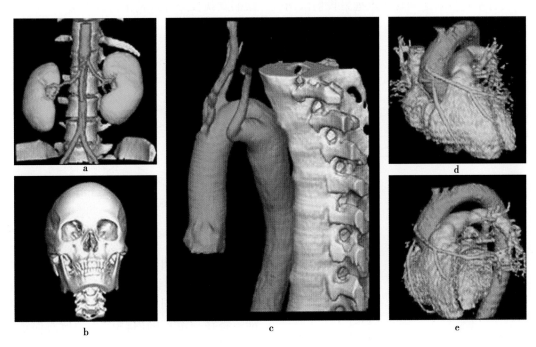

图 4-12　医学 SSD 图像
a. 肾动脉，b. 颅骨，c. 主动脉弓，d、e. 冠状动脉搭桥血管

算速度和资源方面都有限的计算机系统而言，是一种非常实用且快速的三维立体显示解决方案。

表面再现法的主要缺点是将所有对象物体看做一个个被表面分割的封闭范围，绘制过程中仅考虑了其形态，不考虑其内部体素点的信息。预抽取结构轮廓的过程割裂了结构轮廓和体数据之间的联系，丢失了相应的图像信息，如体素的 CT 值，而这些图像信息在数据测量和观察中是不可或缺的。另外，由于是按确定的轮廓线来进行表面绘制的，难以对三维图像做进一步的修改和再处理，每次处理都要进行等值面的重新计算，因此其动态性和交互性较差。最后，由于表面绘制时表面块的离散特性，对于一些微小变化，往往在最终结果上会存在算法上的或者人为的虚假表面，也就是伪像，影响了三维物体立体形态的正确判断。

（三）容积再现法

容积再现（volume rendering）法是一种基于投射算法的三维体数据图像可视化方法，目前在医学成像三维显示中应用非常广泛。与表面再现法不同，容积再现法在进行立体绘制的同时保留原始体数据的信息，摒弃了传统图形学中必须由面来构造体的约束，无须预先提取表面轮廓即可直接绘制体数据的立体图像，即所获取三维立体图像保持原始的体素信息，可直接通过图像得到原始体数据中任一容积、任一平面或任一点的数据，便于局部组织的观察和各种数值的测量。

相比表面再现法中每次的图像再处理都需重新计算等值面，直接的体数据绘制简化了图像再处理后的绘制过程，因此可对已绘制的图像进行一些交互式的操作，比如分割等。同样，在表面再现中，物体中各体素点并不带有其原始信息，无法通过其密度的不同而加以区分。在容积再现中，可根据该点体素的数值对其进行不同的处理，例如设置为不同的伪彩色和透明度，可提高三维立体绘制对同物体不同组织成分之间差异的显示和区分，也便于观察密度连续变化而没有明确界面的物体。从某种意义上说，容积再现方法更接近现实世界中真实物体的显示。

容积再现方法的基本原理是一种使用特殊投射

算法的投影法。与传统的二维显示投影法不同,体绘制的目标是对图像进行三维立体显示。在投影过程中,容积再现显示引入了不同的体素特性(如强度、梯度等)函数,一些空间集合的操作,如交、并、差等,也可引入到投影过程中。

容积再现方法的投影线投射模型有多种,通常按照习惯方式有平行投射法和观测点远景投射法两

种。平行投射法所采用的投影线是相互平行的;观测点远景投射法的投影线是透过成像面上的成像点并以观测点为终点,将投射方向经过的路线上所有体素点按投影运算规则投影,此时投影线形成的投影域呈金字塔形状。观测点远景投射法的计算量要大于平行投射法(图4-13、图4-14)。实际工作中体绘制默认投影方式是平行投射法。

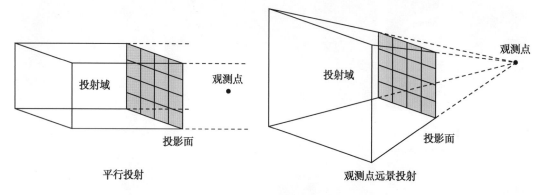

图4-13　不同投射方式的选择

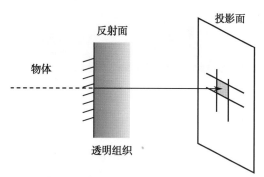

在投影线方向上,虚线部分不参与投影绘制

图4-14　梯度模糊法绘制示意图

容积再现法的显示也分为两种,一种是反射显示算法;另一种是透视显示算法。

反射显示算法:是把从观察点沿投射线方向第一个处于绘制参数(强度阈值、梯度阈值、切割面等)约束的体素作为表面进行绘制。

透视显示算法:是把体素作为发光物建模并不涉及显示表面的检测,通过对投射线方向上一组体素集合运算,得出绘制输出的像素值。而一些混合型算法可以将两者结合起来,在决定的反射面之前,将未到绘制参数约束点投射线上体素的集合以透视显示,从而显示出明暗不同的表面,或通过不同的透明度显示在原始体数据上不同密度的组织。这种混合算法对实际工作有很重要的意义,通过对不同的密度设置不同的伪彩色和透明度,能将原始体数据中的结构和信息栩栩如生地显示在三维立体图像观察者的面前。

1. 透明度曲线　众所周知,不同物质的CT值是不同的,并各自有相应的CT值范围,这就为透明度显示使用不同CT值对应不同透明度提供了可能。将在一定范围内,由CT值所对应透明度值的映射,称为透明度曲线(或不透明度曲线),通过改变曲线,可以达到区分显示不同密度物质的目的。

透明度曲线决定了最终图像所显示的CT值范围和明暗程度。如需要显示CT值较低的肺组织,可将高密度组织设置为透明,而低密度组织则设置为不透明或透明度较低;另外,如需要显示骨骼结构,则将CT值较高的部分设置为不透明,相对较低的部分设置为完全透明;一些软组织本身也有CT值范围,按需求调整其CT值范围内的透明度,其CT值范围以外的部分则设为完全透明,即可选择性显示感兴趣的组织结构(图4-15)。通过透明度曲线的调整可以区分密度不同的组织。也可使用组合形式的透明度曲线,使不同密度范围内的组织结构共同显示,便于明确相互之间的空间关系。

2. 颜色条　由CT值所对应到颜色变化的映射,称为颜色条。由于不同组织的CT值不同,为不同CT值设置不同的伪彩色,能很好地分辨不同密度的物体。与透明度曲线类似,容积再现也可使用伪彩色颜色条来区分不同的物体。如用单一颜色来区分不同的物体,对比不够强,有时会使观察受到限制。多颜色的显示,可增强对比,使人眼能够更好地分辨不同的组织,尤其在多物体显示中有很大的应

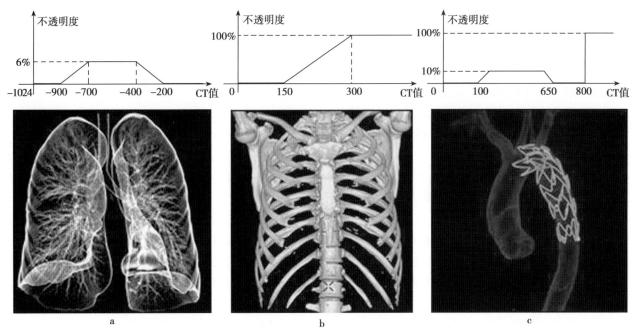

图 4-15 透明度曲线示意图
a. 肺部结构,b. 骨结构,c. 主动脉与支架

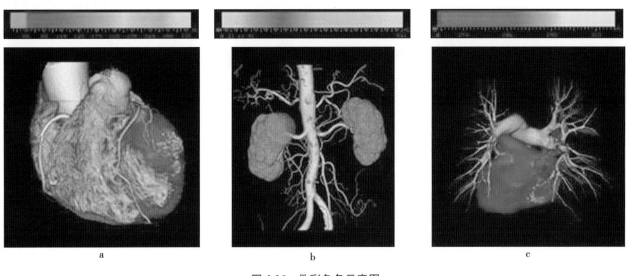

图 4-16 伪彩色色条示意图
a. 畸胎瘤,b. 肾囊肿,c. 肺血管

用价值。另外,伪彩色的设置使被观察的目标更加生动、接近于实际(图 4-16)。

容积再现技术在医学影像的三维立体显示上具有很大优势。第一,容积再现法是一种立体显示绘制法,可直观地显示物体的空间位置、结构和与其他物体间的关系,这是传统投影法无法做到的。第二,容积再现显示立体图像是基于原始三维体数据直接绘制的,不需进行等值面的抽取,保留了原始数据的信息,可直接对图像进行分析处理,不需要在再处理后重新计算等值面,增强了交互性,同时也可直接从立体图像上提取原始数据和测量。第三,绘制图像时,无须通过小几何图形面来构成三维物体,因此,在很大程度上抑制了因绘制立体图形时,由计算产生的小几何图形伪像。而且,容积再现的方式可通过不同透明度曲线和颜色条的控制,显示不同密度物体的区别,能生动再现物体的形态。综上所述,容积再现是目前比较好的一种三维立体显示方法。

三维体数据医学成像的数据量较大,其实时操作性和容积再现的过程,对计算机的运算能力、内存大小、系统资源和存储能力都有很高的要求。

（四）仿真内镜

上述三维体数据的显示方法都只显示物体的外观，不能显示空腔状结构的内部情况。ray sum 投影法可显示空腔外壁的投影，也可借助容积再现的透视显示绘制空腔外壁，同样，重组后的斜截面也可显示部分腔内信息。但这些方法或是对腔壁的概览性观察，或是对腔壁的部分范围观察，都不能满足直接观察腔内情况的需求。而 CT 仿真内镜（CT virtual endoscope，CTVE）是通过体数据运算，以内镜形式观察腔体内部的一种显示技术，可满足显示腔内结构的要求。

CTVE 的原理是将观察点设置在欲观测的腔体内，通过一定的视角范围，对腔体内进行观察（图4-17）。需观察的腔体内可能是中空且具有低密度值的组织器官，如气管、肠道；也可能是充盈对比剂而具有高密度值的组织器官，如 CT 血管造影，因此不同腔体的绘制需采用不同的计算方法，使腔体内部显示为空腔，更清楚地显示腔体内壁。腔体的内腔基本上可使用上述两种三维立体绘制方法（表面再现法和容积再现法）来显示。CTVE 在观测点上

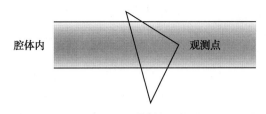

图 4-17 CT 仿真内镜方法示意图

可进行任意角度的观察，对于选定了一定路线的 CTVE，还可以沿着路径的方向进行电影方式的观察。

CTVE 可采用表面再现法，通过设定不同的阈值调整内腔的等值面，使用不同的表面平滑程度来绘制腔体内腔表面的形态。这种方式的常见问题是无法显示不同密度的组织，各种组织或被视为一体，或有部分无法显示，且无颜色变化对比不明显。目前 CTVE 大多采用体绘制技术，以观察点远景投射的方式进行投影。体绘制技术可将内腔中不同密度的组织通过透明度曲线和伪彩色颜色条的设置来绘制显示，如血管支架等，可明确显示不同密度组织的差异（图4-18）。

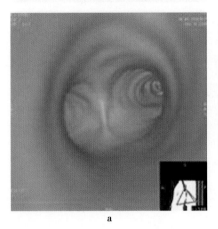
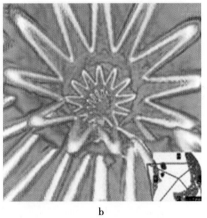
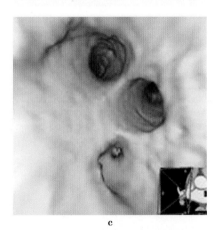

图 4-18 CT 仿真内镜应用实例
a. 气管内镜，b. 主动脉支架，c. 肺静脉开口

作为一种非侵入式、无接触的辅助医学检查技术，CTVE 通过 CT 扫描所得的体数据再现，能展示腔体内的信息。由于 CT 数据的可回顾性，任何人在任何时候均可反复地观察腔体内部的信息，而且由于其交互性特点，可通过改变观测角度和范围，观察到纤维内镜无法观察到的部位。然而，由于 CTVE 是基于三维体数据显示的，由采样和绘制以及一些人为操作因素所带来的伪像也是不可避免的，实际应用中必须注意因此产生的 CTVE 与真实情况的差异。

三、三维图像显示方法的选取

观察体数据三维图像时，可能需要对部分数据有针对性地观察，因此在体数据的三维立体绘制显示过程中，有可能并不需要显示全部的数据。为了更好地观察感兴趣组织，可将数据中不需要的部分隐匿，仅显示需要观察的部分，即选择性地三维图像显示。选取了显示范围的三维体数据，可使用上述任意一种三维图像的绘制显示方法。图像显示范围的选择过滤了整体数据中不需要的信息，仅显示其中的有用信

息,消除了整体数据中无关信息对诊断阅读的干扰,是影像处理方法中一种非常有意义的手段。

(一) 层面重组法

层面重组法是一种应用较早的三维图像显示范围选择法。其基本原理是从原始体数据中提取需观察层面(平面或曲面)的数据,将其展开显示为平面数据,从而获得对特定感兴趣层面深入细致的观察。该方法有两种:多平面重组和曲面重组。两者的区别在于选择观察层面的提取方式不同,而观察的范围和空间结构也有较大的差异(图 4-19)。

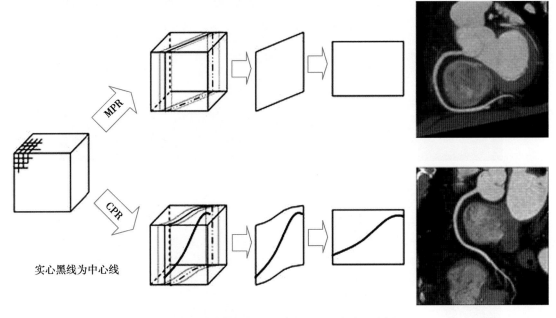

实心黑线为中心线

图 4-19　层面重组 MPR 和 CPR 方法和实例

1. 多平面重组(multi-planner reformatted,MPR) CT 设备是一种断层扫描设备,其缺点是不能进行任意角度的断层扫描,扫描所获原始图像只能提供横断面的信息,而实际工作中,往往需要改变观察的位置和角度,才能达到正确诊断所需的位置。MPR 是一种比较简单直接的重组观察方式,在原始体数据中通过计算找出观察所需位置和角度,所获观察面就是一个在原始体数据上的截面。按照一定厚度将该截面附近与之平行的层面数据提取,再将其按照三维图像绘制显示方式显示。值得注意的是,MPR 图像通常是从截面方向观察的 MIP 投影图像,但其他投影方法,包括 MinIP、容积再现投影等对 MPR 也是适用的,通过使用不同的绘制显示就能达到对所选的截面不同形式的显示目的(图 4-20)。

2. 曲面重组(curved-planner reformatted,CPR) CPR 是另一种方式的层面重组。CPR 方式需要有一条已知的中心线,沿此中心线以一定的角度双向延展,切割原始体数据集呈一曲面,再将此曲面展开为平面后即可使全程的中心线在结果平面中显示。CPR 的重要意义是可将中心线全程显示在一个平面内,多用于显示弯曲状物体。弯曲物体(譬如血

管内腔结构)的全程往往很难在一幅 MPR 形式的斜截平面图中完全显示,CPR 通过寻找弯曲物体的中心线,将由此中心线所截取的原始体数据中的曲面延展开,再将该物体全程显示在一幅图像中。曲面展开的图像随着展开时选取的角度不同所反映的内容也随之改变,可以完完全全地观察到以中心线为轴线 360°方向上各个方向的信息,给疾病诊断提供了很大的帮助(图 4-21)。同样,与 MPR 相同,CPR 图像也可有一定的层厚。

虽然 MPR 和 CPR 重组后所采取的显示方式相同,但两者为显示提取的层面有很大差别。MPR 可真实反映所观察范围内的空间立体结构,但观察范围受限,不同层面上的投影值相互遮盖;而 CPR 可反映弯曲器官、组织的全程状况,但产生很大的空间变形。实际应用中,需要根据诊断需求合理选择。

(二) 感兴趣区选取

除了层面重组法,还可通过选择所需观察的感兴趣区(range of interest,ROI)的方式来对图像的显示进行取舍。事实上,层面重组也是一种感兴趣区的选取,只不过其 ROI 是以一个系列相邻层面(平面或曲面)的形式体现。而此处对 ROI 的选取是特

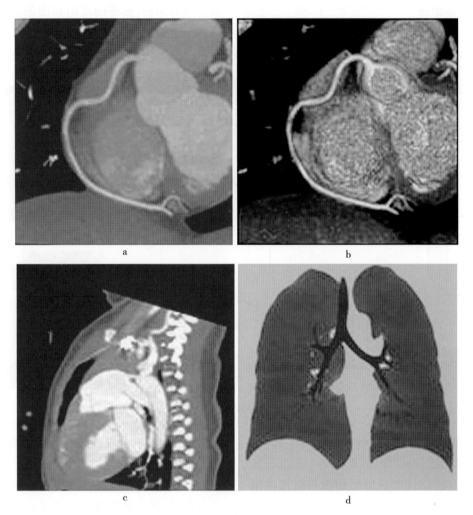

图 4-20　MPR 采用不同显示方式的比较
a. MIP 投影形式，b. VR 形式，c. MIP 投影形式，d. MinIP 投影形式

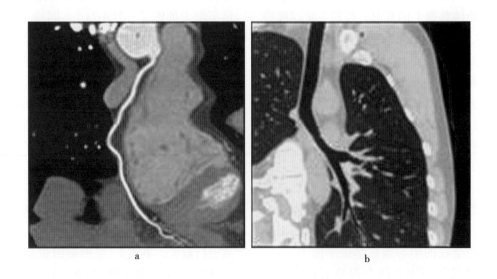

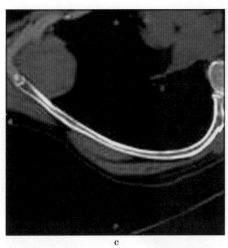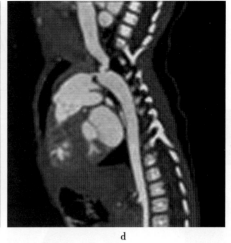

图 4-21　CPR 临床应用实例

a. 冠状动脉，b. 气管，c. 肋骨，d. 主动脉

指自由感兴趣区(free ROI)。

如前所述，显示三维立体图像时，时常仅有部分组织或者器官被显示，而其他对观察感兴趣物体有干扰的组织结构则被隐匿起来。这些由原始数据中抽取并在图像中显示的组织和器官就是 ROI。获取 ROI 的方式有两种，一种是由计算机算法自动获取；另一种是通过人为主观干预，选择所需的 ROI。人为干预选择 ROI 也有以下多种方式：

1. 阈值法(图 4-22)　这种方法简便快捷，往往被用在组织密度分布存在较大差异的情况下，比如骨结构的分割或者肺组织的分割，这些组织与其他的组织密度有显著的差别，通过设定一个阈值即可将其分开。同样，对于使用对比剂增强的血管结构，由于其密度显著提高，也可与未增强的组织结构分开。阈值法对一些简单图像分割应用较广泛。

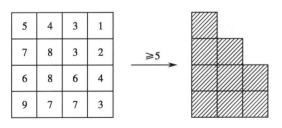

图 4-22　指定阈值法图像分割

2. 裁切法(图 4-23a ~ c)　此方法是在原始图像上使用工具选择封闭范围，并将其从原始图像中删除的方法。与阈值分割法不同的是，裁切分割法不是基于密度的分割而是基于空间的分割，其选择性比阈值法更强，并且具有良好的交互性，可根据需要裁切。很多密度接近、使用阈值法难以分割的物体可使用裁切法分割。在体数据上裁切时，有柱状裁切、球状裁切等不同的方式，可针对不同需求选择。

3. 区域种子生长法(图 4-24a、b)　此方法是采用了一种半自动的分割方式。其原理是在某一区域范围内，以一点为种子，向外使用生长算法，直至达到边界。边界的限制条件可以是密度、梯度等。这是一种可控性很强的方法，可以自动寻找想要分割的物体边界，进而对精细的连续结构进行分割，且这种方法既可通过区域生长来添加结构，也可用同样的方法删除结构，可通过人工的干预，使感兴趣区的分割趋于完美。如能够通过某一算法找到处于待分割区域内的点，并以该点为种子，该分割过程则可通过计算自动完成。

不同的分割方式各有其长处，实际工作中往往需采用多种分割方式结合的手段，对 ROI 进行综合性划分，在追求精细程度的同时也能够加快处理的速度。

(三) 多对象组合绘制

很多情况下，需要在一幅图像中显示多个不同的物体及其空间位置关系。当这些物体间密度值分布差异较大时，可以使用颜色条和透明度曲线区分显示，如肺和增强后的主动脉、支架和血管等。而 CT 图像中，人体软组织间的密度值是非常接近的，一些组织的密度值分布是相互重叠的。对于这些密度值分布比较接近的物体，很难单纯通过颜色条和透明度曲线的方式区分相互间微小的密度差异。此时，一个 ROI 被称为一个物体对象，可通过 ROI 划分来获取图像数据中所关注的不同解剖结构。如欲

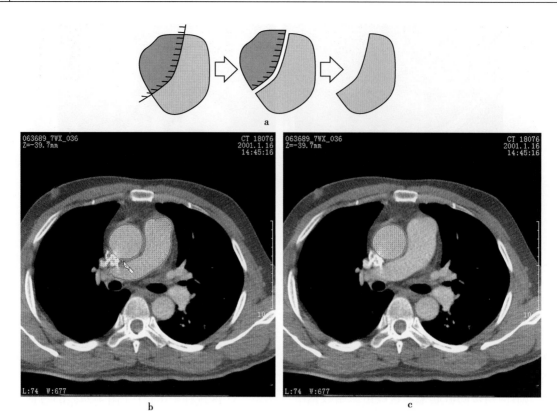

图 4-23

a. 裁切法图像分割方法, b. 裁切法应用实例, c. 裁切法应用实例

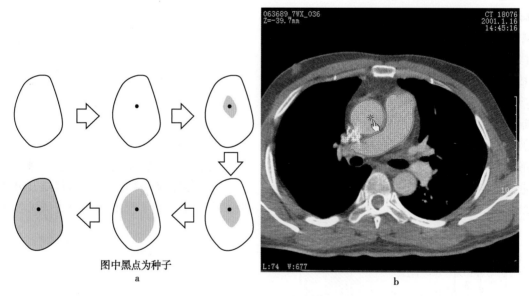

图 4-24

a. 区域种子生长法图像分割, b. 区域种子生长法应用实例

在一幅图像上同时观察几个物体对象并考察其相互的空间位置关系, 则可为每个物体对象选择不同的颜色条和透明度曲线, 再将其组合起来显示。这种显示方式被称为多对象组合绘制。图 4-25 显示多对象组合绘制的实例。

多对象组合技术可以将多种解剖结构复合显示, 明确不同解剖结构之间的空间位置关系, 采用不同伪彩色颜色条和透明度曲线, 使一些密度分布十分接近的不同组织能够明确区分。由于不同对象各自保存自己的 ROI, 组合图像既可用于整体显示, 亦可单独考察每个分离的单元, 为一些复杂的结构性病变诊断提供了良好的形态学参考信息。

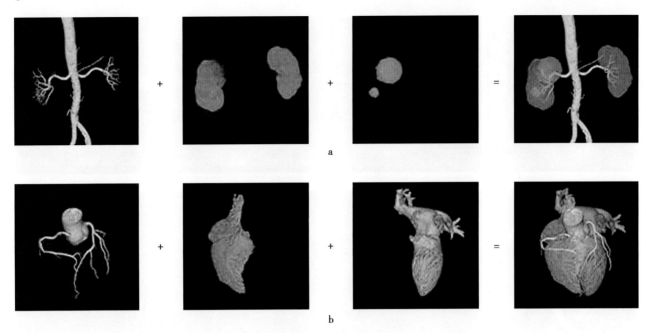

图 4-25 多对象组合显示方式
a. 肾动脉增强与肾囊肿, b. 心脏冠状动脉与心腔结构

第 2 节 冠状动脉 CTA 三维后处理方法

在各种 CT 检查中,CT 的三维后处理技术应用已经屡见不鲜。随着 CT 设备的进展,时间分辨率的不断提高,目前的 CT 已经可以获取运动器官(心脏)的准确、清晰影像,冠状动脉 CTA 就是其中最具特色的应用。通过各种不同三维成像手段,冠状动脉 CTA 能够清楚地显示冠状动脉以及病变,对心脏及冠状动脉疾患的诊断起到了重要的辅助作用。由于冠状动脉 CTA 扫描的三维后处理方法多、针对性强,本节将以冠状动脉 CTA 三维后处理为例,介绍各种后处理方法的实际应用。

一、VR 图像

心脏的容积再现(VR)图像,主要是针对外形的显示,它能显示覆盖在心脏表面冠状动脉血管的走行和其与心脏其余部分之间的关系,在检查中起到了很重要的作用。实际应用中 VR 图像的三维后处理主要有两种形式:一是全心 VR 图像的显示;另一种是更具针对性的冠状动脉树状结构 VR 图像的显示。

图 4-26a 为显示全心 VR 图像的实例,能够直观地显示心脏各部分之间的关系,对于一些病例的诊断起到重要的作用。

然而,全心 VR 图像的缺点是完整心脏的显示有可能遮挡冠状动脉的走行情况,并因此影响冠状动脉病变的观察。此时可用图像分割方法处理,以去除遮盖冠状动脉的组织结构,不过在冠状动脉走行复杂的情况下,这种处理也会遇到一些问题。因而,单独树形结构的 VR 图像则能够更好地显示冠状动脉的真实情况,图 4-26b 为冠状动脉树形结构的 VR 图像实例。实际工作中,需要将两种不同的 VR 图像结合使用,以达到诊断的要求。

二、MIP 图像

在冠状动脉的三维显示中,最大密度投影法也很重要。相比 VR 图像,MIP 图像更加类似于通过冠状动脉造影所得的图像,可使用已有的诊断经验进行诊断。同时,由于 MIP 图像是从体数据中重建获得,还可从不同的角度、位置对病变部位作细致的观察。而 MIP 图像对钙化和支架的观察中也有很好的效果,图 4-27 显示了 MIP 透视图在冠状动脉 CTA 扫描中的应用实例。

观察冠状动脉 MIP 图像时,可根据不同的需要使用正片和负片的形式进行,以取得更满意的结果。

三、CPR 图像

管腔内部的观察,可使用两种方法:虚拟内镜技术和 CPR。然而,对于冠状动脉这样细小的管腔,虚拟内镜的观察能力是很有限的,其精度并不能完

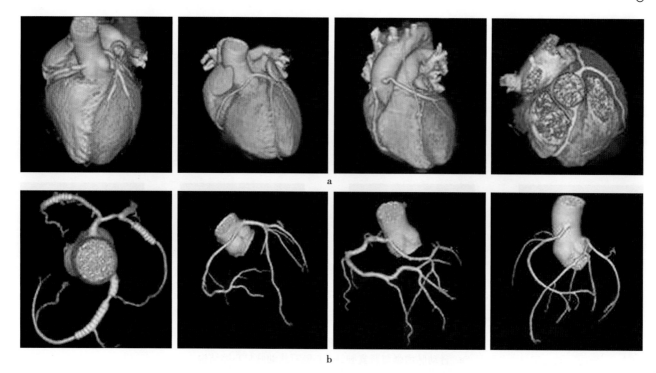

a

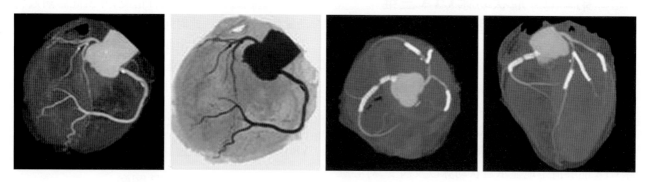

b

图 4-26a　心脏应用实例　图 4-26b　冠脉 VR 应用实例
a. 全心 VR 图像实例, b. 树形冠状动脉 VR 图像实例

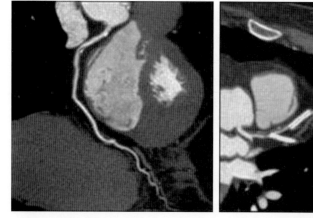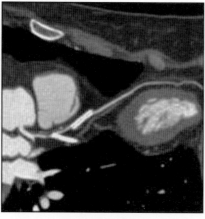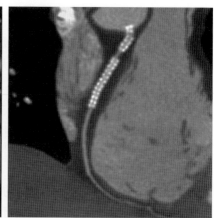

图 4-27　冠状动脉 MIP 应用实例

全达到要求,因而 CPR 就成了冠状动脉管腔内部观察的最重要方式。CPR 具有能够改变所取曲面角度的功能,可在不同的角度观察冠状动脉管腔,防止了管腔狭窄的错判和遗漏。图 4-28 示例了一些 CPR 显示的冠状动脉管腔内情况。

二维多平面重组图像的 CT 值属性不变,在

图 4-28　冠状动脉 CPR 应用实例

MPR 和 CPR 的图像上仍可进行 CT 值测量。CPR 显示采用了 CT 值数字窗口技术显示,能清晰显示冠状动脉管壁上的斑块,对斑块性质的确定和病情严重程度的判断有着重要的意义。

四、MPR 图像

MPR 图像一般与 CPR 图像同时使用,原因在于 CPR 采用曲面重组,将弯曲走行的血管或器官结构展开显示,其空间结构发生形变;而 MPR 采用切面方式显示冠状动脉的走行和形状,在切面范围内仍保持原始的空间位置结构,两者配合能够更清楚、准确地显示冠状动脉的真实情况。同样,MPR 也采用 CT 值数字窗口技术显示,对图像中斑块的分析也有很好的效果,可通过斜切面角度的调整,分析观察点附近的结构和组织密度;也可通过层厚的调整,将切面范围内的连接关系显示清楚。图 4-29 为冠状动脉三维后处理的 MPR 应用实例。图像后处理技术优缺点的比较见表 4-1。

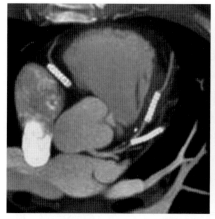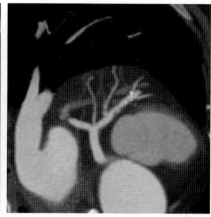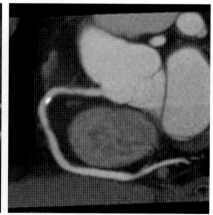

图 4-29　冠状动脉 MPR 应用实例

表 4-1　图像后处理技术优缺点的比较

方　　法	最佳使用范围	优　　点	缺　　点
多平面重组(MPR)	除颅脑外,肢体、脊柱和矫形外科等的日常应用	易于学习和掌握。几乎可用于 CT 检查的各个部位。是横断面图像以外常用的 CT 图像显示方法	该后处理方法不属于 3D 图像处理技术
最大密度投影(MIP)	全身血管系统	简便、快速显示全身血管系统的一种技术。与 MIP 层块(MIP slab)结合使用,可根据临床要求,可多可少地显示所需观察的解剖结构	图像上的高密度组织结构(如骨组织)可影响血管的显示效果。血管壁钙化的显示亦受血管内对比剂的影响
曲面重组(CPR)	弯曲和钙化的血管以及用于胰腺、胆管、泌尿系、脊柱、下颌骨等	显示钙化或弯曲血管的腔内狭窄,或显示血管内支架的最佳方法	若无专用处理软件,纯人工操作较费时、费力
表面阴影显示(SSD)	整形外科	立体感较强,接近仿生学效果	不能显示物体内部结构,受处理阈值的影响较大,易造成假象
容积再现(VR)	使用广泛,可用于各种检查	最有用和有效的 3D 成像方法,结合有效的分割技术,可广泛用于血管和非血管性疾病	对钙化不敏感。熟练程度与操作经验有关
仿真内镜(CTVE)	结肠、气道、血管和其他中空器官	可进入和观察到血管或中空器官的内部,并观察内部表面的情况	只能针对某些检查且处理耗时

(杨新今)

第五章

CT图像质量和辐射剂量

在CT中,一些性能指标和参数被用来衡量图像的质量如:空间分辨率、密度分辨率、噪声、伪影和图像畸变等。这些性能指标中的每一项一般都受多种因素的影响,有些并且是相互关联的。以下各小节将以现代CT应用为重点,分别讨论与CT图像质量以及辐射剂量的相关内容。

第1节　CT的分辨率和影响因素

一、空间分辨率

(一) 空间分辨率的定义

空间分辨率(spatial resolution)在CT成像系统中又被称为高对比度分辨率(high contrast resolution)或几何分辨率,是CT机在高对比度情况($\Delta CT >$ 100HU)下,区分相邻两个最小物体的能力。这是衡量一台CT机的重要性能指标,直接关系到CT机性能和成像质量的优劣,是测试一幅图像质量的量化指标。

在单层和多层螺旋CT中,空间分辨率包括了两个方面的内容,平面分辨率(x-y)和纵向分辨率(z轴)。平面分辨率有两种表示方法,即每厘米包含的线对数(LP/cm)或毫米线径(mm)。早期CT机的空间分辨率(极限分辨率)一般在10LP/cm左右,高档的CT机可达到14LP/cm以上,而现在最新的多层螺旋CT机,分辨率可达24LP/cm或以上。

(二) 空间分辨率的测试

空间分辨率可用一些方法测试,如点分布函数(PSF)、线分布函数(LSF)、对比度传递函数(CTF)和调制传递函数(MTF),其中,MTF是目前最常用的测试空间分辨率的方法,它不仅在CT中应用,也用于常规X线摄影。另外,体模也是CT图像质量测试的一个非常有用的工具,它可以测试很多与CT

质量有关的性能指标。一般,CT制造厂家会随CT机提供给用户一些测试用体模,最基本的体模如水模、分辨率测试体模等。一些常用的体模如水模、空间分辨率体模、密度分辨率体模和层厚测试体模如图5-1所示。用线对方式和圆孔方式测试的表达方

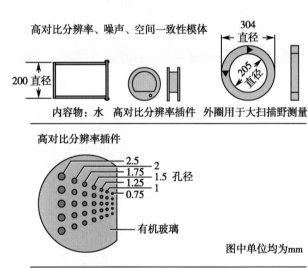

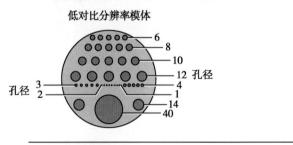

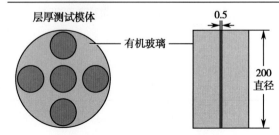

图 5-1　CT 图像质量测试体模

式不同,其所得到的空间分辨率的量纲分别为 LP/cm 和 mm,换算关系为:

$$5 \div 空间分辨率(LP/cm) = 空间分辨率(mm)$$

如某台 CT 机的空间分辨率为 15LP/cm,那么该 CT 机应该能分辨一直径约为 0.33mm 的物体。

(三) 影响空间分辨率的因素

空间分辨率受下列一些因素的影响:它们是 X 线管焦点的尺寸和形状、探测器孔径的大小、焦点扫描野中心与探测器距离、采样间距和重建算法。在多层螺旋 CT 中,影响总体空间分辨率的因素主要有:(单个)探测器长轴方向的尺寸大小、图像的重建算法、图像的重建增量、螺距和患者的运动。

此处首先需要指出的是空间分辨率通常随成像的部位而明显地变化,因此细致的测量工作应在 CT 扫描野的中心和边缘分别进行测定;其次,不同日期的测量结果是机器性能重复性的依据。对于空间分辨率的测量应作为 CT 扫描机质量控制计划的重要组成部分。

CT 机的固有分辨率主要取决于探测器孔径的大小,还取决于 X 线管焦点的尺寸、患者与探测器的相对位置等。CT 尽管采集的是三维信息,但最终的图像显示仍是二维的,它包含的第三维实际上便是层厚。若层厚增加,则第三维的信息也增加,在图像中其像素显示的不过是体素所含全部组织的平均值而已,具体数值取决于各组织所占的比例。以下是单个因素与空间分辨率的相互关系。

1. 射线束的宽度　射线束的大小对空间分辨率有着举足轻重的影响。第一,射线束的大小受球管焦点大小的影响,焦点越大射线束宽度越大;第二,射线束的宽度与焦点-物体和物体-探测器距离有关,该距离越大射线束宽度越大,较宽的射线束,其扫描成像结果的图像相对较模糊;第三,探测器的孔径大小也与有效射线束宽度相关。即某已知大小的射线束,通过被检查者到达探测器,根据探测器的孔径大小被分解成相对独立的射线束,相对探测器而言,射线束的宽度受探测器孔径大小的影响。

2. 扫描层厚　一般认为,层厚越薄空间分辨率

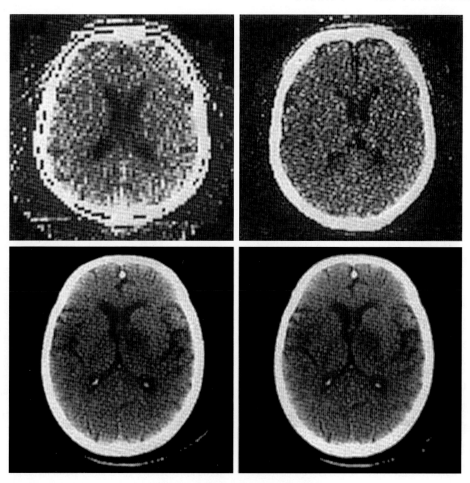

图 5-2　矩阵大小对图像质量的影响
矩阵增加,图像质量改善。从上到下,从左到右

越高,密度分辨率越低;反之,层厚越厚空间分辨率越低,密度分辨率越高。改变层厚对于空间分辨率和密度分辨率的影响是一对矛盾,因为增加层厚,在扫描条件不变的情况下,X 线的光通量增加,探测器接收到的光子数增加,结果改善了密度分辨率。

3. 滤波函数　改变图像的滤波函数可影响空间分辨率。如采用高分辨率的算法,空间分辨率提高,但同时噪声也增加。一般,由厂家提供的滤波函数有针对性,如用于体部和用于头部,多数情况下不同部位的不同的算法互相不能通用。另外,改变算法提高分辨率也受设备本身固有分辨率的限制,并不能超过设备本身的固有分辨率。

4. 重建矩阵　一般而言,矩阵越大图像的分辨率越高,但并不是矩阵越大图像的质量越好,这是因为矩阵增大像素减小,在扫描参数不变的情况下,扫描时每个像素所得的光子数减少,使像素噪声增加,

并且使密度分辨率降低。如使用 320×320 矩阵不能区分脑的灰质和白质,但改用 160×160 矩阵却能将两者明确区分(图 5-2)。一般在高对比的部位,如头部的五官、肺和骨骼等,采用大的矩阵效果较好。

二、密度分辨率

(一) 密度分辨率的定义

密度分辨率(density resolution)又称低对比分辨率(contrast resolution)是 CT 机在低对比度背景($\Delta CT <10HU$)下,区分相邻两个最小物体的能力。密度分辨率高,是 CT 的主要优点,这也是衡量一台 CT 机的重要性能指标。在规定的扫描剂量下,密度分辨率常以百分单位毫米数(%/mm),或以毫米百分单位表示(mm/%)。通常 CT 机密度分辨范围为(0.25~0.5)%/(1.5~3)mm,大多数 CT 机在头颅扫描时能分辨 0.5%/2mm 的密度差(表 5-1)。

表 5-1　四种型号 CT 机的密度分辨率

CT 机型号	密度分辨率	生产厂商
Anatom ASR-1000	3mm,0.3%,29mGy	安科
LightSpeed VCT	5mm,0.32%,7.5mGy	GE
Brilliance iCT	4mm,0.3%,27mGy	飞利浦
Somatom Definition AS	5mm,0.3%,12mGy	西门子

密度分辨率受诸多因素的影响,其中一个较重要的参数是毫安秒,所以,厂家在标示密度分辨率时,往往还同时说明所用的毫安秒(辐射剂量)大小。

在普通 X 线摄影中,通常无法得到如此高的密度分辨率。如图 5-3 所示,普通 X 线摄影只能在骨和软组织之间区分,因为肌肉和脂肪的密度和原子序数太接近(图 5-4),它们的原子序数分别为 13.8 和 7.4,X 线的记录介质只能笼统地把这些组织显示为软组织阴影。而 CT 的低对比度分辨率要大大优于普通 X 线摄影,CT 能对密度差别非常小的组织成像,X 线摄影的低对比度分辨率约为 10%。

与常规影像设备比较,CT 具有更高的密度分辨率,这是因为:CT 图像层面的上下没有重叠、X 射线束高度准直、散射线少和采用了高灵敏度的探测器。

(二) 影响密度分辨率的因素

密度分辨率主要受 X 线光子的数量(管电流)、扫描层厚、物体的大小(患者的尺寸)、探测器的敏感性、像素噪声、重建算法、物体的对比度和系统 MTF 的影响,其中像素噪声是一个重要影响因素。

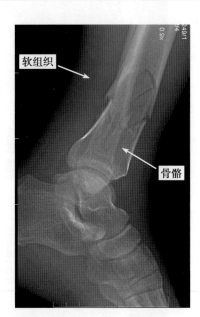

图 5-3　普通 X 线摄影的密度分辨力

像素噪声的定义是匀质水模一限定范围内 CT 值的标准偏差,它是在匀质断面图像中像素的点与点之间 CT 值的随机波动和其平均值离散的测量值。如果没有像素噪声,那么系统 MTF 将足够表述

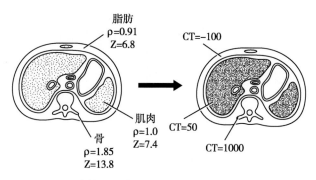

图 5-4　人体 3 种主要组织的密度 ρ 和原子序数 Z

密度分辨率。噪声可通过增加 X 线的光子数量，即增加扫描参数得到改善，日常工作中采用小的层厚须加大扫描剂量，就是因为小的层厚减少了 X 线的光子量。另外，患者的体型大小也影响了射线的衰减，使到达探测器的光子数量减少，从而影响了密度分辨率。重建算法对密度分辨率和空间分辨率的影响是一对矛盾，边缘增强算法使图像的边缘更清晰、锐利，但降低了图像的密度分辨率；而平滑算法提高了密度分辨率，边缘、轮廓表现不及边缘增强算法。在多层螺旋 CT 中，常采用薄层扫描进而重建成厚层图像，这种成像方式，不仅保持了高空间分辨率的特性，同时由于厚层增加提高了背景的密度也相应地提高了密度分辨率。

密度分辨率也取决于 X 射线束的能量分布。假定 X 射线束穿过物体后得到的是一束单色的辐射能量，如果两者的效果一致，该 X 射线束被称为有效能量。在 CT 扫描中，如所取的材料其线性衰减系数是已知的，那么 CT 值与 μ 值呈线性关系。影响 CT 值的固有因素有射线束的硬化、噪声引起的统计误差、物体的形状及尺寸等。CT 值的均匀性随时间和空间有所变化，应每天例行测量并作为质量控制计划来实施，对同一患者做重复检查时，CT 值的重复性尤为重要。以下是受操作因素影响的密度分辨率因素：

1. 光通量　即 X 线通过患者后的光子数量，其数量的多少受曝光条件的影响，即 kVp、mA 和时间。总体而言，曝光条件越高，产生的 X 线光子数量越多。其中 mA 和时间的主要作用是增加 X 线光子的数量，kVp 的主要作用是增加 X 线对物体的穿透力和物体对 X 射线形成的衰减差。

2. 扫描层厚　扫描层厚改变的作用如前所述，增加层厚可使光通量增加，密度分辨率提高；反之则降低。

3. 滤波函数　滤波函数也可影响 CT 的密度分

辨率。如将高分辨率滤波函数改为平滑算法的滤波函数，则可减少噪声，使图像的密度分辨率提高。

4. 螺距　在螺旋扫描方式中，螺距的大小也影响了密度分辨率。即螺距增大、辐射剂量减少、密度分辨率下降；反之，则辐射剂量增加、密度分辨率提高。

三、时间分辨率

由于多层 CT 的应用及冠脉 CTA 技术的成熟，时间分辨率在 CT 成像中也显得越来越重要，其与空间分辨率、密度分辨率一起，成为决定 CT 成像性能的三大因素。

（一）时间分辨率的定义

时间分辨率（temporal resolution）是 CT 重建一幅图像，系统扫描获取原始数据所需的时间。

在 CT 成像系统中，时间分辨率主要与机架旋转速度有关。如在标准扫描方式情况下（全扫描），机架环绕一周采集一层（单层 CT）或多层（多层 CT）图像所需的时间。早期的非螺旋 CT，采集一个层面所需的时间为 2 秒甚至更长；而现代多层螺旋 CT，机架环绕一周的采集时间最短可达 0.27 秒。从机架旋转速度而言，上述的时间越短，时间分辨率越高。

CT 扫描时间的缩短，除了可以提高机架的转速外，还可以采用增加辐射源数量、扩大辐射覆盖范围的方法获得。如本书第一章述及的双源 CT，由于该 CT 采用了两个 X 射线源，在未显著提高机架旋转速度的情况下（0.28 秒/周），增加了辐射的覆盖范围而缩短了一周数据采集的时间，结果使 CT 成像所需数据获取的时间减少了一半。

在与时间分辨率关系密切的成像方式冠脉 CTA 中，CT 成像还可采用部分扫描数据重建图像的方法，即采用单扇区、双扇区和 4 扇区方式的 180°加扇形角扫描数据重建图像，同样也可相应提高时间分辨率。

机架旋转速度的提高和上述提高时间分辨率方法的使用，使 CT 进一步提高了时间分辨率，并为心脏和冠脉 CTA 的临床应用，提供了必要的技术基础。

（二）时间分辨率的影响因素

1. 旋转时间　机架旋转时间（旋转一周，360°）是时间分辨率的基础，目前最快机架旋转时间已达 0.27 秒，但仍不能完全满足冠脉 CTA 成像的要求。由于机架旋转速度的提高受离心力的影响，故在冠脉 CTA 中采用了其他一些方法来提高时间分辨率。

2. 射线覆盖　在相同机架旋转时间内，增加辐射覆盖范围，也可提高时间分辨率。与单辐射源 CT

相比,双辐射源可提高一倍时间。

3. 采集方式 为了提高时间分辨率,在冠脉 CTA 成像中采用了单扇区和多扇区图像采集方式。单扇区采集重建的基本要求是采用 180°加上一个扇形角的扫描数据(扇形角 30°～60°),如机架旋转一周的时间为 500 毫秒,半周的时间是 250 毫秒,则 180°加扇形角的时间分辨率约是 260～280 毫秒。为了进一步提高时间分辨率,有时在冠脉 CTA 可采用多扇区的重建方式。多扇区的时间分辨率计算方法是:

$$时间分辨率(TR) = T_R / 2M$$

式中,T_R 是机架旋转时间(秒);M 是扇区数。如机架旋转时间是 400 毫秒,扇区数为 4,则时间分辨率为 400/8＝50 毫秒。

4. 螺距 螺距的设置也间接地影响了时间分辨率。单扇区冠脉成像的螺距设置主要受患者心率的影响。

$$P \leqslant \left(\frac{N-1}{N} \right) \frac{T_R}{T_{RR} + T_Q} \qquad (公式 5-1)$$

式中:N 为采集通道数,T_R 为机架旋转时间(秒),T_{RR} 为一次心跳时间(秒),T_Q 为单扇区的采集时间(秒)。如心率为 45～100 次/分(T_{RR} 1333～600 毫秒,T_R 500 毫秒,T_Q 250～360 毫秒),适用的螺距范围是 0.375～0.875。多扇区的螺距则进一步受限。

$$P \leqslant \left(\frac{N+M-1}{NM} \right) \frac{T_R}{T_{RR}} \qquad (公式 5-2)$$

式中:M 为扇区数,其余同公式 5-1。如心率为 60 次/分,T_R＝400 毫秒,N＝16,M＝2,则所需的螺距是 0.21;如 M＝3 时,则螺距为 0.15。冠脉 CTA 成像中螺距的作用很重要,它不仅影响了时间分辨率,同时也影响了空间分辨率。一般,采用扇区重建的螺距范围大约是 0.2～0.4,辐射线的重叠大约是 80%～60%。

第2节 CT 的伪影和避免措施

影响 CT 图像质量的另一个重要因素是"伪影"。伪影在 CT 成像中是一个常见的、重要的影响图像质量的原因。

一、伪影的定义和分类

伪影是由于设备或患者原因所造成的、图像中组织结构被错误传递的一种现象。伪影在图像中表现可各异并可影响诊断的准确性,有时由于某些原因造成的图像畸变也被归类于伪影。根据产生的原因不同,伪影可以分成两大类:患者造成的伪影和设备引起的伪影。

二、伪影产生的原因

由患者造成的伪影多数为运动伪影。人体内一些不自主器官如心、肺、肠等的运动和检查时患者体位的移动可形成条状伪影;患者身上携带的金属物可产生放射状伪影;在液气平面或软组织骨交界处也可产生条纹状伪影,原因是交界处密度突然下降,产生了高的空间频率分量,使空间采样频率不足所致。

由设备系统性能所造成的伪影是不可避免的,因为没有一台仪器设备是十全十美的。它们都是由于设备运行的不稳定所造成的。如由于探测器之间的响应不一致,可造成环状伪影;由于投影数据测量转换的误差,可导致直线状伪影;另外,采样频率较低也可产生直线状伪影,而由于射线硬化,则可产生宽条状伪影。另外,由于患者体位摆放不正确(如未放在扫描范围内),也可产生伪影。

其次,伪影还可以根据出现的形态不同划分,它们有条状伪影、阴影状伪影、环状伪影、带状伪影和畸变(图 5-5),设备因素伪影的表现和产生原因见表 5-2。

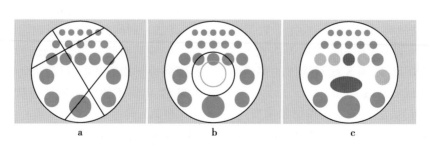

图 5-5 常见伪影的类型
a. 为直线状伪影,b. 为环形伪影,c. 为畸变伪影

表 5-2　设备因素伪影的表现和产生原因

表　现	产　生　原　因
条状	数据采样不当;部分容积效应;患者运动;金属物;射线束硬化;噪声;螺旋扫描;机械故障等
阴影状	部分容积效应;射线束硬化;螺旋扫描;散射线;焦外辐射;投影数据不全等
环状和带状	探测器通道故障(常见于第三代CT机)

三、常见的伪影及避免措施

(一) 患者运动伪影

与患者有关的伪影有随意的和非随意的,随意的运动有扫描时呼吸和吞咽运动,不随意的有心跳、肠蠕动等,它们在图像中的表现均是条状伪影。条状伪影产生的原因是由于运动部分的边缘体素衰减不一致,使图像重建无法处理而产生。运动伪影往往可设法避免:第一,对于呼吸和吞咽运动,可在检查前告诉患者尽量不做吞咽动作,并根据CT机的呼吸指令训练患者的呼吸和屏气;第二,在一些运动器官的检查中,尽可能缩短扫描时间,缩短扫描时间是减少运动伪影最有效的方法;第三,利用CT机上的一些运动伪影抑制软件,可有效减少运动伪影(图5-6)。

(二) 金属伪影

患者身上携带的金属物质可产生放射样条状伪影,严重时明显影响诊断。携带物如耳环、项链、硬币、钥匙和电子器件等,其他如患者体内的金属物质,如义齿或牙内填充物、外科手术缝合夹、节育环和心脏起搏器等。金属伪影产生的机制如图5-7所示,金属物体由于吸收X射线,使投影数据产生不完全,这部分数据丧失结果产生典型的放射样条状

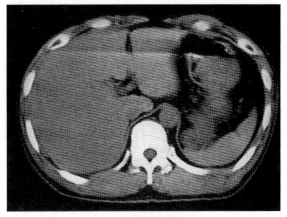

有运动伪影图像

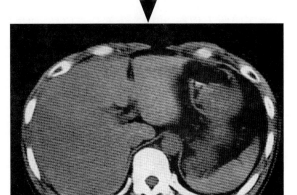

伪影校正后图像

图 5-6　采用运动伪影校正前后图像

伪影。金属伪影避免的方法是,对患者携带的金属物可在扫描前去除,无法取下的义齿可设法采用倾斜机架角度避开。另外也可利用某些型号CT机上的金属伪影抑制软件(metal artifact reduction, MAR)改善图像质量,去除金属伪影软件的主要原理是采用遗失数据内插方法,使由于金属物质对射线的衰

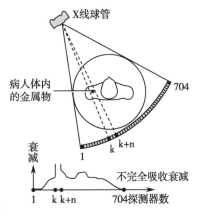

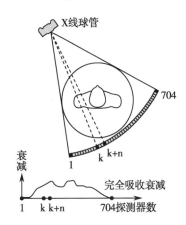

图 5-7　金属伪影的产生和去除校正

减吸收造成的遗失数据,由操作者选择兴趣区,然后在兴趣区部位通过数据的内插,使结果的图像去除金属伪影。

(三) 射线束硬化伪影

射线束硬化是指 X 线透过物体后射线束平均能的增加。当被扫描物体的尺寸由小变大时,通过物体的低能射线被吸收,平均射线能由左边移向右边(高能端),使某些结构的 CT 值改变并产生伪影。此外,射线束硬化也与射线通过的路径长短有关(图5-8)。图 5-8 表示一个射线短路径和一个长路径,在射线路径剖面图上,中心部分的路径要长于边缘部分,两者通过物体后都产生射线的硬化,而路径长的射线硬化要大于路径短的射线。射线束硬化使 X 线光子吸收不均衡,相应产生部分高信号,如果这种非线性衰减不作补偿,会产生杯形伪影暗带、条状伪影或环状伪影。

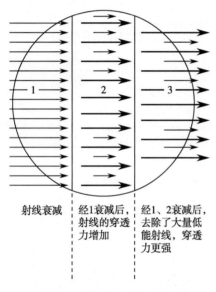

图 5-8　射线路径长短和衰减

减少射线束硬化的方法有:加特殊的滤过片,可在焦点侧采用弓形的滤过使伪影消失或者减少(图5-9);使用特殊的校正因子;使用射线硬化效应校正软件。通常在成像过程中,图像处理计算机根据参考值对相应的射线硬化作校正补偿,使射线束均匀一致;调节窗宽、窗位也能使射线束硬化伪影改善,或者在扫描时尽可能避开骨性结构。

(四) 部分容积伪影

CT 值的形成和计算是根据被成像组织体素的线性衰减系数计算的,如果某一体素内只包含一种物质,CT 值的计算将不成问题,如一个体素内只包含一种成分——水,那么 CT 值就被计算为 0。但是,如果一个体素内包含三个相近组织,如血液(CT 值为 40)、灰质(CT 值为 43)和白质(CT 值为 46),那么该体素 CT 值的计算是将这三种组织的 CT 值平均,最后 CT 值被计算为 43,CT 中的这种现象被称为"部分容积均化"。部分容积均化可导致部分容积效应并产生部分容积伪影(图 5-10),如图 5-10左图示,射线束产生只通过一种组织,得到的 CT 值就是该物质真实的 CT 值;图 5-10 右图射线束同时通过骨骼和空气,CT 值就要根据这两种物质平均计算,这种高原子序数或吸收系数大的物体,部分投影于扫描平面而产生的伪影被称为部分容积效应或部分容积伪影。换言之,即被断层面内显示的并非是该物体的全部,其伪影的形状也可因物体的不同而有所不一样,一般在重建后横断面图像上可见条形、环形或大片干扰的伪像,部分容积伪影最常见和典型的现象是在头颅横断面时的颞部出现的条纹状伪影,又被称为 Houndsfield 伪影,这种现象也与射线硬化作用有关。部分容积伪影抑制方法是采用薄层扫描或改变图像重建的滤波函数;或采用容积伪影抑制扫描技术(volume artifact reduction,VAR)可抑制该伪影(图 5-11)。

(五) 采样或测量系统误差

在扇形束扫描方式中,两个物体或结构间的间距小于到达该物体的扫描束,无法由射线束分辨,可产生采样误差,因此引起的伪影又称为"混淆伪影"(aliasing artifact)。采样频率的准确采样的前提原则是:采样频率(f_A,射线束数/cm)至少是需被成像物体最高空间频率(f_o,物体数/cm,包括间隙)的两倍,其在理论上可由下述公式表示:

$$f_A \geq 2f_o$$

如上述条件未被满足,则可出现物体结构重叠模糊现象,如若我们采用正常 50% 的采样频率,模体四周会出现采样误差而引起的混淆伪影,此伪影可采用局部放大扫描,或者根据不同部位采用合适的滤波函数(高分辨率、标准、软组织),使伪影有所抑制。

(六) 扫描系统误差

扫描系统误差常出现在第三代 CT 扫描机中,其产生的原因主要是由于环境、系统本身等的原因,使相同强度的入射 X 线探测器不能输出同样的扫描信号。这是因为 X 线管探测器系统在扫描旋转时,探测器测量数据是根据圆周的正切角(图5-12),如果探测器系统的位置有偏移或两个相邻的探测器之间有 1% 误差,就会产生数据测量误差而

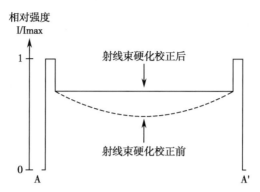

a　　射线束硬化的校正

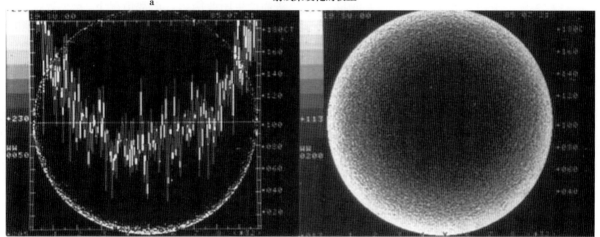

b　　射线束强度剖面　　　　　　　　均匀一致的水模,由于射线束硬化造成杯状伪影

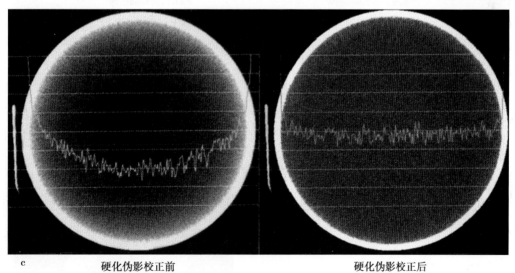

c　　硬化伪影校正前　　　　　　　　硬化伪影校正后

图 5-9

a. 射线束硬化校正方法,b. 射线束硬化导致杯状伪影,c. 射线束硬化伪影校正前后

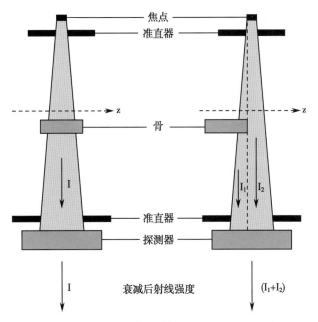

图 5-10　部分容积伪影产生示意图

导致伪影的产生。一般情况下在扫描期间,系统本身针对不同的测量数据、根据每天的校正测量会及时地作出修正,如超出该修正范围,即可出现错误信号甚至无信号,最后导致图像中的环状伪影。系统误差的防止方法一般是每天开机或连续几小时不工作后,作系统校正测量及其定期地作系统维护。如果有伪影出现,首先根据有伪影的图像作出定位,通常该伪影的半径是对应于探测器阵列中出现测量误差的探测器,然后重新作 CT 机的校正或请维修工程师解决。

（七）噪声引起的伪影

噪声的主要原因是入射射线光子数量不足。如果扫描参数选择不当或患者在扫描架内的位置偏移(偏离扫描野中心),可使入射射线光子数量不足,进而产生图像伪影。正常情况下,光子数越多信号越强噪声越小,反之则信号越弱噪声越大。图 5-13 示噪声伪影。噪声所引起的伪影,通常只需增加扫描

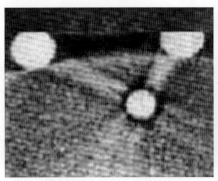
常规扫描8mm层厚

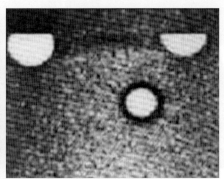
VAR扫描8mm层厚

图 5-11　伪影抑制软件去除金属伪影
采用容积伪影抑制软件 VAR 后,伪影减少

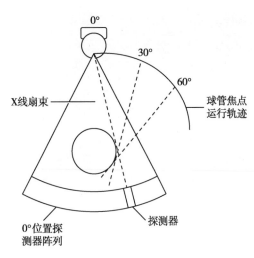

图 5-12　第三代 CT 环状伪影产生原因

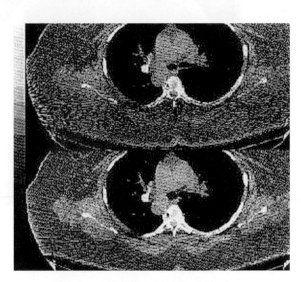

图 5-13　扫描条件不足导致的噪声伪影
扫描条件不够,探测器接收的光子数量不足,
图像的噪声增加

条件即可避免。其他也可采用专用滤过算法使噪声伪影减弱。

（八）螺旋 CT 的固有伪影

螺旋扫描方式会在横断面产生伪影。该伪影由于原因的不同产生两种结果：内插算法会导致伪影，其主要表现是 z 方向上的结构伪影；随螺距的增加，伪影的影响增大（图 5-14）。减少或消除该伪影的方法：一是采用 180°线性内插算法取代传统 180°内插算法（图 5-15）；二是在扫描中设置扫描参数使螺距不大于 1。

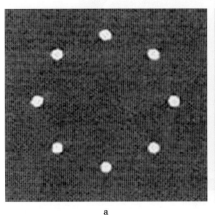 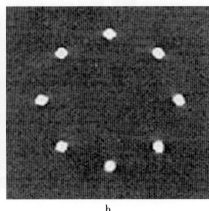 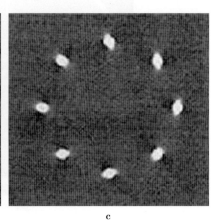

a   b   c

增大螺距伪影加重

图 5-14 螺距增加引起的伪影
a. 螺距 0.625   b. 螺距 0.75   c. 螺距 1.25

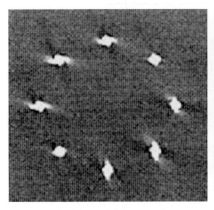 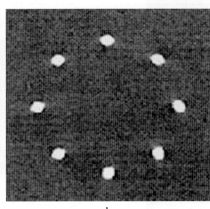 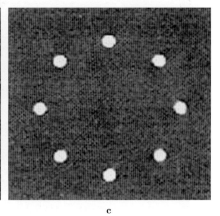

a   b   c

180°线性内插算法可减少伪影

图 5-15 改变内插方式抑制伪影
a. 传统 180°内插算法   b. 2mm z 方向过滤   c. 4mm z 方向过滤

（九）多层螺旋 CT 的伪影

近十余年 CT 技术发展迅速，已经从常规的往复旋转发展到单向连续旋转，进而到多层螺旋扫描。虽然从扫描及图像重建的基本方式而言两者差别不大，但是多层螺旋扫描在图像重建和图像质量上也遇到了一些新的问题。由于多层螺旋 CT 的探测器为多排探测器，从 X 线管发射出来的射线已经不是薄的扇形 X 线束，而是一个锥形束。探测器的排数越多则锥形束的角度越大。这个问题是多层螺旋 CT 图像重建时必须加以考虑的，否则就会出现严重的锥形束伪影。对于大锥角和薄层扫描锥形线束伪影更加明显。其解决方法为图像重建时采用锥形线束伪影校正算法。

第 3 节 噪声的形成与图像质量

噪声与辐射剂量（mAs）密切相关，并且与辐射剂量的平方根成反比。

一、噪声的定义

噪声是一均匀物质扫描图像中各点之间 CT 值的上下波动，也可解释为是图像矩阵中像素值的标

准偏差。噪声水平是对比度或 CT 值的百分比,在实际使用中,通常是以一划定大小的兴趣区来表示,

以平均值和标准偏差(standard,SD)的方式在图像上显示(图 5-16、图 5-17)。

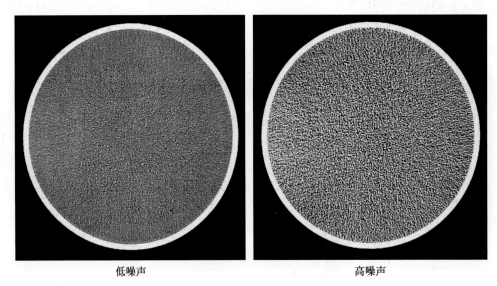

低噪声　　　　　　　　　　　　高噪声

图 5-16　噪声的表现

$$噪声水平（\%）=\frac{3}{1000}\times100=3/10=0.3\%$$

（公式 5-4）

即 3 个单位的噪声相当于 0.3% 的噪声水平。噪声可用水模扫描并通过水模中兴趣区的计算获得,兴趣区中信号的标准偏差即为像素噪声。

三、噪声的表现和原因

我们在质量较差的电视机上可以看到重叠于图像上、有规律分布、小颗粒状的现象即为噪声(图 5-18)。CT 图像中噪声的产生与射线的剂量,也就是到达探测器上光子数量的多少有关,射线剂量越大或光子数越多,噪声越小。

四、噪声、辐射剂量与毫安秒（mAs）的关系

射线的强度和光子数与剂量和毫安秒密切相关。在 CT 扫描中,剂量也就是穿透某一物体辐射的量。辐射的剂量单位是戈瑞(Gray,Gy),一般,一层横断面扫描剂量是 30～50 毫戈瑞(mGy)。剂量的产生主要与 X 线管电流(mA)和扫描时间(秒)有关,两者常通称为毫安秒(mAs),毫安秒增加剂量同比例增加。因为光子数与剂量密切相关,所以,剂量增加噪声减少或剂量降低噪声增加,它们之间有下述的关系:

$$噪声\approx\sqrt{\frac{1}{剂量}}$$ （公式 5-5）

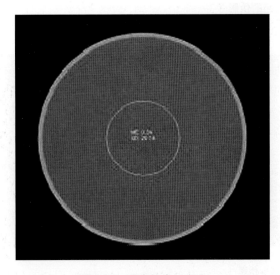

图 5-17　噪声的表示方法

$$噪声（\sigma）=\sqrt{\frac{\sum（X_i-X）^2}{n-1}}$$ （公式 5-3）

式中 n 是兴趣区内像素的个数,X_i 是第 i 个像素的像素值,i 为 1～n,X 是兴趣区内所有像素值的平均值,$\sum$ 为求和符号。上式表示重建图像中 CT 值的统计学分布。

二、噪　声　水　平

噪声水平是指 CT 值总数的百分比,如 ±1000CT 值的标准偏差是 3,那么噪声水平可由下式求得:

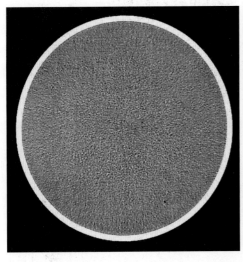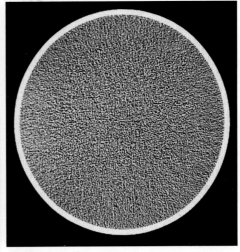

图 5-18 水模测试噪声表现(右图)

五、噪声与图像质量和诊断的关系

噪声可影响图像的质量进而影响诊断。噪声过高会导致图像质量过低,然而有时图像噪声和分辨率又是互相制约的,需要根据实际情况合理设置参数采集数据并重建出满足诊断需要的图像。一方面,图像噪声对于低对比病灶的探测尤为重要,噪声大时可掩盖低对比病灶。另一方面,有些检查比如胸部 CT、CT 结肠扫描和肾结石 CT 检查等,具有较高的病灶-背景对比度,故可以接受较高的噪声(降低辐射剂量)。

六、螺旋扫描方式噪声的影响

螺旋扫描噪声影响基本与非螺旋扫描相同,但螺旋扫描的图像重建增加了 z 轴内插(单层)和 z 轴滤过(多层),根据不同厂家所采用的内插和滤过方式,会不同程度地增加重建后图像的噪声。由于非螺旋 CT 的图像重建仅采用一个 360°的原始数据,而单层螺旋扫描的图像重建采用了两个 360°的原始数据,一般而言噪声量会有所增加。以 180° LI(低序内插)为例,由于重建的成像平面涉及两个 180°的数据,与 360° LI 相比,噪声大约会增加 $\sqrt{2}$ 倍。一般认为(表 5-3),螺旋 CT 扫描的噪声增加主要是由于插值方式所致,与螺距的大小无关。

七、影响噪声的因素

(一)光子的数量

光子数量的多少主要由毫安秒决定。在 CT 检查中需根据不同情况分别对待,增加或减少扫描条件。如在软组织为主的部位肝脏,需要提高扫描剂

量,以能分辨肝脏内微小的病变;而在肺或内耳的检查中,可适当降低扫描条件,因为这些部位本身具有较高的物体对比度,少量的噪声不会影响诊断。光子的数量通常还受 X 线管电压(kV)的影响,相对高的电压可降低噪声,反之则噪声增加。一般,X 线管电压较高,可使骨和对比剂的 CT 值有所降低,并且软组织显示的对比度也降低。但是,因电压增加降低了噪声,能改善密度分辨率使图像细节显示更清楚。

表 5-3 螺距变化与图像噪声

mm/360°	螺距	噪声(HU)	相对单位
0	0	4.34	1.00
2	0.4	3.61	0.83
5	1.0	3.60	0.83
8	1.6	3.58	0.82
10	2.0	3.61	0.83

(二)物体的大小

比像素噪声更为重要的是通过物体后剂量的衰减。如在骨盆的扫描中,射线的衰减系数达 300,即只有 3% 的射线量到达探测器。在与人体组织相仿的水中,每 3.6cm 水的厚度,射线衰减约 50%,也就是说,在实际扫描中患者体厚每增加 4cm,射线量可有 50% 的衰减。因而只要诊断上许可,应尽可能采用高的扫描条件和较厚的扫描层厚。

(三)扫描层厚

扫描层厚的大小可影响噪声的量以及图像的空间分辨率。这是一对相互制约的因素,即增加扫描层厚,降低噪声,但空间分辨率亦相应下降;减小层厚,空间分辨率上升但噪声也增加。层厚的大小直

接决定了光子的数量。一般来说,大的层厚图像较细致,小的层厚则分辨率较高,另外,小的层厚有利于多平面和三维重组。

(四) 滤波函数

滤波函数是供重建图像时选择用,采用不同的

滤波函数可同时影响噪声和分辨率,这两方面也是相互制约的。采用边缘增强的滤波函数,如高分辨率算法,可使分辨率增加但也使噪声增加;相反,采用平滑的算法,如软组织算法,使噪声降低但分辨率也降低(图5-19)。

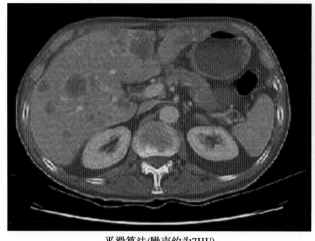
平滑算法(噪声约为7HU)

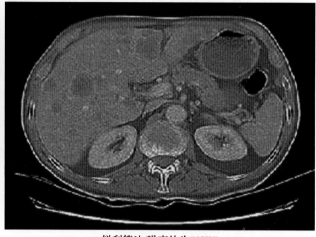
锐利算法(噪声约为70HU)

图 5-19　重建算法对图像质量的影响

(五) 窗设置

CT 图像中噪声还与观察图像时所用的窗设置有关,并且影响显示图像的噪声值。减小窗值(窗宽窄),图像的对比度和噪声都会相应增加。

其他还有一些因素也可影响噪声的大小,如矩阵的大小、散射线和电子噪声(探测器等系统噪声)。

第 4 节　螺旋 CT 的图像质量和纵向分辨率

从设计者的角度,希望螺旋 CT 与非螺旋 CT 之间的图像质量无太大的差别,但实际上两者在图像质量方面影响的差别至少有四个方面是不完全相同的,它们是噪声、层厚响应曲线(slice sensitivity profiles,SSP)、纵向分辨率和伪影的表现。噪声和伪影已在前几节中讨论,本节将着重讨论层厚响应曲线和纵向分辨率。

一、层厚响应曲线

层厚响应曲线又称层面敏感剖面,表示成像系统的一个垂直于扫描平面的响应关系,相当于扫描平面的点扩散函数(point spread function,PSF)。SSP 描述了扫描数据段 z 轴上某指定位置一个微小

物体在图像上能够显示的信号量。理论上,在层面内的一个小物体应该产生 100% 的信号,而层面外的物体应该不产生任何信号。

SSP 的测量主要有两种方法:"斜坡"(ramp)模体法和"代尔塔"(delta)模体法。

ramp 模体法通常采用一条状的薄金属铝片,测量时薄铝片与 z 轴呈一个 10° ~45° 的角度放置后扫描。非螺旋的序列扫描的 SSP 可直接从结果图像上读取、判断,但螺旋 CT 用该方法则不太准确(图5-20a)。

delta 模体法的测量是采用高密度、高原子序数的小薄片或一个小圆球,如图 5-20b 所示(模体内是一片 50μm 厚、2mm 直径的金片)。理论上,z 轴方向的任一小物体都会产生一个脉冲,故 delta 模体法的测量结果不是一个完整的层面,而是一个 delta 脉冲。delta 模体法比较适合螺旋 CT 的 SSP 测量,因螺旋扫描时沿 z 轴方向是连续运动的。当然此法也可用于非螺旋的序列扫描,但由于需多次测量,实际使用时不方便。

扫描后的层面通常采用半值全宽(full width at half maximum,FWHM)描述,结果值被称为标称层厚(nominal slice thickness)。但 FWHM 本身无关于纵剖面的形状是否是接近理想的矩形,还是有所偏离的信息。一般而言,非螺旋CT(标准CT,10mm 层

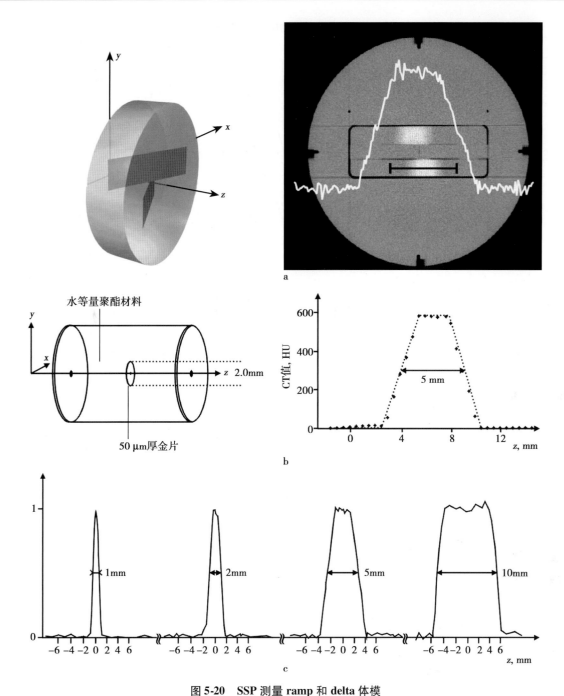

图 5-20　SSP 测量 ramp 和 delta 体模

a. 是 ramp 体模，主要用于非螺旋 CT SSP 的测量，b. 是 delta 体模，主要用于螺旋 CT SSP 的
测量，c. 是非螺旋 CT SSP 的测量结果示意图

厚时）的纵剖面是非常接近理想矩形的（图 5-20c）；如是薄层扫描，则需在探测器端增加一组准直器以获取较理想的矩形形状。在螺旋 CT 扫描方式中，SSP 的形状则会较大地偏离矩形。

SSP 的形状对成像中的小物体影响较大（图 5-21a）。如物体小于层厚，并且仅部分位于扫描层面内，根据物体在层面所处的位置，该物体的对比度会不同程度地降低。这种部分容积现象是不可避免的，但可采用薄层扫描避免甚至消除。对一个理想

的矩形而言，应该是位于标称层面内的结构产生信号，但实际上，在非理想的纵剖面中，位于标称层面外的结构也产生信号。即在纵剖面的边缘部分，如一个高密度物体的部分也会在图像上显示，并且可能重叠于低密度的结构上，从而影响正常低密度组织结构的显示。因此，纵剖面的形状在相邻层面组织结构的显示中起了很重要的作用。由于纵剖面的形态无法以 FWHM 值直接表述，所以需辅以特征性图。故线性变化图（图 5-21b）如 1/10 值全宽（full

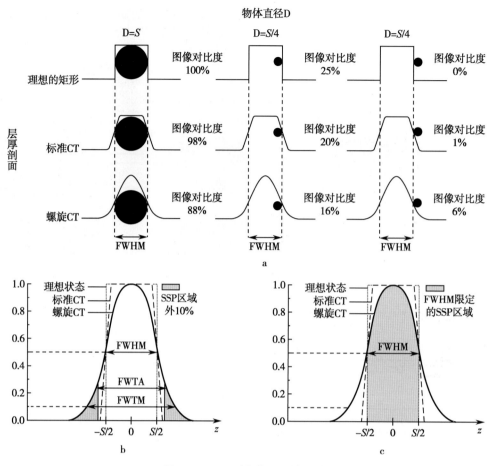

图 5-21　SSP 对物体显示的影响
a. 是 SSP 形状对较小物体显示的影响,b. 是半值全宽(FWHM)等
专用术语含义的图示

width at one tenth of maximum,FWTM)和 9/10 值全宽(full width at tenth area,FWTA)被用于表达该概念。

二、纵向分辨率和各向同性

纵向分辨率的测试采用聚酯材料制作的钻孔体模(图 5-22),内置的两个不同方向的体模表示 CT 的高对比分辨率,其中一个用于测试 x-y 方向(平面)的分辨率,另一个用于测试 z 轴(纵向)的分辨率。测试纵向分辨率时,一般采用 CT 机允许的最小层厚,即亚毫米的扫描层厚。

一般而言,非螺旋序列扫描 SSP 的形状被认为是纵向分辨率的参照图形(图 5-23a)。实际上,分辨率一方面是根据扫描时所选的层厚,另一方面也与螺旋扫描所选的重建增量密切相关。这两点在螺旋扫描方式中非常重要,同时也是所有断层成像设备的普遍规律。螺旋 CT 扫描的一大优点是可采用重叠重建,但螺旋扫描方式使 SSP 增宽也是不容忽视的缺点。

众所周知,z 轴内插的方式和螺距决定了原始数据段用于图像重建范围的宽度。360°LI 需要两次完全的旋转,而 180°LI 仅需 2×(180°+φ),如将每 360°旋转的床速 d(mm)一并加以考虑,则层面响应纵剖面如图 5-23b、c 所述。随着螺距设置的变化,360°LI 纵剖面的形状较 180°LI 有较多的偏离,由"铃"形变为"坡"形。但也并非所有的螺距设置都会影响半值的宽度,如 180°LI 螺距等于 1 时,FWHM 与非螺旋序列扫描相比基本无变化。

非螺旋序列扫描(标准 CT)完成后的图像数是已知和确定的,而且层距一般都等于层厚,而螺旋扫描可在原始数据段内任意选择重建图像的位置和数量。由于螺旋扫描方式 SSP 的增宽,可影响重建后图像的空间和密度分辨率。如 CT 检查发现肺内一个孤立性结节,为表述方便假定是一个圆形的肺结节,结节直径等于扫描层厚 5mm,与显示背景相比结节的密度分辨率是 100%。众所周知,组织结构在图像中的对比度取决于该组织结构在扫描层面内的相对位置,如结节位于扫描层面中心,结节的对比

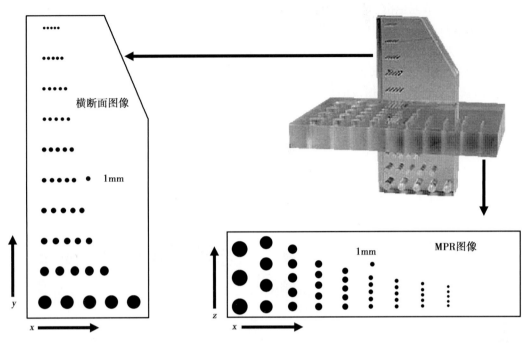

图 5-22　纵向分辨力测试体模

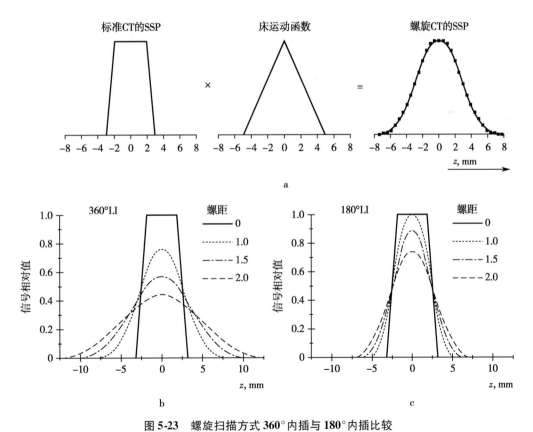

图 5-23　螺旋扫描方式 360°内插与 180°内插比较

a. 表示由于螺旋扫描时检查床的移动产生的床运动函数,使螺旋 CT 的 SSP 形成
"铃"形改变,b 和 c. 是螺旋 CT 扫描两种内插方式结果的比较

分辨率可达到最大。然而在实际工作中,结节是否在被重建图像的中心是未知和随机的。如图 5-24 上左所示,最好的情况结节完全位于扫描层面中心,最差的情况是结节的 1/2 位于层面内,即结节分别显示在两个层面内。如非螺旋的序列扫描则需重新定位后扫描,才能将结节在扫描层面中心显示;而螺旋 CT 则可采用回顾性选择原始数据段的位置和重

建增量,得到结节在层面中心的图像。另一种情况与上述基本相同,如在 z 方向存在的相邻近血管或骨性结构。如图 5-24 上右所示,非螺旋的序列扫描可将两个结构分开,也可由于组织结构与扫描层面的不一致,形成另一种完全重叠的情况;如采用螺旋 CT 扫描,则可采用合适的重建增量回顾性重建,使两个结构明确区分。

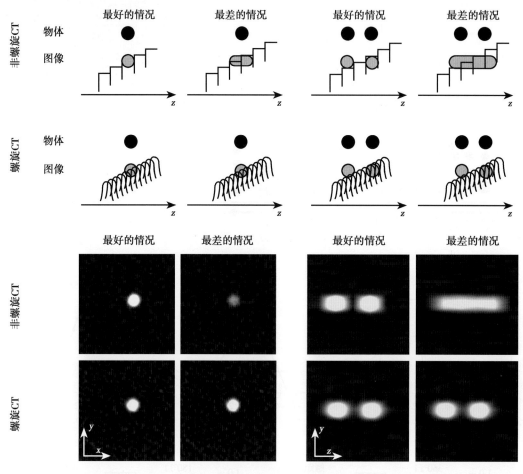

图 5-24 螺旋 CT 与非螺旋 CT 比较

扫描层厚和重建增量与纵向分辨率密切相关,重建增量的大小,即重建图像的重叠程度,与后处理 3D 成像和 MPR 成像的图像质量相关。一般常用 RI = S/2 用于螺旋扫描的图像重建,其中 RI 是重建增量(reconstruction increment, RI);S 是层厚(slice),50% 重叠,即一个层面重建两幅图像;如采用 RI = S,重建增量等于层厚,则相当于非螺旋扫描的情况,也就不能体现出螺旋扫描可用重叠重建的优点。另外,如需获得优质的 3D 和 MPR 图像,需采用 2/3 重叠重建,即 RI = S/3,即一个层面重建三幅图像。综合上述,螺旋扫描图像重建的基本原则是:一般简单的情况,采用一个扫描层面重建一幅图

像已足够,尽管损失一些图像分辨率,但可赢得一些时间;多数情况下则可采用一个扫描层面重建两幅图像,以提高诊断的准确性和重建时间的兼顾;如有时为了诊断的需要改善 3D 和 MPR 成像的分辨率,可采用一个层面重建三幅图像的方法。

第 5 节 CT 的辐射剂量

图像质量和射线剂量之间存在因果关系,如有时为了增加图像的密度分辨率或减少图像的噪声,就需要增加扫描的射线剂量,这对于诊断而言或许是有利的,但同时患者却额外多承受了 X 射线。X

射线属于电离辐射,其对人体作用的过程中会产生生物效应而造成人体的伤害,与常规 X 线摄影相比较,CT 检查的 X 射线量和质都有一些明显的区别。

一、CT 检查辐射的特点

1. CT 检查为窄束或小锥形束 X 线,普通 X 线检查是宽束 X 线。在同样照射条件下,宽束 X 线剂量大,散射线多。

2. CT 检查射线能量高,一般都在 120kV 以上。相比较 CT 检查的 X 射线线质硬、穿透性强、被人体吸收少。

3. CT 检查采用的元器件转换效率高、损失少,X 线的利用率要比普通 X 线检查高。

4. CT 机 X 线管的滤过要求比普通 X 线管高,对人体有害的软射线基本被吸收,是一束相对单一的高能射线。

二、CT 扫描射线束的形状和辐射分布

目前使用的 CT 机扫描射线大多为扇形束,并且射线束的纵轴方向(z 轴)都很窄,以扫描层厚的概念解释则为很薄(图 5-25)。假定把该射线束的宽度放大,从射线束的侧面观,那么,可以画出纵轴方向的射线强度分布图(图 5-26),从理论上说,该窄束射线沿图中的 z 方向或反方向射线的强度应相等,但实际使用中的情况并非如此,它在纵轴方向的边缘也不形成一个直角,而是平滑的类似于铃形状,其剂量的分布也往往要比标称层厚宽。通常的横断面 CT 扫描的剂量分布可从两个方向解释,从焦点向探测器方向所形成的射线分布,称为辐射剂量分布;而从探测器向焦点方向,则称为层厚剂量分布,其辐射剂量的分布主要与有无探测器端的准直器有关。如无探测器端的准直器,则位于扫描层附近的其他组织结构,会引起扫描剂量分布的变化和产生额外的散射线。患者的辐射剂量主要与辐射剂量分布有关。对于扫描剂量分配的测量,常用数学中的函数 D(z)表示,D(z)是被用来描述 CT 扫描时患者纵轴方向任意形状射线强度的剂量。一般而言,不同 CT 机之间的 D(z)值并不相同。一次扫描的辐射剂量,除扫描层面内的剂量外,扫描范围外的区域也存在相当剂量的散射线,其分布和剂量如图 5-27 所示。

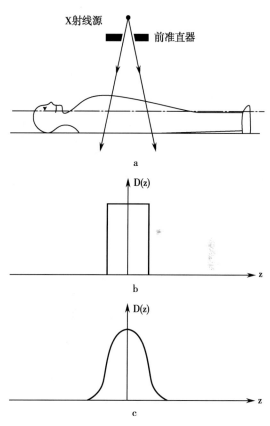

图 5-26　z 轴射线束强度分布

三、CT 扫描射线剂量的测量

CT 检查通常都用较高的扫描条件,如 120 ~ 140kVp,200 ~ 300mA,所以必须对患者的剂量进行监测,以保证患者射线剂量的安全。剂量测量有很多方法,如经常使用的热释光射线剂量仪或使用 X 线胶片测量,此处将讨论较为准确和实用的电离室测量法。

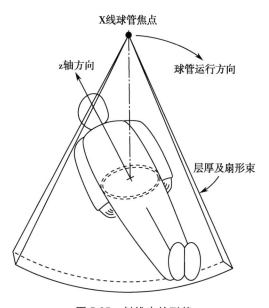

图 5-25　射线束的形状

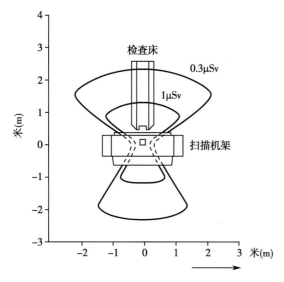

图 5-27 CT 扫描辐射剂量分布

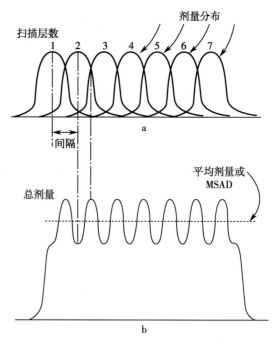

图 5-28 辐射剂量测量和计算

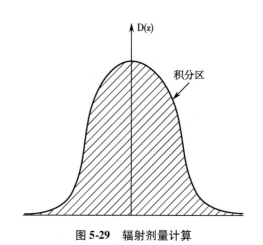

图 5-29 辐射剂量计算

（一）电离室测量法

电离室由一个薄壁、密封的气室组成,薄壁通常是采用几乎不吸收 X 射线的材料,它能精确地定量射线的量。测量时,当高能光子 X 射线与密封气室内的空气撞击时,气室内的空气分子被电离,即分子中的电子被分离成为自由电子,然后该自由电子被一个导通的电路根据电荷数测量,被测量的电荷数与空气分子电离量、入射 X 射线量成正比。由 X 射线电离后产生的电子计量单位是库仑(Q),一个库仑 = 1.6×10^{19} 电子。

（二）射线的平均剂量测量

由电离室测量的射线平均剂量(MSAD)的计算方法如图 5-28a 所示。在 CT 扫描时,如前所述一次扫描将得到一个铃形的曲线,然后检查床移动相应的距离,那么全部扫描完成后的曲线相加,得到的则类似于示波器上所看到的是一个连续的波形。此处,所有的曲线都是重叠的,是全部扫描总剂量的和。根据峰值和峰谷的平均值,我们能用数学方法计算出射线的平均剂量(图 5-28b)。

（三）CT 剂量指数

在计算平均剂量时,还必须要引入 CT 剂量指数这一概念。CT 剂量指数(CTDI)根据美国 FDA 所下的定义,是与扫描层厚有关的、一次连续扫描 14 层所测得的局部剂量率 D(z),并由下式表示:

$$CTDI = \frac{1}{SW}\int_{-7SW}^{+7SW} D(z)\,dz \quad \text{（公式 5-6）}$$

式中 SW 是标称层厚,单位 mm,D(z)是一次扫描射线分配剂量,z 是沿患者纵轴方向的距离。如图 5-29 所示,图中的阴影部分即为积分值,计算结果即为 CT 剂量指数。由此我们可知,当曲线的宽度(层厚)增加,CT 指数增加;射线的强度(曲线的高度)增加,CT 剂量指数也增加,同时患者的射线剂量增加。

扫描的平均剂量除与上述有关以外,还与床移动指数(层距)有关。根据数学计算公式则平均射线剂量等于层厚与床移动指数乘以 CT 剂量指数:

$$MSAD = CTDI\left(\frac{SW}{BI}\right) = \frac{1}{BI}\int_{-\infty}^{+\infty} D(z)\,dz$$

（公式 5-7）

式中 BI 是床移动指数或层距,SW 是层厚,公式第二个等号后部分来自于公式 5-6。因为床移动指数通常是已知的,所以通过求得射线剂量积分即可得到射线平均剂量。因为现在的剂量测量都采用笔形电离室,可分别测得每次扫描的剂量。从上式可看到,床移动指数是位于分母位置,所以床移动指数越大,两次扫描间的距离越大,患者所受的射线剂量越少,反之则患者的射线剂量越多。当层厚等于床移动指数(层距)时,射线平均剂量等于 CT 剂量指数。严格地说,射线平均剂量测量方法,仅在一组扫描的中间处才是有效的,在扫描的两头稍稍有些高估,但总体而言,射线平均剂量测量方法是准确的。

(四) CT 剂量指数测量

如已知 CT 剂量指数,也可从公式 5-7 得到射线平均剂量。CT 剂量指数的测量根据公式 5-6,其中的积分计算,可简单地采用笔形电离室从一次扫描中得到。那么,由于电离量等于入射射线量,则有下述公式:

$$Q = \frac{1}{C_f} \int_{-\infty}^{+\infty} D(z)\,dz \qquad (公式\ 5\text{-}8)$$

式中 Q 是一次扫描得到的单位电荷量库仑,C_f 是电离室测量仪的定标系数。电离室的测量方法如图 5-30 所示,电离室的放置必须平行于患者的纵轴,与 X 射线束垂直。另外,为使测量的结果有参考价值,电离室须放置在专用的模体内测量。图 5-31 示 a 为头颅模体(直径 16cm),b 为体部模体(直径 32cm),每个模体都有 5 个插孔,每次需依次分别测量,然后取平均值作为一次扫描的剂量,这是因为在模体或实际扫描中各部位的射线剂量并不相同。

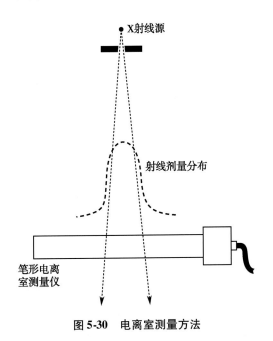

图 5-30　电离室测量方法

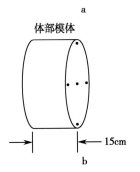

图 5-31　笔形电离室测量方法

四、辐射剂量的测试步骤

射线平均剂量的测量具体步骤如下:

1. 选择技术条件和参数,如 kVp、mAs、层厚、层距、X 线管的滤过等。根据所选技术条件和参数选择模体。如头颅扫描条件采用头颅模体,脊柱、腹部等采用体部模体。

2. 将模体置于患者扫描位置,调整模体的长轴,使之与患者的长轴相同。头颅模体可放置于头颅扫描架上,体部模体则可放置在检查床上,然后调节床的高低并移动床面,将测量模体送入扫描野中心。

3. 根据测量的要求,将电离室放入相应的孔内,其他孔则放入有机玻璃棒,连接电荷测量仪,并选择充电方式。

4. 对模体扫描后并记录电荷量,单位为库仑(Q)。由于较早期的 CT 机机架的旋转和扫描有两种方式,一种是机架顺时针旋转,X 线曝光并采集数据,然后机架再逆时针回复到起始位,作第二次顺时针旋转曝光采集数据,逆时针回复旋转不曝光和采集数据;另一种扫描方式顺时针和逆时针旋转都曝光和采集数据。故对于第一种情况而言,只需作一次测量即可,而第二种情况,则需分别作两次测量,并将两次测得的数值相加取平均值。

5. 根据公式 5-6 和公式 5-7 得下述公式,并计算射线平均剂量:

$$MSAD = \frac{C_f \cdot Q \cdot f}{层距} \qquad (公式\ 5\text{-}9)$$

式中 f 为伦琴(R)与库仑戈瑞(cGy)的转换系数(CT 扫描的射线能量其转换系数为 0.94 库仑戈瑞/伦琴)。C_f 是电离室测量仪的定标系数,一般由测量仪厂家标定。

6. 根据上述方法依次测量模体上的其他测量点,注意电离室在工作时不要随意移动和取下正在充电的电离室。如需要可改变扫描条件或变换不同的模体,以取得完整的数据。

五、影响辐射剂量的因素

在 CT 成像方式中,与辐射剂量直接相关的影响因素有:①管电压(tube voltage);②管电流(tube current);③扫描时间(scan time);④螺距(pitch);⑤扫描长度(scan length)。

目前所有的 X 线设备,软射线(低能辐射)都由 X 线管窗口的滤过板滤除,经滤过后的辐射平均能可以从 1/3 提高到 1/2(图 5-32)。如保持其他参数不变,增加 kV,患者的辐射剂量增加。在 X 线管 kV 从 120 增加到 140 时,辐射剂量约增加 1.4 倍;如将 X 线管 kV 从 120 减少为 80,辐射量可减少 2.2 倍(表 5-4)。低电压时,不同组织的衰减程度是不同的,如骨、碘剂和金属的图像对比度会显著增加。一般情况下,婴幼儿、瘦弱的患者可采用低电压。kV 使用的拇指法则是:①CT 检查常用的管电压是 120kVp;②瘦弱患者和婴幼儿使用 80kV 和 100kV,可减少辐射剂量和增加图像对比度;③肥胖患者应适当增加 kV,以增加穿透力。

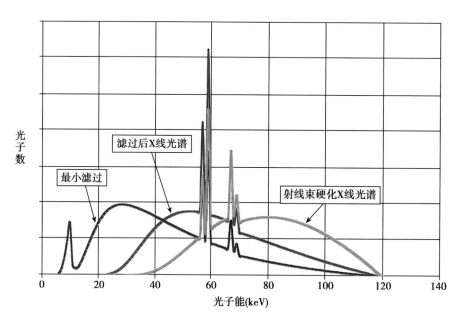

图 5-32　线束硬化光谱

表 5-4　不同千伏值的辐射剂量和噪声

kVp	80	100	120	140
图像噪声	9.2	7.5	5.3	4.4
% 噪声	+74%	+42%	—	-17%
CTDI(mGy)	6.9	7.7	13.2	20
% 剂量	-48%	-42%	—	+52%

注:表 5-4 中 kVp 的噪声和 CTDI 为其他扫描参数恒定的情况下获得

管电流可分别由毫安(mA)和毫安秒(mAs)表示,管电流主要影响 X 线的量。毫安和毫安秒与噪声直线相关,即毫安或毫安秒增加,噪声下降。降低辐射剂量最有效、最直接的方法是降低毫安秒。在 CT 检查中,为了适应某些部位的检查要求和加快扫描速度,如冠脉 CTA 检查时,使用了非常高的毫安(800mA)。有的厂商在 CT 检查中,使用了有效毫安秒(effective mAs)概念,需要指出的是:有效毫安秒是毫安秒与螺距的比值,而并非是简单的毫安和时间的乘积。在螺旋 CT 扫描方式中,当螺距加大时为了抑制噪声的增加,实际使用的毫安是有所加大的(表 5-5)。例如,当有效毫安秒为 200 时,扫描时间和所有其他的参数保持不变,毫安和螺距可有多种组合方式。如螺距增大到 1.5,毫安需增加到 300,才能保持图像噪声不变;如螺距改为 0.75,毫安则降低为 150。

表5-5　有效毫安秒、毫安秒、螺距和辐射剂量的关系

螺距	mAs/每圈	有效毫安秒	CTDI$_{vol}$
恒定毫安秒			
轴扫	100	100	1.9
0.5	100	200	2.0
1	100	100	1.0
1.5	100	67	0.67
恒定毫安秒			
轴扫	100	100	1.0
0.5	50	100	1.0
1	100	100	1.0
1.5	150	100	1.0

　　扫描长度(scan length)是指一个器官或一个部位检查时辐射曝光的范围,扫描长度直接与患者的辐射剂量有关。通常,在定位像和检查扫描中都有扫描长度或范围的问题,我们必须重视合理地选择扫描长度,以减少患者不必要的辐射剂量。在辐射剂量学中,扫描长度可由DLP(dose-length-product)表示,如CTDI$_{vol}$不变,即扫描条件不变,则扫描长度直接影响DLP。与非螺旋CT的序列扫描相比,由于螺旋CT扫描成像两点之间的数据插值,必须在所有的投影角度之间进行,故螺旋扫描的起始和结束都需要额外增加半个旋转周期,锥形射线束越大,图像重建所需数据采集的半径越大,相比较而言,螺旋CT扫描的辐射剂量要大于轴扫方式。

　　射线束宽度(beam width)是指经准直器准直后射线束的宽度。CT设计制造时,射线束的投射是被定义在CT机架的等中心位置。在单层CT中,线束宽度等同于层厚宽度。但在多层CT中,线束宽是数据采集系统和单个采集层厚的乘积。因此,如线束宽是1mm,则可由2×0.5mm的探测器排构成;4mm,可由4×1mm构成;10mm,可由4×2.5mm构成;20mm,可由32×0.75mm构成;40mm,可由64×0.625mm构成。在多层螺旋CT中,由于线束宽增加(锥形束),如256层和640层多层螺旋CT扫描,线束的等中心位置会稍有偏离。同时,在锥形束扫描的情况下,由于射线束角度加大,还会产生过度射线(参阅本书第二章)。并且,多层螺旋CT的层厚受数据采集通道的宽度、螺距和滤波函数的影响。一般而言,不管是单层还是多层螺旋CT,层厚的宽度始终是等于或大于数据采集通道的宽度,在螺距从1增加到2时,层厚增宽的幅度通常是100%~130%。在单、多层螺旋CT中,由于螺旋扫描方式的需要,还会产生过扫范围,即在扫描的起始和结束部分都会额外增加相应的扫描,以适应横断面图像重建的需要,这些因素都或多或少地增加了患者的辐射剂量。

　　CT检查时,患者在机架中的位置必须是放在机架孔的中心,称为等中心,否则会增加患者的辐射剂量或增加图像的噪声(图5-33)。尤其是多层螺旋CT使用剂量调制技术时,由于剂量调制技术的设计默认患者的位置是在孔的中心,如位置摆放不当,调制技术在计算时可能会明显地增加患者的剂量。在64层以上CT中,在非等中心位置扫描,还容易产生锥形束伪影。

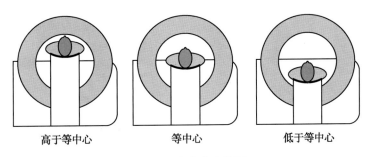

高于等中心　　　　　等中心　　　　　低于等中心

图5-33　患者中心位置
CT生产厂商在设计CT机时,通常是按照扫描时患者的位置处于等中心位置,如患者扫描时的位置高于或低于中心位置,都会对患者的辐射剂量和图像质量产生一定的影响

　　综上所述,管电压和管电流等对辐射剂量的影响可归纳如下:

　　1. 管电压　主要影响穿透力。同时管电压增加,辐射剂量也增加,但呈非线性增加。

　　2. 管电流　与辐射剂量线性相关。

　　3. 扫描时间　与辐射剂量线性相关。

　　4. 螺距　与辐射剂量成反比。小螺距(<1),剂量高;大螺距(>1),剂量低。

5. 薄层 层厚减小辐射剂量增加(非螺旋扫描)。

6. 扫描长度 辐射剂量与扫描长度线性相关。

7. 冠脉 CT 前瞻性门控触发,轴扫剂量低;回顾性门控螺旋,螺旋扫描剂量高。

六、CT 检查的防护原则

对 X 线辐射防护在于防止发生有害的确定性效应,并将随机效应的发生率降低到最低水平。具体的防护除了 CT 机房固有的防护外,还需注意个人防护。

1. CT 检查的正当化。因为 X 射线对人体有一定的伤害,尽可能避免一些不必要的检查。

2. 扫描中尽可能取得患者的合作,减少不必要的重复扫描。

3. 扫描时尽可能让陪伴人员离开,必要时应让陪伴人员穿上铅防护衣并尽可能离 X 线管远一些。

4. 对被检查的患者,应作好扫描区以外部位有效的屏蔽防护。

5. 定期检测扫描机房的 X 线防护和泄漏等情况。

(张永县 牛延涛 王鸣鹏)

第六章

颅脑、五官和颈部CT检查及诊断要点

第1节 检查注意事项

CT 检查需在患者的配合下完成。

1. 被检查者进入 CT 室需换鞋,保持 CT 室机房内的整洁;对患者作好耐心的解释工作,包括检查中机器的响声。如需增强扫描,告诉患者注射增强剂后身体的反应及可能发生的副作用等,消除其紧张情绪,以便检查能顺利进行。

2. 要求患者摘掉检查部位的金属发夹、耳环以及颈部的项链等,作冠状扫描时尽可能摘掉义齿。

3. 在扫描过程中患者的体位须保持不动,对不合作的患者及婴幼儿,可采用药物镇静。成人一般检查前采用肌内或静脉注射 10mg 地西泮,少数效果差者可重复肌注或静注 10mg 地西泮;小儿口服水合氯醛最为安全,按每千克体重 50 ~ 75mg(总剂量不得超过 2g)于扫描前口服。

4. 在 CT 扫描过程中应作好患者和陪伴人员的射线防护。

第2节 相 关 解 剖

(一) 脑

脑位于颅腔内。分为大脑、间脑、脑干(包括中脑、脑桥、延髓)和小脑。大脑和间脑位于天幕之上。左右大脑半球均有 3 条恒定的沟裂:大脑外侧裂(又称外侧沟);中央沟;顶枕沟。大脑半球表层的灰质称大脑皮质,皮质下的白质称髓质。脑有三层被膜,由外向内为硬脑膜、蛛网膜和软脑膜。脑的动脉血供来自颈内动脉和椎动脉。它们到脑的分支在脑底形成大脑动脉环(Willis 环)。

(二) 眼眶与眼

眼眶为底朝前外,尖向内后的一对四棱锥形腔,

可分为上、下、内侧、外侧四壁,容纳眼球及附属结构。眼球是视器的主要部分,近似球形,位于眶内,后部借视神经连于间脑的视交叉。眼球由壁和内容物构成。眼球壁由外向内依次为眼球纤维膜、眼球血管膜和视网膜 3 层。眼球内容物由房水、晶状体、玻璃体组成。

(三) 耳

耳分外耳、中耳和内耳。外耳包括耳廓、外耳道和鼓膜三部分。中耳由鼓室、咽鼓管、乳突窦和乳突小房组成。内耳又称迷路,全部位于颞骨岩部的骨质内,在鼓室内侧壁与内耳道底之间,其形状不规则,构造复杂,由骨迷路和膜迷路两部分组成。

(四) 鼻窦

鼻窦有四对,左右相对分布,包括额窦、筛窦、蝶窦和上颌窦。

(五) 咽与喉

咽既是消化道,又是呼吸道。人为地将咽腔分为鼻咽、口咽和喉咽三部分。喉主要由喉软骨和喉肌构成,上界是会厌上缘,下界为环状软骨下缘。

(六) 甲状腺与甲状旁腺

甲状腺位于颈前部,呈"H"形,分为左、右两个侧叶,之间以甲状腺峡相连。甲状旁腺是上下两对扁圆形小体。上甲状旁腺位置比较固定,位于甲状腺侧叶后缘上、中 1/3 交界处。下甲状旁腺位置变异较大,大多位于甲状腺侧叶后缘近下端的甲状腺下动脉处。

第3节 检 查 方 法

颅脑、五官和颈部常用的扫描方法为平扫和增强。检查体位通常为仰卧位,但颅脑的某些部位检查也采用俯卧位,如脑垂体检查(图 6-1)。颅脑 CT

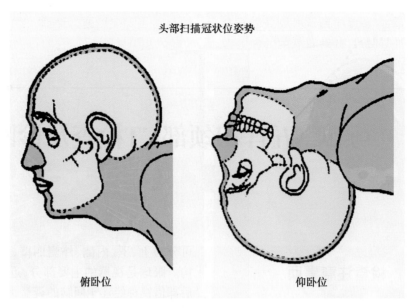

头部扫描冠状位姿势

俯卧位   仰卧位

图 6-1 颅脑扫描冠状位体位

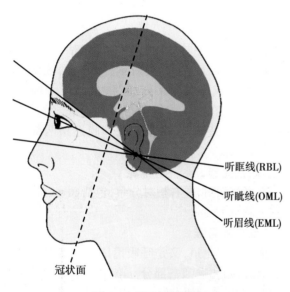

听眶线(RBL)

听眦线(OML)

听眉线(EML)

冠状面

图 6-2 颅脑扫描基线

检查需注意扫描基线,有听眶线(RBL)、听眦线(OML)和听眉线(EML)(图 6-2,颅脑扫描基线)。由于不同扫描基线的断面解剖显示结构有所不同,在扫描时需加以注意。颅脑和颈部的 CTA 检查方法见本书第十章相关章节。

一、颅 脑

(一)颅脑平扫和增强

1. 平扫

【适应证】

(1)颅脑外伤;

(2)脑萎缩;

(3)先天性发育异常;

(4)急性脑卒中。

【检查方法和技术】

扫描要求及重建参数		二次重建/备注
扫描设备	16 层螺旋 CT	
患者准备	去除头上发夹等金属物品	
检查体位	仰卧,头部放置于头架上。下颌内收,两外耳孔与台面等距,头颅和身体正中矢状面与台面中线重合(图 6-3a)	
口服对比剂	无须	
静脉对比剂	无须	
注射速率	无	
扫描延迟	无	

续表

扫描要求及重建参数		二次重建/备注
呼吸方式	平静呼吸	
定位像	侧位	
扫描范围	自颅底至颅顶。扫描基线一般取听眦线或听眉线(图 6-3b)	
扫描方式	非螺旋扫描	
kV	120	
mAs	280	
旋转时间(秒)	1.0	
覆盖范围	18mm/圈	
层数×准直(mm)	12×1.5	
螺距	无	
FOV(mm)	200~250	200~250
重建层厚(mm)	4.5	10.0;≤1.5
重建增量(mm)	4.5	10.0;≤1.5
重建算法	软组织窗+骨窗	10.0 软组织窗+骨窗;1.5 标准
窗宽、窗位(软组织窗)	W70~80、C30~40	
窗宽、窗位(骨窗)	W1550~2050、C300~600	
图像后处理		
图像照相	10.0mm 或 5.0mm(或相当),从颅底至颅顶,软组织窗。外伤骨折、骨肿瘤或疑肿瘤转移至颅骨时加摄骨窗	颅脑出血或肿瘤需多角度观察累及范围时,可根据病变情况加摄相应的冠状面和矢状面图像
注意事项	无	

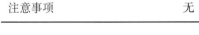

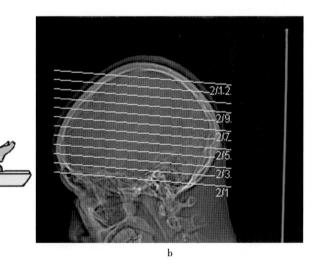

图 6-3
a. 颅脑检查体位;b. 颅脑扫描范围

2. 增强
【适应证】
(1) 颅内肿瘤(包括鞍区内肿瘤);
(2) 脑血管性疾病;
(3) 颅内感染;
(4) 遗传性代谢性脑部疾病;
(5) 脑白质病;
(6) 颅骨骨源性疾病;
(7) 颅内压增高、脑积水等。
【检查方法和技术】

	扫描要求及重建参数	二次重建/备注
扫描设备	16 层螺旋 CT	
患者准备	去除头上发夹等金属物品	
检查体位	仰卧,头部放置于头架上。下颌内收,两外耳孔与台面等距。头颅和身体正中矢状面与台面中线重合(图 6-3a)	
口服对比剂	无须	
静脉对比剂	300~350mg/ml,60~80ml	
注射速率	2ml/s;血管性病变 2.5~3.5ml/s	
扫描延迟	动脉期 16~20 秒;实质期 60~70 秒	
呼吸方式	平静呼吸	
定位像	侧位	
扫描范围	自颅底至颅顶。扫描基线一般取听眦线或听眉线(图 6-3b)	
扫描方式	非螺旋扫描	
kV	120	
mAs	280	
旋转时间(秒)	1.0	
覆盖范围	18mm/圈	
层数×准直(mm)	12×1.5	
螺距	无	
FOV(mm)	200~250	220~250
重建层厚(mm)	4.5	10.0;≤1.5
重建增量(mm)	4.5	10.0;≤1.5
重建算法	软组织窗+骨窗	10.0 软组织+骨窗;1.5 标准
窗宽、窗位(软组织窗)	W70~80、C30~40	
窗宽、窗位(骨窗)	W1550~2050、C300~600	
图像后处理		
图像照相	10.0mm 或 5.0mm(或相当),从颅底至颅顶、软组织窗。外伤骨折、骨肿瘤或疑肿瘤转移至颅骨时加摄骨窗。发现病变测量平扫、增强病灶 CT 值并拍摄	颅脑出血或肿瘤需多角度观察累及范围时,可根据病变情况加摄相应的冠状面和矢状面图像
注意事项	检查后留观 15~30 分钟,以防止对比剂过敏反应发生	

(二) 颅脑断面解剖

1. 颅脑扫描所见　根据听眉线(EML)扫描的颅脑 CT 横断面和冠状面各层图像如下所述(参考图 6-4、图 6-5、图 6-24、图 6-25)。按照从颅底向上的扫描方向,层厚、层距 10/10mm。

第一层:为四脑室下方平面横断面。可见额叶和颞叶下部、小脑、脑桥及脑桥前池,四脑室下部或尚未显示。小脑谷自枕大池向前至第四脑室后下方。

第二层:为鞍上池平面横断面。鞍上池呈五角形或六角形,其内周围为 Willis 血管环,前中部可见视交叉。后方围绕脑干的环行低密度影为环池,中颅窝豆点状低密度为侧裂,后为颞叶皮质,前面为额叶。

第三层:为第三脑室平面。显示侧脑室及第三脑室。前方纵裂将两侧额叶分开,透明隔将两侧脑室前角分开,后方两侧天幕的前外方为枕叶,后内方为小脑。两侧脑室的外方有基底核、内囊、外囊等结构。中颅凹仍可见侧裂。

第四层:为松果体平面。三脑室两侧可见丘脑、基底核等,三脑室后方为四叠体池,呈钻石形,内可

见松果体。此外,可见侧脑室前角及三角区,其内可见脉络丛,常有对称性钙化。

第五层:为侧脑室体部平面。可见侧脑室体部、前角和后角的上部,额叶在额角前方,顶叶在额角后方至侧脑室体部,枕叶在枕角的内侧方。

第六层:为侧脑室体的最上部平面。显示侧脑室体最上部,大脑镰将大脑半球分开,并可有钙化。

第七层至第十层:为颅顶横断面,显示脑室上方的区域。

2. 颅脑横断面解剖线图和图像。

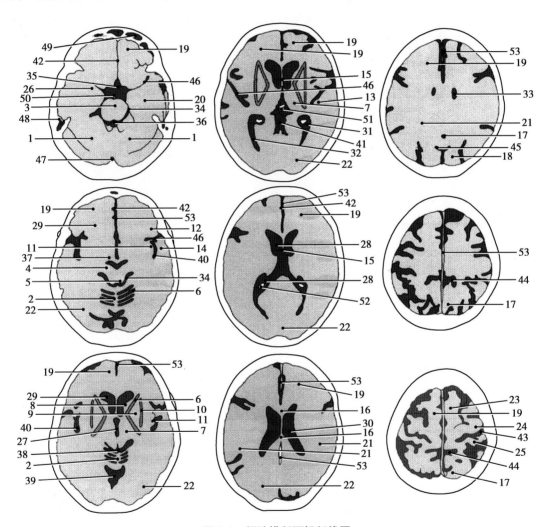

图 6-4　颅脑横断面解剖线图

1. 大脑半球　2. 大脑蚓部　3. 脑桥　4. 大脑脚　5. 四迭体　6. 内囊　7. 丘脑　8. 尾状核头部　9. 豆状核　10. 外囊　11. 脑岛　12. 前屝　13. 顶屝　14. 颞屝　15. 透明隔　16. 胼胝体　17. 前叶　18. 楔叶　19. 额叶　20. 颞叶　21. 顶叶　22. 枕叶　23. 前上脑回　24. 前中脑回　25. 后中脑回　26. 海马　27. 第三脑室　28. 侧脑室　29. 前角　30. 侧脑室体部　31. 三角体　32. 枕角　33. 颞角　34. 周围池　35. 基底池　36. 上脑池　37. 脚间池　38. 四迭体池　39. 上小脑蚓部池　40. 岛池　41. 大脑静脉池　42. 大脑半球池　43. 脑沟　44. 扣带沟　45. 顶枕沟　46. 大脑外侧裂　47. 枕内隆突　48. 颞骨岩部　49. 额窦　50. 基底动脉　51. 松果体　52. 脉络丛　53. 大脑镰

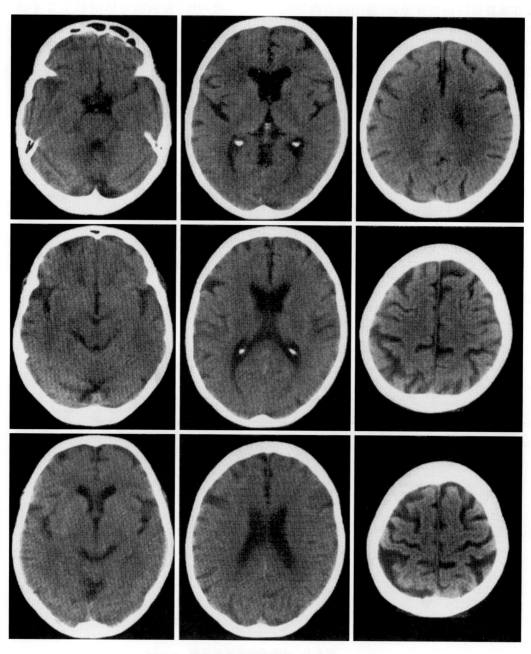

图 6-5 颅脑横断面扫描图像,与线图 6-4 对应

（三）常见疾病诊断要点

【颅内出血】（图6-6、图6-7）

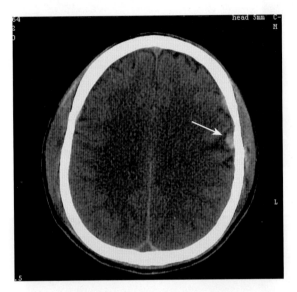

图6-6 颅内出血，白色箭头处

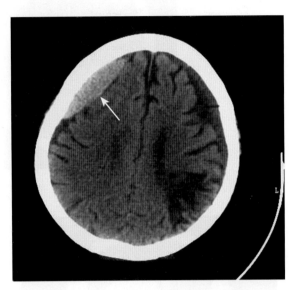

图6-7 颅内出血，硬膜外，白色箭头处

【颅脑外伤出血伴骨折】（图6-8、图6-9）

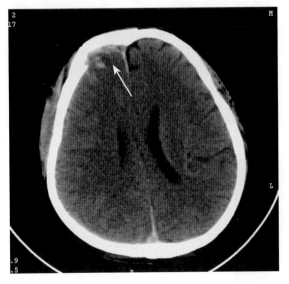

图6-8 外伤后颅内出血

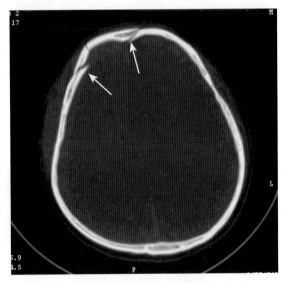

图6-9 与图6-8同一患者，骨窗显示颅骨骨折

【脑梗死】(图 6-10)

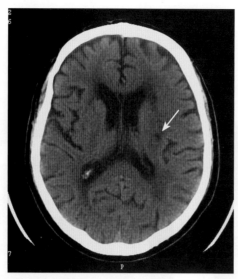

图 6-10　脑梗死,侧脑室旁新鲜脑
梗死,白色箭头处

【脑膜瘤】(图 6-11 ~ 图 6-13)

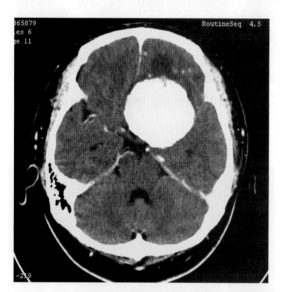

图 6-11　脑膜瘤,横断面

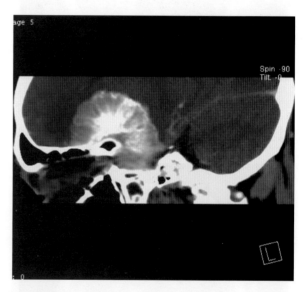

图 6-12　脑膜瘤,矢状面

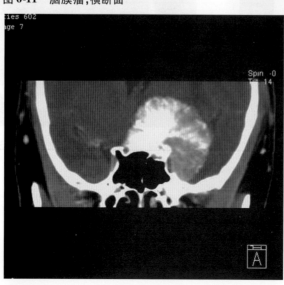

图 6-13　脑膜瘤,冠状面

【胶质瘤】(图 6-14、图 6-15)

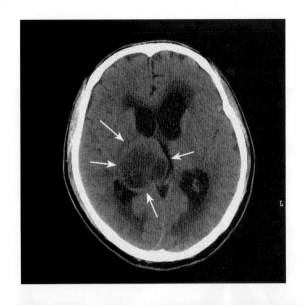

图 6-14　胶质瘤,横断面

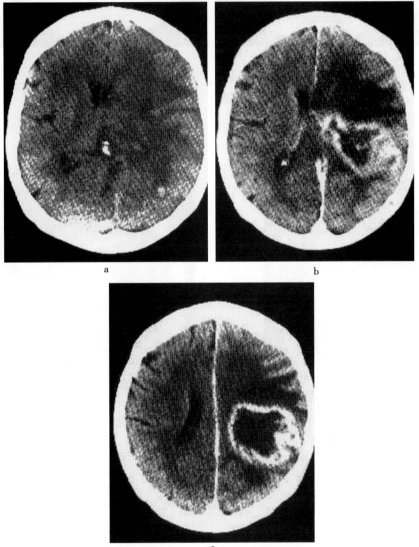

图 6-15　胶质瘤,平扫+增强
图 a 平扫,见颞叶水肿;图 b 和 c 注射对比剂增强扫描,见环形强化

【动脉瘤】(图 6-16 ~ 图 6-20)

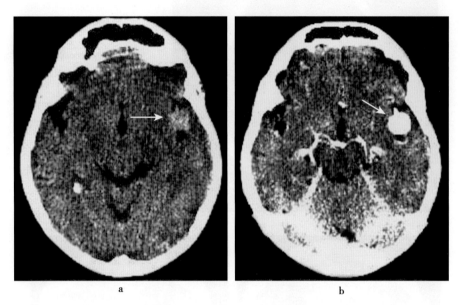

a   b

图 6-16 动脉瘤,平扫及增强
a. 平扫见密度增高影(箭头);b. 增强病灶明显强化

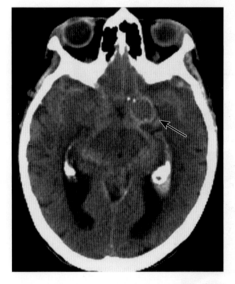

图 6-17 动脉瘤,平扫,动脉瘤边缘钙化(箭头)

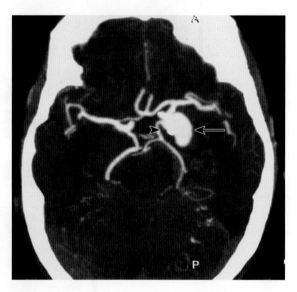

图 6-18 动脉瘤,增强扫描,MIP 图像,同图 6-17 患者

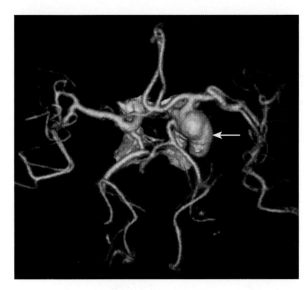

图 6-19 动脉瘤，VR 图像同图 6-17 患者

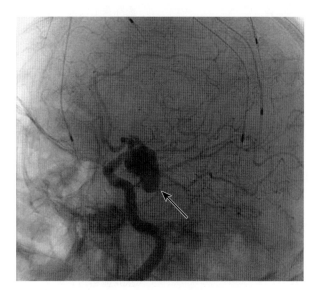

图 6-20 动脉瘤，DSA 图像同图 6-17 患者

【脑脓肿】(图 6-21a、b)

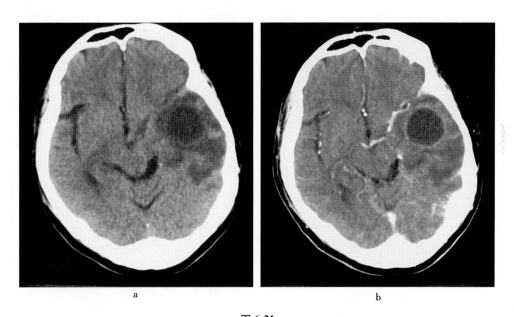

a   b

图 6-21

a. 脑脓肿患者平扫，病灶低密度，圆形、规则；b. 脑脓肿患者增强扫描，明显环形强化及水肿

二、鞍 区

(一) 垂体增强

【适应证】

(1) 鞍区肿瘤；

(2) 颅脑外伤累及鞍区；

(3) 鞍区肿瘤侵犯周围结构情况；

(4) 鞍区肿瘤术后复查。

【检查方法和技术】

	扫描要求及重建参数	二次重建/备注
扫描设备	16 层螺旋 CT	
患者准备	去除头上发夹等金属物品	
检查体位	仰卧位,头部放置于头架上。头尽量后仰,两外耳孔与台面等距。头颅和身体正中矢状面与台面中线重合 俯卧位:患者俯卧于检查台上,头部正中面对准并垂直台面中线,下颌尽量前伸,头部尽量后仰,两侧外耳孔与台面等高(图 6-22)	
口服对比剂	无须	
静脉对比剂	300 ~ 350mg/ml,60 ~ 80ml	
注射速率	2.0 ~ 3.5ml/s	
扫描延迟	45 ~ 55 秒	
呼吸方式	平静呼吸	
定位像	侧位	
扫描范围	垂体冠状面扫描范围前床突至后床突(图 6-23)	
扫描方式	非螺旋扫描	
kV	120	
mAs	280(或相当)	
旋转时间(秒)	1.0	
覆盖范围	9.0mm/圈	
层数×准直(mm)	12×0.75	
螺距	无	
FOV(mm)	200 ~ 250	
重建层厚(mm)	1.5(或相当)	≤1.0
重建增量(mm)	1.5(或相当)	≤1.0
重建算法	软组织窗+骨窗	软组织窗+骨窗
窗宽、窗位(软组织窗)	W250 ~ 350、C40 ~ 60	
窗宽、窗位(骨窗)	W1550 ~ 2050、C300 ~ 600	W250 ~ 350、C40 ~ 60
图像后处理		MPR(横断面≤1.0mm,采用 2/3 重叠重建)冠状面及矢状面
图像照相	1.5mm,从前床突根部至鞍背,冠状面软组织窗加骨窗	如冠状面病变显示不佳,加拍矢状面图像。VRT 或 SSD 有助于显示鞍区的三维结构
注意事项	检查后留观 15 ~ 30 分钟,以防止对比剂过敏反应发生	

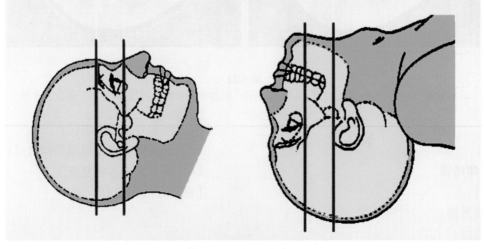

图 6-22 垂体扫描体位

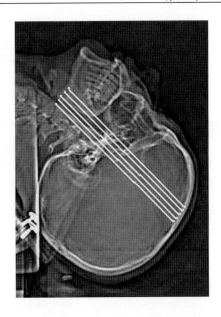

图 6-23　蝶鞍定位扫描范围

（二）颅脑冠状面解剖

颅脑冠状面扫描线图和图像见图 6-24、图 6-25。

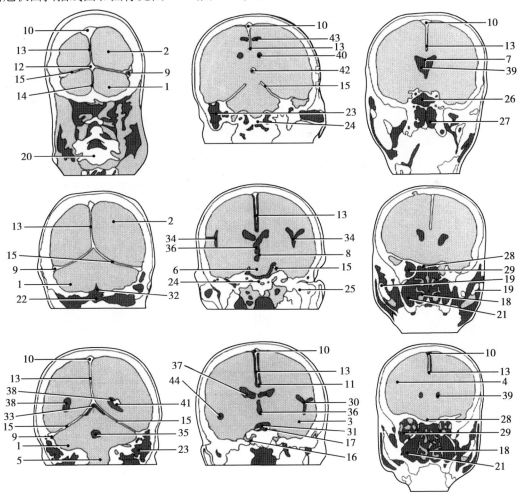

图 6-24　颅脑冠状面扫描线图

1. 小脑　2. 枕叶　3. 颞叶　4. 额叶　5. 延髓　6. 下丘脑　7. 透明隔　8. 丘脑间连接　9. 横窦　10. 上矢状窦
11. 下矢状窦　12. 汇合窦　13. 大脑镰　14. 小脑镰　15. 脑幕　16. 颈动脉管　17. 蝶鞍　18. 下鼻甲　19. 下颌骨
20. 第 2 颈椎　21. 上颌窦　22. 枕骨大孔　23. 乳突　24. 斜坡　25. 颞颌关节　26. 蝶窦　27. 鼻漏斗　28. 蝶骨面
29. 眼眶　30. 脑沟　31. 基底池　32. 小脑延髓池　33. 上脑池　34. 脑岛池　35. 第四脑室　36. 第三脑室　37. 侧脑
室　38. 枕角　39. 前角　40. 侧脑室体　41. 脉络丛　42. 松果体　43. 脑沟褶皱　44. 颞角

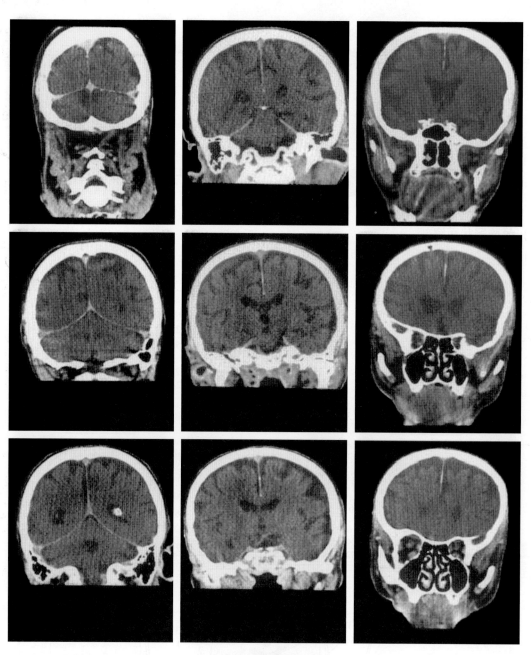

图 6-25 颅脑冠状面扫描图像,与线图 6-24 对应

（三）常见疾病诊断要点

【垂体瘤】（图 6-26 ~ 图 6-28 ）

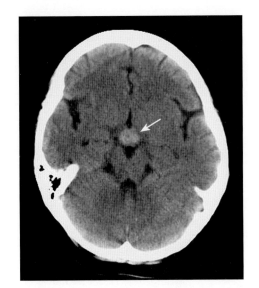

图 6-26 垂体瘤,平扫

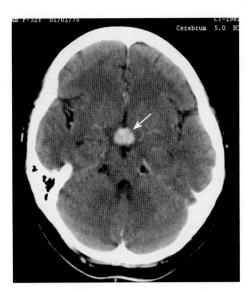

图 6-27 垂体瘤,增强

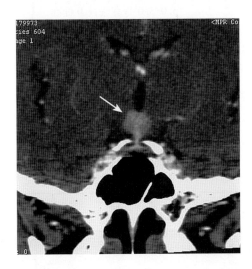

图 6-28 垂体瘤,冠状面

三、眼眶和鼻骨

（一）眼眶、鼻骨平扫

【适应证】

（1）外伤 眼眶、鼻骨骨折；

（2）面颅部肿瘤侵犯周围情况；

（3）眼内异物定位。

【检查方法和技术】

	扫描要求及重建参数	二次重建/备注
扫描设备	16 层螺旋 CT	
患者准备	去除头上发夹及义齿等金属物品	
检查体位	仰卧,头部放置于头架上。下颌内收,两外耳孔与台面等距。头颅和身体正中矢状面与台面中线重合	
口服对比剂	无须	
静脉对比剂	无须	
注射速率	无	

续表

	扫描要求及重建参数	二次重建/备注
扫描延迟	无	
呼吸方式	平静呼吸	
定位像	侧位	
扫描范围	1. 眼眶:从眼眶顶至眼眶底(图6-29)	
	2. 鼻骨:从鼻根部至鼻尖(图6-30)	
扫描方式	螺旋扫描	
kV	120	
mAs	100	
旋转时间(秒)	0.75	
覆盖范围	12mm/圈	
层数×准直(mm)	16×0.75	
螺距	0.5(或相当)	
FOV(mm)	150~250	
重建层厚(mm)	眼眶:5.0/鼻骨:3.0	眼眶:5.0/鼻骨:3.0;≤1.0
重建增量(mm)	眼眶:5.0/鼻骨:3.0	眼眶:5.0/鼻骨:3.0;≤1.0
重建算法	标准	5.0/3.0 骨算法;1.0 标准
窗宽、窗位(软组织窗)	W200~250、C30~50	
窗宽、窗位(骨窗)	W1550~2050、C300~600	W1550~2050、C300~600
图像后处理		MPR(横断面≤1.0mm,采用2/3 重叠重建)冠状面、矢状面
图像照相	1. 眼眶:5mm 横断面从眼眶顶至眼眶底,软组织窗加骨窗;	冠状面和矢状面:
		1. 眼眶冠状面,发现病变加矢状面图像(软组织窗+骨窗);
	2. 鼻骨:3mm 横断面从鼻根至鼻尖,软组织窗加骨窗	2. 鼻骨冠状面加矢状面(骨窗)
注意事项	无	

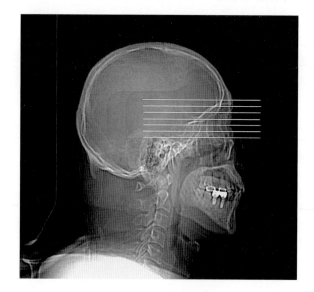

图 6-29 眼眶扫描范围

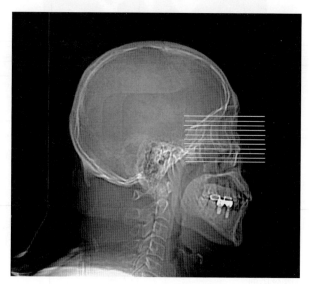

图 6-30 鼻骨扫描范围

（二）眼眶增强

【适应证】

（1）肿瘤　眼内、眼眶及泪腺，眶内其他组织来源的肿瘤；

（2）转移性肿瘤和面颅部肿瘤侵犯周围组织的情况；

（3）血管性疾病　血管瘤、颈内动脉海绵窦瘘、静脉曲张等。

【检查方法和技术】

	扫描要求及重建参数	二次重建/备注
扫描设备	16 层螺旋 CT	
患者准备	去除头上发夹及义齿等金属物品	
检查体位	仰卧，头部放置于头架上。下颌内收，两外耳孔与台面等距。头颅和身体正中矢状面与台面中线重合	
口服对比剂	无须	
静脉对比剂	300～350mg/ml，60～80ml	
注射速率	2ml/s；血管性病变 2.5～3.5ml/s	
扫描延迟	动脉期 16～20 秒；实质期 60～70 秒	
呼吸方式	平静呼吸	
定位像	侧位	
扫描范围	眼眶：从眼眶顶至眼眶底（图 6-29）	
扫描方式	螺旋扫描	
kV	120	
mAs	100	
旋转时间（秒）	0.75	
覆盖范围	12mm/圈	
层数×准直（mm）	16×0.75	
螺距	0.5（或相当）	
FOV（mm）	150～250	
重建层厚（mm）	眼眶：5.0	眼眶：5.0；≤1.0
重建增量（mm）	眼眶：5.0	眼眶：5.0；≤1.0
重建算法	标准	5.0 骨算法；1.0 标准
窗宽、窗位（软组织窗）	W200～250、C30～50	
窗宽、窗位（骨窗）	W1550～2050、C300～600	W1550～2050、C300～600
图像后处理		MPR（横断面≤1.0mm，采用 2/3 重叠重建）冠状面、矢状面
图像照相	眼眶：5mm 横断面从眼眶顶至眼眶底，软组织窗加骨窗	冠状面和矢状面：眼眶冠状面，发现病变加矢状面图像（软组织窗+骨窗）
注意事项	检查后留观 15～30 分钟，以防止对比剂过敏反应发生	

（三）眼及眼眶断面解剖

1. 眼及眼眶断面 CT 表现（图 6-31、图 6-32）

眶顶下层面：前面可见上眼睑，皮下脂肪层呈低密度区，中央有一前后向软组织带即为上睑提肌与上直肌。内侧有时可见眼动脉分支显影，外侧可见扁块状的泪腺。

眼球上层面：可见细条状的上斜肌沿眶内壁行。当眶内壁发生病变如骨膜下血肿等，这一段斜肌可外移，显示更清楚。这一层面还可见眼静脉在眼球后呈向外拱的弯曲线状，泪腺在眼球前外方也较清楚。

眼球中央两个层面：可显示眼球最大径面，视神经和内、外直肌也最为清楚。眼球位于眶前部，正常时两侧对称,眼环呈高密度,其内可见橄榄形的晶状体,前方为前房,后方为玻璃体。视神经从眼球后极至眶尖,位于内、外直肌间。

眼球下部层面:可见下直肌,下斜肌常较难分清。眶底后内部分常见上颌窦顶部腔影,在上颌窦顶后方与眶外侧壁后段间为眶下裂。

2. 冠状面 CT 表现

眶前缘层面:一般可显示上、下眼睑和眼球前段。在眼眶内下方可见泪囊窝下通连鼻泪管,后者下行于鼻腔侧壁与上颌窦内壁之间。

眼球赤道附近层面:显示眼球径面最大,其外表四极可见眼外肌附着,呈扁片状断面。眼球下方可

见薄条状下斜肌。此外,眼眶外上方还可见扁块状泪腺介于眼球与眶壁之间。

眼球后层面:除下斜肌不可见外,其余眼外肌段面均较清楚。在肌锥中央可见直径约 5mm 的视神经断面,在视神经上方与上直肌下内方还可见等密度的上眼静脉断面小圆点。

眶尖部层面:常可见肌环贴着眶上裂,视神经偏于肌环内上区。增强扫描时,在眶上裂内可见上眼静脉后端。

眶后层面:可显示蝶鞍区。在增强扫描时,该层面可显示垂体、海绵窦和颈内动脉等结构。

3. 眼及眼眶断面解剖线图和图像。

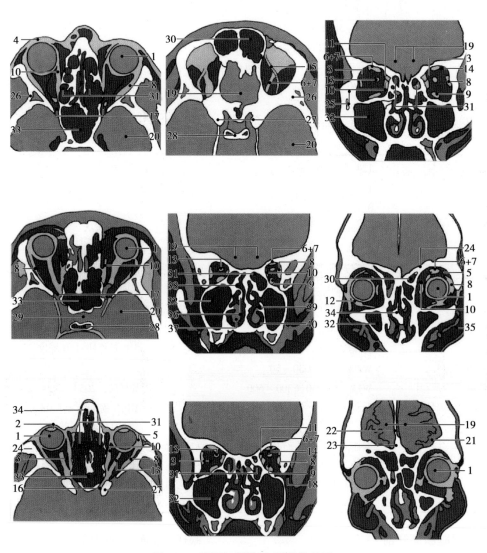

图 6-31　眼眶扫描横断、冠状位线图

1. 眼球　2. 晶状体　3. 眶内脂肪　4. 上眼睑　5. 泪腺　6. 睑提肌　7. 上直肌　8. 侧直肌　9. 下直肌　10. 中直肌　11. 上斜肌　12. 下斜肌　13. 视神经　14. 眼动脉　15. 上眼静脉　16. 泪道　17. 眶上裂　18. 腭窝　19. 额叶　20. 颞叶　21. 蛛网膜下腔　22. 大脑镰　23. 鸡冠　24. 额骨　25. 颧骨　26. 蝶骨　27. 前床突　28. 鞍背　29. 垂体　30. 额窦　31. 筛骨气室　32. 上颌窦　33. 蝶窦　34. 鼻中隔　35. 鼻腔　36. 中鼻甲

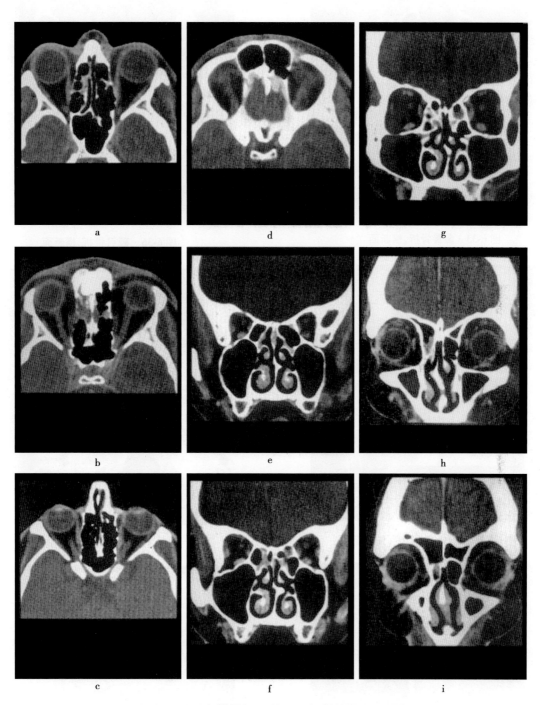

图 6-32　眼眶扫描横断、冠状位图像，与线图 6-31 对应

（四）常见疾病诊断要点

【鼻骨骨折】（图 6-33 ~ 图 6-35）

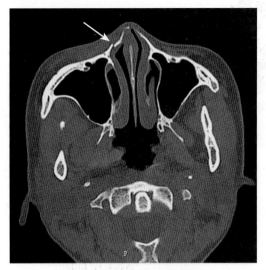

图 6-33 鼻骨骨折,横断面

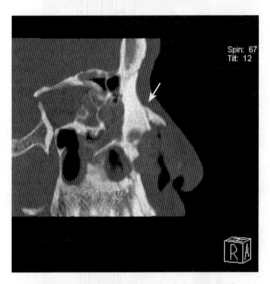

图 6-34 鼻骨骨折,MPR,矢状面

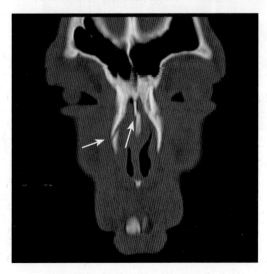

图 6-35 鼻骨骨折,MPR,冠状面

【颧弓骨折】（图 6-36 ~ 图 6-38）

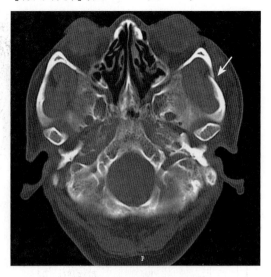

图 6-36 颧弓骨折,横断面

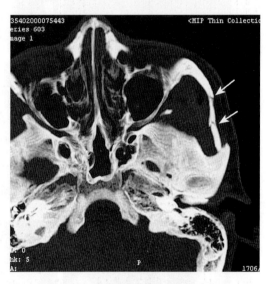

图 6-37 颧弓骨折,横断面

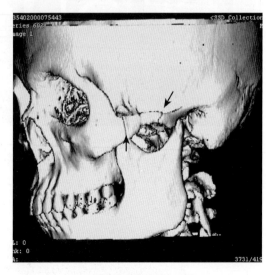

图 6-38 颧弓骨折,SSD

【眼眶蜂窝织炎】(图6-39)

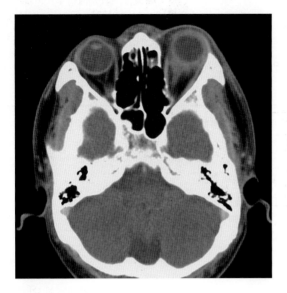

图6-39 左眼眶蜂窝织炎,伴眼睑肿胀

【炎性假瘤】(图6-40)

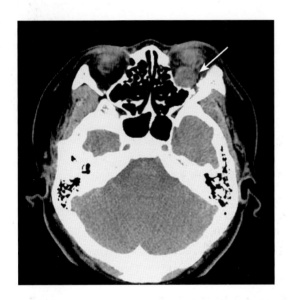

图6-40 左眼眶炎性假瘤

【视神经脑膜瘤】(图6-41)

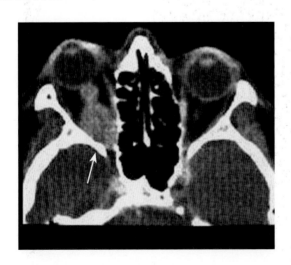

图6-41 右视神经脑膜瘤,病灶
显示强化,边界清

四、鼻咽及鼻窦

（一）鼻咽及鼻窦平扫及增强扫描

【适应证】

（1）鼻咽部肿瘤,鼻窦癌和其他恶性肿瘤或转移瘤；

（2）鼻窦良性肿瘤、黏液囊肿；

（3）鼻窦感染性病变；

（4）外伤；

（5）化脓性鼻窦炎、鼻腔息肉；

（6）先天异常。

【检查方法和技术】

	扫描要求及重建参数	二次重建/备注
扫描设备	16 层螺旋 CT	
患者准备	去除头上发夹及义齿等金属物品	
检查体位	仰卧,头部放置于头架上。下颌内收,两外耳孔与台面等距。头颅和身体正中矢状面与台面中线重合(图6-42)	
口服对比剂	无须	
静脉对比剂	平扫:无 增强:300~350mg/ml,60~80ml	
注射速率	平扫:无 增强:2ml/s;血管性病变 2.5~3.5ml/s	
扫描延迟	平扫:无 增强:动脉期 16~20 秒;实质期 60~70 秒	
呼吸方式	平静呼吸	
定位像	侧位	
扫描范围	1. 鼻窦:由眶上缘包括额窦至硬腭(图 6-43a) 2. 鼻咽:自咽喉顶壁上缘至口咽水平(图 6-43b)	
扫描方式	螺旋扫描	
kV	120	
mAs	100	
旋转时间(秒)	0.75	
覆盖范围	12mm/圈	
层数×准直(mm)	16×0.75	
螺距	0.85(或相当)	
FOV(mm)	150~250	250~350
重建层厚(mm)	5.0	5.0;≤1.0
重建增量(mm)	5.0	5.0;≤1.0
重建算法	标准	5.0 骨算法;1.0 标准
窗宽、窗位(软组织窗)	W200~250、C30~50	
窗宽、窗位(骨窗)	W1550~2050、C300~600	W1550~2050、C300~600
图像后处理		MPR(横断面≤1.0mm,采用2/3 重叠重建)冠状面和矢状面

续表

	扫描要求及重建参数	二次重建/备注
图像照相	1. 鼻窦 5mm 横断面从额窦上缘至硬腭, 软组织窗加骨窗; 2. 自咽喉顶壁上缘至口咽水平, 软组织窗加骨窗	1. 鼻窦冠状面骨窗, 发现病变时加摄矢状面图像, 以更好地显示病变结构与周围组织的关系; 2. 鼻咽冠状面加矢状面(软组织窗加骨窗)
注意事项	增强检查后留观 15 ~ 30 分钟, 以防止对比剂过敏反应发生	

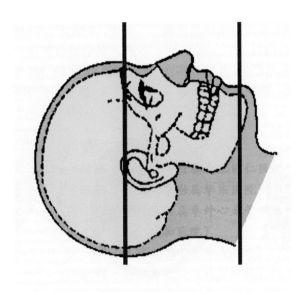

图 6-42　鼻窦检查体位

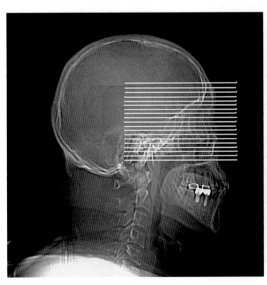 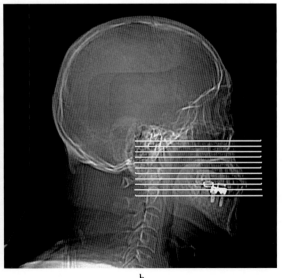

a   b

图 6-43

a. 鼻窦扫描范围; b. 鼻咽扫描范围

（二）鼻窦和鼻咽部断面解剖

1. 鼻窦和鼻咽部断面解剖（图 6-44、图 6-45）鼻窦及鼻咽横断面扫描图像在部分层面所见结构变化不大，在此选取几个主要层面介绍鼻、鼻窦及鼻咽的扫描所见。

软腭层面：鼻腔两侧为上颌窦，呈尖向后的三角形，正常上颌窦黏膜不能显示。鼻腔正中为鼻中隔，两侧条状骨片与上颌窦内侧壁相连为下鼻甲，正常时鼻腔及鼻甲黏膜可以显示，呈薄而均匀的软组织密度影。鼻腔后方为软腭，软腭后方近似方形的气腔为口咽腔。口咽侧壁呈软组织密度，外侧脂肪密度的是咽旁脂肪间隙，两侧对称，后方为颈部血管断面，外侧斜行的条状软组织为翼内肌。

鼻咽层面：鼻腔内下鼻甲基本消失，鼻腔外侧壁前部小圆形低密度腔为鼻泪管。两侧上颌窦形态与前相仿，后壁呈倒"V"形的骨性结构为翼突，内侧为翼内板，外侧为翼外板，内、外板间为翼内肌，外板外侧为翼外肌。鼻腔后方与之相连的气腔为鼻咽腔，侧壁有两个凹陷，前面的是咽鼓管咽口，在后的是咽隐窝，两者间的软组织突起为隆突，正常情况下两侧对称。侧壁向外为低密度的咽旁脂肪间隙，其内紧贴咽鼓管咽口旁可见稍高密度的腭帆张肌，紧贴隆突后方为腭帆提肌。

上颌窦开口层面：两侧上颌窦腔缩小呈类圆形，内侧壁中断处为上颌窦开口，通向中鼻道，两侧鼻腔呈狭长的气腔紧贴鼻中隔两侧，鼻腔和上颌窦间为筛窦，窦壁及气房间隔骨质菲薄，外伤时易有爆裂骨折。鼻咽腔较前缩小或基本消失。两侧上颌窦后壁和翼突之间的小间隙为翼腭窝。

2. 鼻窦和鼻咽部断面解剖线图和图像。

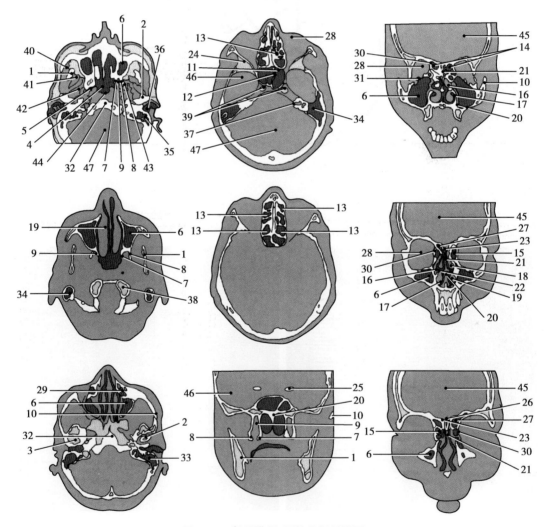

图 6-44 鼻咽横断、冠状位解剖线图

1. 下颌骨 2. 下颌骨髁 3. 颞颌关节 4. 鼻咽 5. 侧咽隐窝 6. 上颌窦 7. 翼突内侧板 8. 翼突外侧板 9. 翼窝 10. 颧弓 11. 蝶窦 12. 蝶窦中隔 13. 筛骨气室 14. 后筛骨气室 15. 筛骨泡 16. 中鼻道 17. 下鼻道 18. 中鼻甲 19. 下鼻甲 20. 犁骨 21. 垂直板 22. 钩突 23. 筛板 24. 蝶骨大翼 25. 前床突 26. 鸡冠 27. 额窦 28. 眼眶 29. 鼻泪管 30. 纸板 31. 眶下管 32. 斜坡 33. 颧骨 34. 乳突 35. 乳突气房 36. 外耳道 37. 内耳道 38. 枕髁 39. 颈内动脉 40. 咬肌 41. 颞肌 42. 侧翼状肌

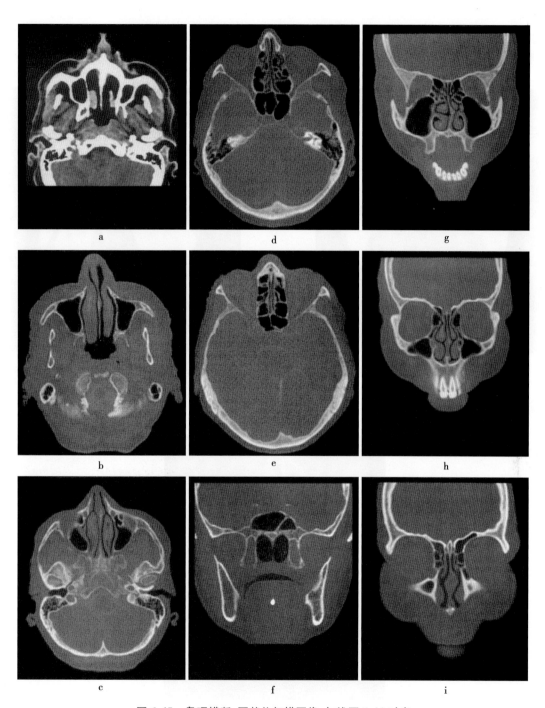

图 6-45　鼻咽横断、冠状位扫描图像，与线图 6-44 对应

（三）常见疾病诊断要点

【鼻咽癌】（图6-46、图6-47）

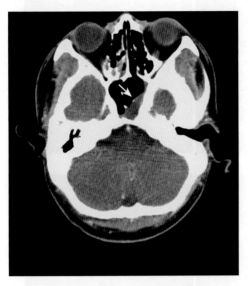

图6-46   鼻咽癌,左侧软组织增厚

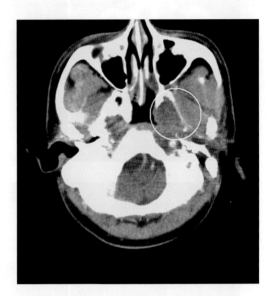

图6-47   鼻咽癌,左侧咽壁增厚,骨质破坏

【上颌窦癌】（图6-48）

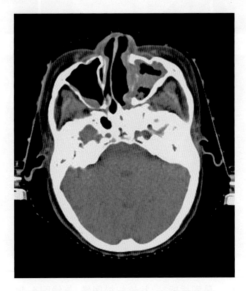

图6-48   左侧上颌窦癌,向鼻腔生长

【鼻窦炎】(图 6-49、图 6-50)

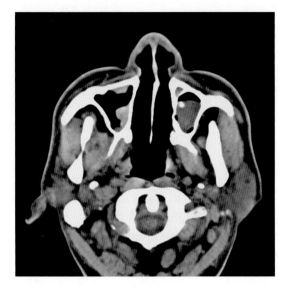

图 6-49　双侧上额窦炎症

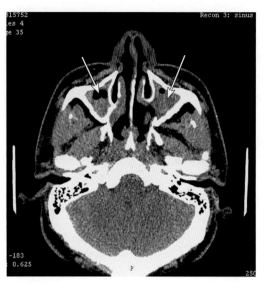

图 6-50　双侧鼻窦炎

五、耳、颞骨

(一) 耳、颞骨平扫及增强

【适应证】

(1) 颞骨部的先天畸形　外耳、内耳、中耳畸形;各种血管畸形;

(2) 颞骨部的炎症性疾病　外耳道炎症,中耳炎及乳突炎等;

(3) 中耳表皮样瘤;

(4) 颞骨肿瘤　外耳道癌、中耳癌、中耳鼓室内血管瘤、听神经瘤等;

(5) 耳硬化症;

(6) 耳源性脑脓肿。

【检查方法和技术】

	扫描要求及重建参数	二次重建/备注
扫描设备	16 层螺旋 CT	
患者准备	去除头上发夹及义齿等金属物品	
检查体位	仰卧,头部放置于头架上。下颌内收,两外耳孔与台面等距。头颅和身体正中矢状面与台面中线重合	
口服对比剂	无须	
静脉对比剂	平扫:无	
	增强:300 ~ 350mg/ml,60 ~ 80ml	
注射速率	平扫:无	
	增强:2ml/s;血管性病变 2.5 ~ 3.5ml/s	
扫描延迟	平扫:无	
	增强:动脉期 16 ~ 20 秒;实质期 60 ~ 70 秒	
呼吸方式	平静呼吸	
定位像	侧位	
扫描范围	颞骨岩部顶至乳突尖(图 6-51)	
扫描方式	非螺旋扫描	
kV	120	
mAs	120	
旋转时间(秒)	1.0	
覆盖范围	2mm/圈	

续表

	扫描要求及重建参数	二次重建/备注
层数×准直(mm)	2×1.0	
螺距	无	
FOV(mm)	120 ~ 180	
重建层厚(mm)	1.0	1.0
重建增量(mm)	1.0	1.0
重建算法	标准	骨算法
窗宽、窗位(软组织窗)	W250 ~ 300、C30 ~ 50	
窗宽、窗位(骨窗)	W1550 ~ 2550、C300 ~ 600	
图像后处理		MPR(横断面≤1.0mm,采用2/3重叠重建)冠状面、矢状面
图像照相	1.0mm横断面从颞骨岩部顶至乳突尖,软组织窗加骨窗。内耳需单侧局部放大摄片	1. 冠状面MPR用于显示双侧内耳对照; 2. 矢状面MPR用于单侧内耳及病灶局部放大摄片
注意事项	增强检查后留观15 ~ 30分钟,以防止对比剂过敏反应发生	

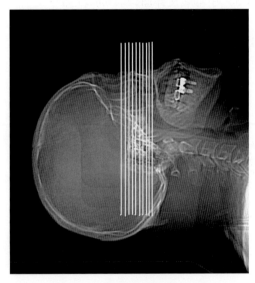

图 6-51　内耳扫描体位及范围

(二) 耳部及颞骨断面解剖

1. 耳部及颞骨断面解剖(图6-52、图6-53)　按照2mm的层厚、层距,横断面的扫描一般可分为4个主要层面,现以听眉线为基线介绍各层面所见结构。

咽鼓管层面:相当于外耳道下缘、下鼓室水平。本层面所见颞骨岩部与颅骨矢状线呈45°,含气呈低密度的外耳道与鼓室相连形成横向"I"形,主要显示外耳道、下鼓室、咽鼓管、颈动脉管、颈静脉孔和乙状窦。外耳道由软骨和骨两部分组成,骨性外耳道前壁前方的类圆形低密度为颞颌关节窝。乙状窦

借乳突气房与外耳道后壁相隔,其距离一般大于10mm。鼓室后内侧的圆形低密度为颈静脉孔,前方有短条状骨间隔与颈动脉管相隔。咽鼓管表现为自鼓室前内壁伸向鼻咽部的细管状低密度,内后侧与其平行的粗管状影为颈动脉管。

鼓岬层面:相当于外耳道下缘平面上2mm。外耳道及鼓室形成横向的"Y"形。鼓岬为鼓室内侧壁的骨性隆起,覆盖耳蜗底周的起始部,鼓岬的后方切迹为圆窗。外耳道后壁仍为蜂窝状乳突气房。颈静脉孔断面较上一层略小。

圆窗层面:相当于外耳道下缘上方4mm平面。外耳道与鼓室相连形成横向的"T"形,鼓室内斜行线条状高密度影为锤骨柄。鼓室内侧高低密度相间的螺旋样结构为耳蜗,骨岬后方的圆窗较上层更清晰。后方岩锥内一横行的管状低密度影为耳蜗导管。鼓膜为外耳道底部线状略高密度影。颈静脉孔及岩锥内颈动脉管消失。

前庭窗层面:相当于眶上缘外耳道下缘上方6mm中鼓室平面。本层面外耳道仍可见少许气腔断面。锤骨表现为鼓室内较大的点状高密度影,其后方较小的高密度影为砧骨。鼓室内侧壁的骨性突起为匙突,其内后方的类圆形低密度为前庭窗。前庭窗前方为螺旋状的耳蜗。骨室后壁可见锥隆起,其内侧的凹陷为鼓室窦,外侧的切迹为面隐窝,其后方的乳突内可见圆形低密度影为面神经管降段。

2. 耳部及颞骨断面解剖线图和图像。

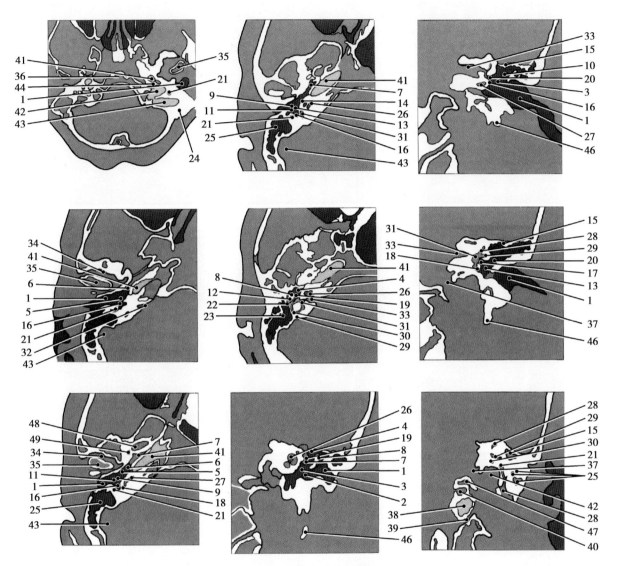

图 6-52　颞部断面解剖线图

1. 外耳道　2. 鼓膜　3. 鼓室腔　4. 上鼓室　5. 鼓室　6. 咽鼓管　7. 鼓膜张肌半管　8. 锤骨头
9. 锤骨柄　10. 砧骨体　11. 砧骨（长突）　12. 砧骨（短突）　13. 镫骨　14. 岬部　15. 鼓室上盖
16. 鼓室窦　17. 卵圆窗　18. 圆窗　19. 膝神经节　20. 面神经管（鼓室段Ⅶ$_2$）　21. 面神经管（乳突段
Ⅶ$_3$）　22. 鼓室窦入口　23. 鼓窦　24. 乳突　25. 乳突气房　26. 耳蜗　27. 耳蜗（底部）　28. 耳蜗导
水管　29. 上半规管　30. 侧半规管　31. 后半规管　32. 前庭　33. 内听道　34. 颞颌关节　35. 颞颌
关节髁　36. 斜坡　37. 岩枕裂　38. 枕髁　39. 寰枕关节　40. 舌下神经管　41. 颈动脉管　42. 颈静
脉孔　43. 乙状窦　44. 颈动脉嵴　45. 茎乳孔

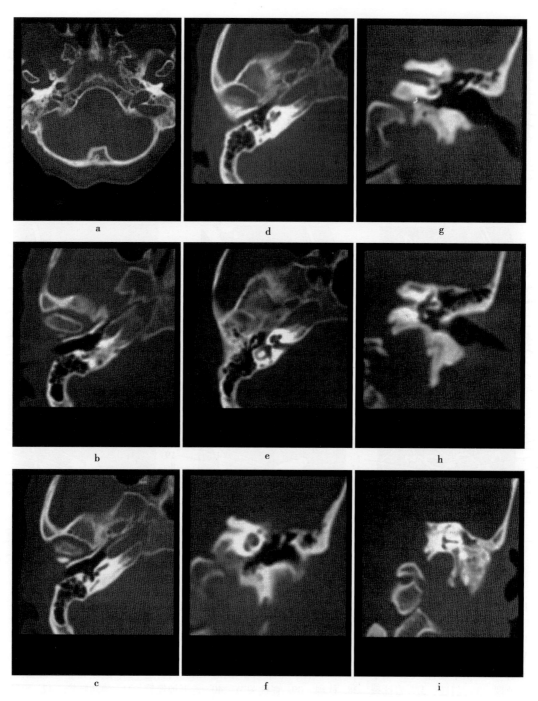

图 6-53　颞部断面扫描图像，与线图 6-52 对应

（三）常见疾病诊断要点

【表皮样瘤】（图 6-54 ~ 图 6-56）

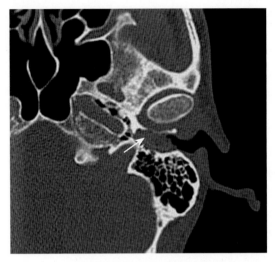

图 6-54 外耳道表皮样瘤，左侧，见软组织肿块形成，突入鼓室，局部骨质破坏

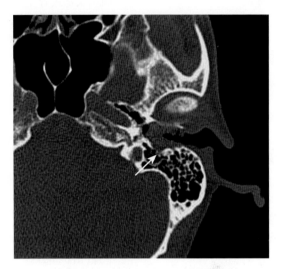

图 6-55 外耳道表皮样瘤，骨质破坏

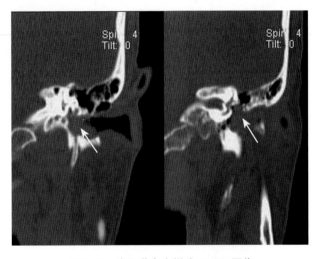

图 6-56 外耳道表皮样瘤，MPR 图像

六、喉、颈部

（一）喉、颈部平扫及增强

【适应证】

（1）喉、颈部肿瘤性病变；

（2）喉、颈部囊肿及脓肿等；

（3）喉、颈部外伤性病变及异物；

（4）喉部息肉（声带息肉）、喉膨出等；

（5）喉、颈部感染性病变；

（6）喉、颈部淋巴结肿大；

（7）甲状腺病变 甲状舌管囊肿、结节性甲状腺肿等；

（8）臂丛神经瘤、外伤、感染；

（9）咽旁、咽后等良、恶性肿瘤等。

【检查方法和技术】

	扫描要求及重建参数	二次重建/备注
扫描设备	16 层螺旋 CT	
患者准备	去除颈部项链等金属异物	
检查体位	仰卧,头部放置于头架上。下颌内收,两外耳孔与台面等距。头颅和身体正中矢状面与台面中线重合(图 6-57)	
口服对比剂	无须	
静脉对比剂	平扫:无 增强:300 ~ 350mg/ml,60 ~ 80ml	
注射速率	平扫:无 增强:2ml/s;血管性病变 2.5 ~ 3.5ml/s	
扫描延迟	平扫:无 增强:动脉期 16 ~ 20 秒;实质期 60 ~ 70 秒	
呼吸方式	平静呼吸	
定位像	侧位	
扫描范围	1. 颈部:第 1 颈椎水平至肺尖或主动脉弓上缘(图 6-58a); 2. 喉部:舌骨平面至环状软骨下缘或颈根部(发现肿瘤时)(图 6-58b); 3. 甲状腺:舌骨下缘至主动脉弓上缘(图 6-58c)	
扫描方式	螺旋扫描	
kV	120	
mAs	200	
旋转时间(秒)	0.75	
覆盖范围	12mm/圈	
层数×准直(mm)	16×0.75	
螺距	1.0(或相当)	
FOV(mm)	120 ~ 180	
重建层厚(mm)	5.0	≤1.0
重建增量(mm)	5.0	≤1.0
重建算法	软组织	软组织
窗宽、窗位(软组织窗)	W200 ~ 300、C30 ~ 50	
窗宽、窗位(骨窗)	W1550 ~ 2050、C300 ~ 600	
图像后处理		MPR(横断面≤1.0mm,采用 2/3 重叠重建)冠状面和矢状面以及 MIP、VRT 和 CTVE
图像照相	1. 颈部:5mm 横断面从第 1 颈椎水平至肺尖或主动脉弓,软组织窗; 2. 喉部:5mm 横断面从舌骨平面至环状软骨下缘或颈根部,软组织窗; 3. 甲状腺:5mm 横断面从舌骨下缘至主动脉弓上缘,软组织窗	发现病变时,测平扫增强对比 CT 值,病灶放大摄影。 1. 肿块:冠状面和矢状面; 2. 血管:MIP 和 CPR; 3. 腔内血栓:CPR 和 CTVE
注意事项	增强检查后留观 15 ~ 30 分钟,以防止对比剂过敏反应发生	

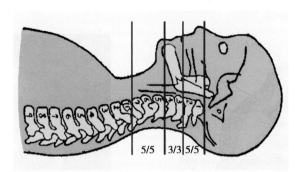

图 6-57　喉、颈部扫描体位

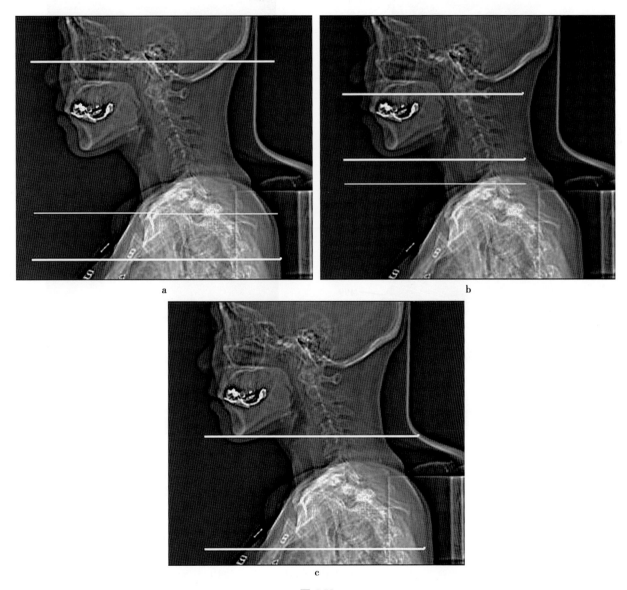

图 6-58

a. 颈部扫描范围；b. 喉部扫描范围；c. 甲状腺扫描范围

（二）喉及颈部断面解剖

1. 喉及颈部的横断面解剖（图 6-59 ~ 图 6-70）

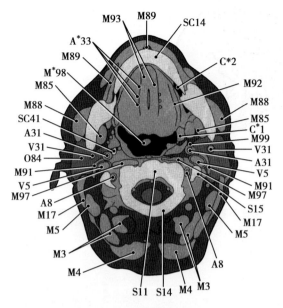

图 6-59 喉颈部断面解剖线图

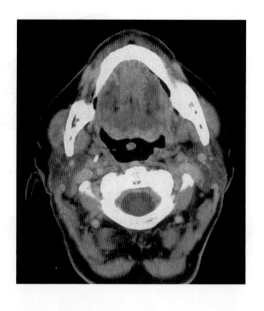

图 6-60 喉颈部断面扫描图像，与图 6-59 对应

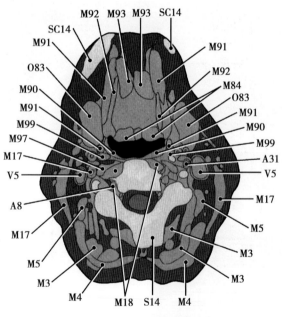

图 6-61 喉颈部断面解剖线图

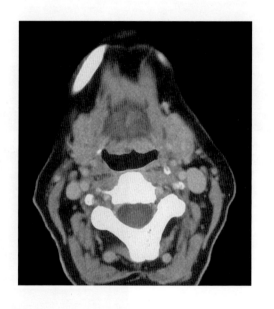

图 6-62 喉颈部断面扫描图像，与图 6-61 对应

图 6-59、图 6-61 说明：

A8 椎基动脉	M3 半棘肌	M90 上咽收缩肌	S11 椎体	SC41 茎突
A31 颈内动脉	M4 头夹肌	M91 二腹肌	S14 棘突	SC42 乳突
A33 舌动脉	M5 肩胛提肌	M92 下颌舌骨肌	S15 横突	
A*33 舌动脉(分支)	M17 胸锁乳突肌	M93 颏舌骨肌		C*1 扁桃体
	M18 颈长肌	M97 头长肌	SC1 下颌骨	C*2 前庭(口腔)
V5 颈内静脉	M84 舌肌	M98 软腭	SC5 枕骨	
V31 下颌后静脉	M85 内翼状肌	M*98 腭垂	SC14 下颌骨体部	O83 下颌下腺
	M88 咬肌	M99 茎突舌骨肌	SC20 上颌窦	O84 腮腺
	M89 口轮匝肌		SC24 翼突内侧板	
			SC27 上颌骨牙槽突	

注：A＝动脉；V＝静脉；M＝肌肉；O＝器官；SC＝头骨；N＝神经；S＝骨骼；C*＝其他

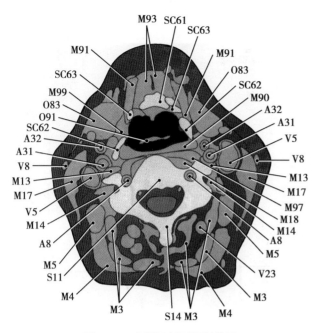

图 6-63 喉颈部断面解剖线图

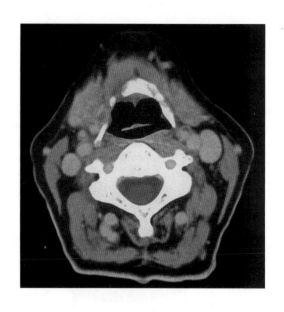

图 6-64 喉颈部断面扫描图像,与线图 6-63 对应

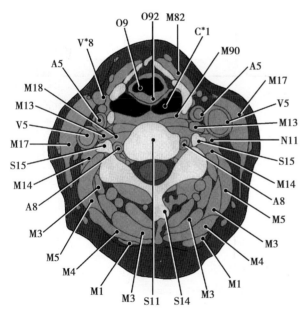

图 6-65 喉颈部断面解剖线图

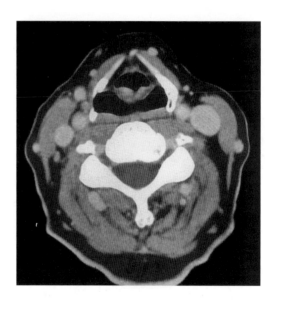

图 6-66 喉颈部断面扫描图像,与线图 6-65 对应

图 6-63 ~ 图 6-66 说明:

A5 颈动脉	M1 斜方肌	M90 上咽收缩肌	S11 椎体	O9 喉
A8 椎动脉	M3 半棘肌	M91 二腹肌	S14 棘突	O83 下颌下腺
A31 颈内动脉	M4 头夹肌	M93 颏舌骨肌	S15 横突	O91 会厌
A32 颈外动脉	M5 肩胛提肌	M97 头长肌	S18 椎管	O92 杓状会厌襞
	M13 前斜角肌	M99 茎突舌骨肌	SC6 舌骨	O96 甲状软骨
V5 颈内静脉	M 14 中斜角肌		SC61 舌骨体	O97 上角
V8 颈外静脉	M17 胸锁乳突肌	N11 臂丛	SC62 舌骨大角	
V23 颈深静脉	M18 颈长肌		SC63 舌骨小角	
	M82 胸骨甲状肌	C*1 喉咽		

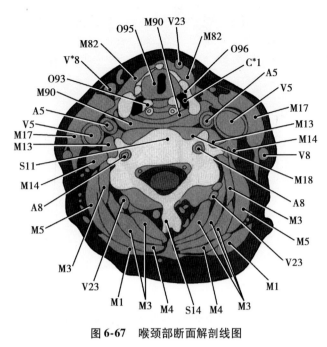

图 6-67 喉颈部断面解剖线图

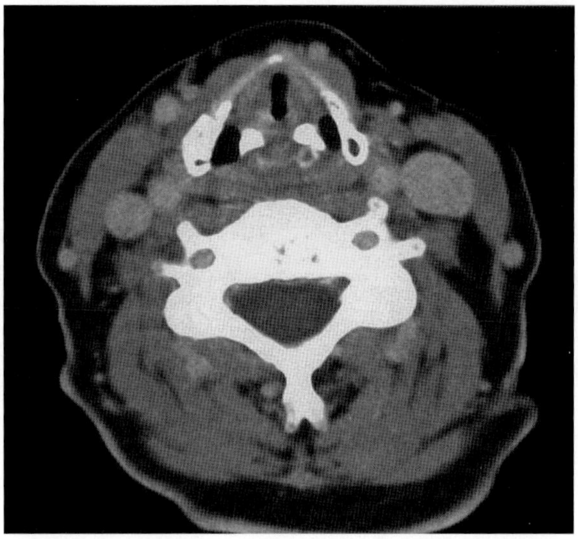

图 6-68 喉颈部断面扫描图像，与线图 6-67 对应

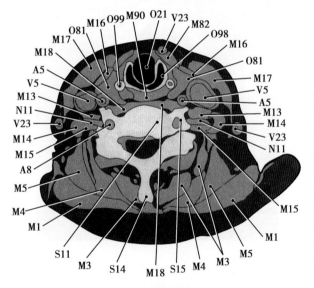

图 6-69 喉颈部断面解剖线图

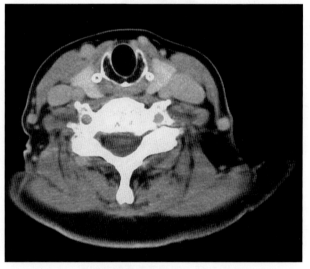

图 6-70 喉颈部断面扫描图像，与线图 6-69 对应

图 6-67 ~ 图 6-70 说明：

V5 颈内静脉	M1 斜方肌	M17 胸锁乳突肌	O21 气管	S11 椎体
V8 颈外静脉	M3 半棘肌	M18 颈长肌	O81 甲状腺	S14 棘突
V23 颈前静脉	M4 头夹肌	M82 胸骨甲状肌	O93 杓状软骨	S15 横突
	M5 肩胛提肌	M90 上咽收缩肌	O95 声襞	
N11 臂丛	M13 前斜角肌		O96 甲状软骨	
	M14 中斜角肌		O98 环状软骨	
C*1 梨状窦			O99 下角	

喉部:喉部是发声器官,上开口于咽腔喉部,下连通气管,后方为喉咽部,两侧有颈部血管和神经。成年人喉界于第4、5颈椎至第7颈椎之间。喉部由会厌、假声带、真声带和梨状窝等组成,假声带成对以水平方向突入喉腔皱襞,舌状对称,吸气时消失;假声带的下方为真声带,发声时两侧对称,呈舌状突入管腔内的皱襞,呼气时消失。

此处介绍横断面扫描时从上到下几个主要层面的解剖:

舌骨层面:为喉咽部扫描的最上方层面,在颈前中部空间低密度含气咽腔,其内有一弧形略高密度影为会厌,其前方纵行的软组织密度影为舌会厌襞,将会厌前方的气腔分为两半,为会厌溪。咽腔的前方可见舌骨体及两侧舌骨大角,两者间有低密度分隔为正常表现。舌骨大角后外方可见颈部血管,在前内的为动脉,后外的为静脉。其周围有时可见小淋巴结,直径小于5mm。血管间隙的外侧可见斜行的胸锁乳突肌,呈软组织密度。

梨状窝层面:咽腔缩小,前缘呈花瓣样,中央部分为会厌喉侧面构成,十分光整,两侧突入咽腔内的尖角状软组织为勺会厌皱襞。其外侧的气腔为梨状窝,一般两侧对称,其外侧壁菲薄。会厌前方的脂肪间隙为会厌前间隙,中线处常有密度较高的韧带分

隔。会厌前间隙前外侧方可见甲状软骨,其钙化可不完全,为正常现象。

室带层面:咽腔更小,两侧梨状窝消失。咽腔侧壁为室带,后端与两侧勺状软骨相连,前端附着于甲状软骨前角两侧。喉室的前方与甲状软骨间有甲状会厌韧带相隔,较圆钝。两侧室带与甲状软骨间可见裂隙状喉旁间隙。

声带层面:与室带层面紧邻,咽腔呈尖向前的等腰三角形,前缘锐利,紧贴甲状软骨前角后方。咽腔两侧壁由声带构成,后端与三角形钙化的勺状软骨声带突前端连于甲状软骨前角两侧。

甲状腺:甲状腺位于颈前部、喉的前外侧,由左右两叶及峡部组成,其上极平甲状软骨中点,下极至第6气管环水平。在CT图像上甲状腺为边缘光滑、密度均匀的软组织,位于气管两侧及前缘,通常其密度高于周围组织,食碘或注射对比剂后,其密度可增高。位于甲状腺后的甲状旁腺,CT图像上表现为密度均匀的软组织影,正常时与周围血管淋巴结很难区分。颈部淋巴结大小在3~10mm,CT值约20~30HU,通常不被对比剂所增强。

2. 喉及颈部的断面解剖线图和图像。

(三) 常见疾病诊断要点
【颈部血管变异】(图6-71)

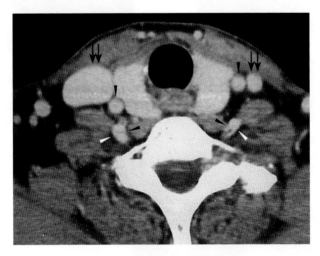

图6-71 正常变异颈血管和甲状腺
对比剂增强后,甲状腺表现为甚高密度。颈静脉常可见变异,右侧颈静脉合并(双箭头);常见的颈动脉(单箭头)和椎动脉(对向箭头)

【甲状腺癌】(图 6-72 ~ 图 6-76)

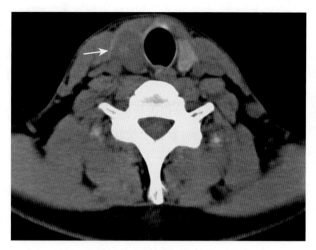

图 6-72 甲状腺癌,右侧,平扫
右侧甲状腺增大,增强扫描见肿块不规则强化;颈深
部见约 3cm 淋巴结,不规则强化

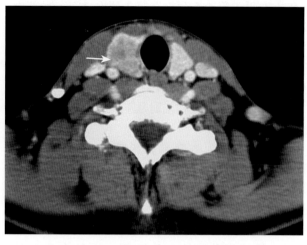

图 6-73 甲状腺癌,右侧,增强见多个淋巴结
右侧甲状腺增大,增强扫描见肿块不规则强化;颈深部
见约 3cm 淋巴结,不规则强化

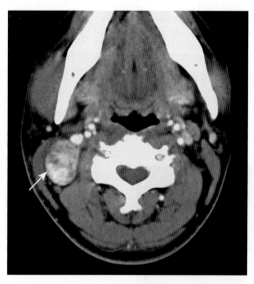

图 6-74 右侧淋巴结转移,不规则强化
右侧甲状腺增大,增强扫描见肿块不规则强化;颈深部
见约 3cm 淋巴结,不规则强化

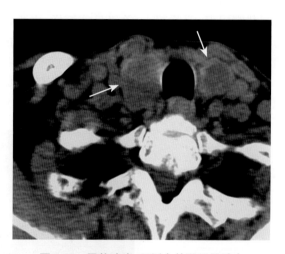

图 6-75 甲状腺癌,双侧合并淋巴结肿大
平扫见右侧甲状腺显著增大,左侧甲状腺周缘密度
增高;增强见右侧甲状腺不均匀明显强化,左侧甲状
腺部分囊性改变和强化伴淋巴结肿大

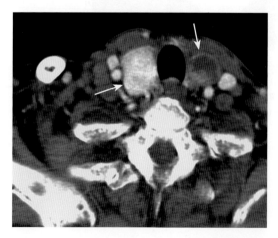

**图 6-76 甲状腺癌,双侧,右侧明显
强化,左囊性灶**
平扫见右侧甲状腺显著增大,左侧甲
状腺周缘密度增高;增强见右侧甲状
腺不均匀明显强化,左侧甲状腺部分
囊性改变和强化伴淋巴结肿大

【喉癌】(图 6-77 ~ 图 6-79)

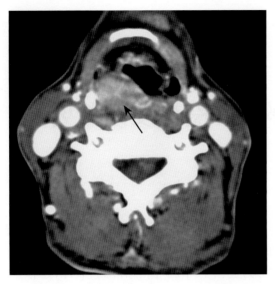

图 6-77 梨状窝鳞状上皮乳头瘤，横断面
横断面见喉部右侧肿块，明显强化，不规则；冠状面
与矢状面显示肿块大小和周围组织关系。手术病理
证实为梨状窝鳞状上皮乳头瘤

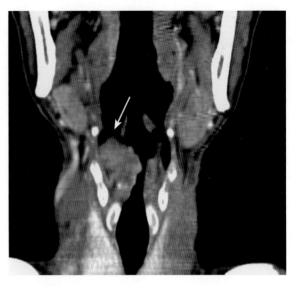

图 6-78 梨状窝鳞状上皮乳头瘤，冠状面
横断面见喉部右侧肿块，明显强化，不规则；冠状面
与矢状面显示肿块大小和周围组织关系。手术病理
证实为梨状窝鳞状上皮乳头瘤

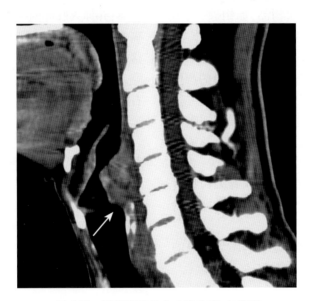

图 6-79 梨状窝鳞状上皮乳头瘤，矢状面
横断面见喉部右侧肿块，明显强化，不规则；冠状面
与矢状面显示肿块大小和周围组织关系。手术病理
证实为梨状窝鳞状上皮乳头瘤

（沈纲 王鸣鹏）

第七章

胸部、纵隔CT检查及诊断要点

第1节 检查注意事项

1. 被检查者进入 CT 室需换鞋,保持 CT 室机房内的整洁;对患者作好耐心的解释工作,包括检查中机器的响声、注射增强剂后身体的反应及可能发生的副作用等,消除其紧张情绪,以便检查能顺利进行。

2. 去除被检查部位的金属物品,如钥匙、钱币和含有金属物质的纽扣等,以防止金属伪影的产生。

3. 对于不能合作的患者,如婴幼儿、躁动的患者,须事先给予镇静剂等措施,以防运动伪影的产生(用药和剂量参见第六章 第1节)。

4. 扫描前作好必要的呼吸训练,如根据呼吸的指令或指示灯有规律的呼吸,以免产生呼吸及运动伪影的产生。

5. 需要作增强的患者,应详细询问有无药物过敏史及有无不宜使用对比剂的身心疾病,根据药物使用说明做或不做过敏试验。

6. 在 CT 扫描过程中应作好患者和陪伴人员的射线防护。

第2节 相 关 解 剖

胸部的上界为颈部下界,下界为骨性胸廓下口,外界为三角肌前后缘,是人体第二大体腔局部。胸部由胸壁和它内面包藏的内脏、神经、血管等组成。局部分为胸腔和胸腔内容两部分。胸腔又分为胸壁和膈;胸腔内容又分为中间的纵隔和两侧的肺及胸膜。

(一) 肺

肺上端钝圆称为肺尖,向上经胸廓上口突入颈根部,底位于膈上面,对向肋和肋间隙的面为肋面,朝向纵隔的面称为内侧面,该面中央的支气管、血

管、淋巴管和神经出入处称为肺门,这些出入肺门的结构,被结缔组织包裹在一起称为肺根。左肺由斜裂分为上、下两个肺叶,右肺除斜裂外,还有一水平裂将其分为上、中、下三个肺叶。

(二) 胸膜及胸膜腔

胸膜是一薄层浆膜,可分为脏胸膜与壁胸膜两部。脏胸膜包覆于肺的表面,与肺紧密结合而不能分离,并伸入肺叶间裂内。壁胸膜贴附于胸壁内面、膈上面和纵隔表面。脏胸膜与壁胸膜在肺根处相互移行,脏胸膜与壁胸膜之间是一个封闭的浆膜囊腔隙,即胸膜腔,由于左右两个浆膜囊是独立的,故左右胸膜腔互不相通。

(三) 纵隔

纵隔是左右纵隔胸膜之间的器官、结构和结缔组织的总称。纵隔在矢状位,位于胸腔正中偏左,上窄下宽,前短后长。纵隔的前界为胸骨,后界为脊柱,两侧为纵隔胸膜,上为胸廓上口,下为膈。正常情况下,纵隔位置较固定。一侧发生气胸时,纵隔向对侧移位。临床上多采用三分法,即以气管和支气管的前壁以及心包后壁为界分为前纵隔、中纵隔和后纵隔。

第3节 扫 描 方 法

胸部 CT 扫描采用的方法主要有普通平扫、增强扫描、薄层扫描、高分辨扫描等;根据不同的疾病可以采用不同的扫描方法,既有利于疾病的诊断,也能减少患者不必要的照射量。

一、肺 和 纵 隔

(一) 肺平扫和增强扫描
【适应证】
(1) 肺急、慢性炎症和肺水肿;

（2）胸部外伤；

（3）肺弥漫性病变；

（4）胸部手术后疗效评价；

（5）胸水、心包积液和胸膜增厚；

（6）肺纤维化诊断和鉴别诊断；

（7）肺脓肿诊断和鉴别诊断；

（8）肺结核诊断和鉴别诊断；

（9）肺小结节诊断和鉴别诊断；

（10）肺和胸膜良、恶性肿瘤诊断和鉴别诊断；

（11）肺转移性肿瘤；

（12）肺血管性病变；

（13）心脏肿瘤等；

（14）气道病变。

【检查方法和技术】

一般情况下，胸部外伤、肺弥漫性病变、胸部手术后随访和临床症状典型的肺急、慢性炎症等，仅单做平扫即可，而其他大部分病症则视情况多数需做增强扫描。

	扫描要求及重建参数	二次重建/备注
扫描设备	16 层螺旋 CT	
患者准备	脱去外衣及去除有金属物质的衣物和佩饰。嘱患者扫描时深吸气和屏住呼吸，必要时进行呼吸训练	
检查体位	仰卧，双上肢上举抱头，身体置于检查床中间及扫描野中心（图 7-1）	
口服对比剂	无须	
静脉对比剂	平扫：无 增强：300～350mg/ml，80～100ml	
速率	平扫：无 增强：2～3ml/s	
扫描延迟	平扫：无 增强：动脉期：20～30 秒；实质期：45～55 秒	
呼吸方式	吸气后屏住	
定位像	正位	
扫描范围	自胸廓入口至肺下界（图 7-2）	
扫描方式	螺旋扫描	
kV	120	
mAs	100	
旋转时间（秒）	0.5	
覆盖范围	12mm/圈	
层数×准直（mm）	16×0.75	
螺距	0.85（或相当）	
FOV（mm）	300～350	
重建层厚（mm）	5.0～10.0	3.0 或 ≤1.0
重建增量（mm）	5.0～10.0	3.0 或 ≤1.0
重建算法	肺窗（高分辨）+纵隔窗	肺窗（高分辨）+纵隔窗
窗宽、窗位（肺窗）	W1000/1350、C-600/-350	W1000/1350、C-600/350
窗宽、窗位（纵隔窗）	W250～350、C40～60	W250～350、C40～60
图像后处理		MPR（横断面≤1.0mm，采用 2/3 重叠重建），冠状面和矢状面
图像照相	10.0mm 或 5.0mm，从肺尖至肺底，肺窗和纵隔窗各一套。病灶部位平扫和各期增强的 CT 值图像	冠状面和矢状面：冠状面，全肺和病灶概貌；矢状面，病灶与周围组织器官显示 VRT：肿块或肺结节辅助显示
注意事项	增强检查后留观 15～30 分钟，以防止对比剂过敏反应发生	

注：扫描时请将扫描范围选择框适当向下延伸，注意患者的呼吸幅度，以便包括所有肺组织

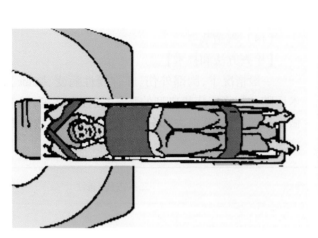

图 7-1 肺扫描体位

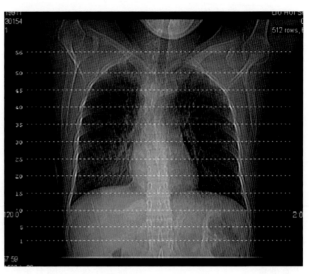

图 7-2 肺扫描范围

（二）纵隔平扫和增强扫描

【适应证】

（1）胸内甲状腺瘤；

（2）胸腺瘤；

（3）淋巴瘤；

（4）畸胎瘤；

（5）神经源性肿瘤；

（6）心脏肿瘤等。

【检查方法和技术】

纵隔 CT 检查大多数情况下需做增强扫描，平扫仅在个别情况或增强前病变 CT 值对照时使用。

	扫描要求及重建参数	二次重建/备注
扫描设备	16 层螺旋 CT	
患者准备	脱去外衣及去除有金属物质的衣物和佩饰。嘱患者扫描时深吸气和屏住呼吸，必要时进行呼吸训练	
检查体位	仰卧，双上肢上举抱头，身体置于检查床中间及扫描野中心（图 7-1）	
口服对比剂	无须	
静脉对比剂	平扫：无 增强：300～350mg/ml,80～100ml	
速率	平扫：无 增强：2ml～3ml/s	
扫描延迟	平扫：无 增强：动脉期：20～30 秒；实质期：45～55 秒	
呼吸方式	吸气后屏住	
定位像	正位	
扫描范围	自胸廓入口至肺下界（图 7-2）	
扫描方式	螺旋扫描	
kV	120	
mAs	100	
旋转时间（秒）	0.5	
覆盖范围	12mm/圈	

续表

扫描要求及重建参数		二次重建/备注
层数×准直(mm)	16×0.75	
螺距	0.85(或相当)	
FOV(mm)	300～350	
重建层厚(mm)	5.0～10.0	3.0 或≤1.0
重建增量(mm)	5.0～10.0	3.0 或≤1.0
重建算法	纵隔窗+肺窗(高分辨)	纵隔窗+肺窗(高分辨)
窗宽、窗位(肺窗)	W1000/1350、C-600/-350	W1000/1350、C-600/350
窗宽、窗位(纵隔窗)	W250～350、C40～60	W250～350、C40～60
图像后处理		MPR(≤1.0mm,采用2/3重叠重建),冠状面和矢状面
图像照相	10.0mm 或 5.0mm,从肺尖至肺底,肺窗和纵隔窗各一套。病灶部位平扫和各期增强的CT值图像及病灶放大图像	冠状面和矢状面:冠状面,全肺和病灶概貌;矢状面,病灶与周围组织器官显示 VRT:肿块或肺结节辅助显示
注意事项	增强检查后留观 15～30 分钟,以防止对比剂过敏反应发生	

注:扫描时请将扫描范围选择框适当向下延伸,注意患者的呼吸幅度,以便包括所有肺组织

(三)肺和纵隔横断面解剖

1. 胸部的横断面解剖　以 10mm 层厚、层距扫描的横断面肺部图像,一般在 20 层左右,身材瘦长、有肺气肿的患者有时可达 30 层。本部分主要介绍与重要解剖结构有关的横断面图像所见。

胸骨切迹平面:相当于第 2 胸椎平面。该平面经过肺尖有 6 条大的血管,即成双的颈总动脉、颈总静脉和锁骨下动脉,右肺的尖段和左肺的尖后段,食管、气管等。

胸锁关节平面:相当于第 3 胸椎平面。该平面经过胸骨柄和胸锁关节,在气管的前面和外侧常可见 5 条血管,它们是右头臂静脉、右头臂动脉、左颈总动脉和左锁骨下动脉。右肺的尖段和左肺的尖后段,食管、气管等。

主动脉弓平面:相当于第 4 胸椎平面。本层面于气管前方可见上腔静脉与主动脉弓,有时可见左头臂静脉和奇静脉。此层面可显示右肺的尖段、后段和前段,及其左肺的尖后段和前段,食管、气管等。

主动脉窗平面:相当于第 5 胸椎平面。右侧可见奇静脉弓和由左侧主、肺动脉窗内的脂肪隔开的升主动脉、降主动脉和上腔静脉。右肺的尖段、后段和前段以及左肺的尖后段、前段和背段,食管、气管等在此层显示。

左肺动脉平面:相当于第 5 胸椎下缘平面,或称气管隆嵴下平面。左肺动脉在左主支气管上方向后走行,右上叶支气管清晰可见。由右向左,右上叶肺动脉、上腔静脉、升主动脉、右肺动脉及降主动脉呈半圆形排列。右肺可见前段、后段和背段,左肺可见前段、尖后段和背段,含气的支气管分叉伸向两侧肺野。

右肺动脉平面:相当于第 6 胸椎平面。此平面右肺动脉从主肺动脉发出后伸展到右侧,位于上腔静脉与中间支气管之间,升主动脉和降主动脉仍可见。右肺可见前段、后段和背段,左肺可见前段、上舌段和背段。

左心房平面:相当于第 7 胸椎平面。该平面自左向右可见右心房、主动脉根部、主肺动脉、左心房和降主动脉,有时可见下肺静脉。右肺显示前段、外侧段、内侧段和背段,左肺显示下舌段、左外侧段和背段。

左心房中部层面:相当于第 7 胸椎下缘平面。此层面可见左右肺静脉和降主动脉。右肺显示前段、右下叶内侧段、外侧段和背段,左肺显示下舌段、左外侧段和背段。

心室层面:相当于第 8 胸椎平面。可见显示软组织密度的心包影及室间沟,右心室后外侧是下腔静脉。右肺显示右下叶内侧段、外侧段、外基底段和背段,左肺显示下舌段、前基底段和背段。

2. 胸部的断面解剖线图和胸部扫描断面图像(图 7-3～图 7-14)。

3. 胸部（肺叶）横断面图像和肺叶解剖（图 7-15、图 7-16）

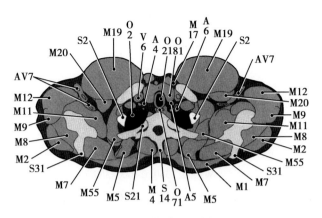

图 7-3 胸部横断面解剖线图，纵隔

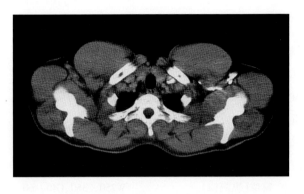

图 7-4 胸部横断面扫描图像，纵隔，与线图 7-3 对应

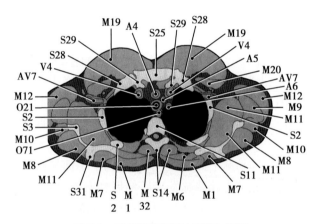

图 7-5 胸部横断面解剖线图，纵隔

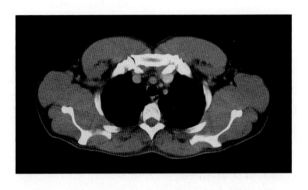

图 7-6 胸部横断面扫描图像，纵隔，与线图 7-5 对应

图 7-3 ~ 图 7-6 说明：

A4 头臂干	M1 斜方肌	M11 肩胛下肌	O2 肺	S2 肋骨（断面）
A5 颈总动脉	M2 三角肌	M12 背阔肌	O21 气管	S3 肩胛骨
A6 锁骨下动脉	M4 头夹肌	M17 胸锁乳突肌	O71 食管	S14 棘突
A7 腋动脉	M5 肩胛提肌	M19 胸大肌	O81 甲状腺	S21 肋骨头
	M6 菱大（小）肌	M20 胸小肌		S25 胸骨
V4 头臂静脉	M7 冈上肌	M55 上后锯肌		S28 肋软骨
V6 锁骨下静脉	M8 冈下肌			S29 锁骨
V7 腋静脉	M9 大圆肌			S31 肩胛骨棘

注：A = 动脉；V = 静脉；M = 肌肉；O = 器官；SC = 头骨；N = 神经；S = 骨骼；C* = 其他

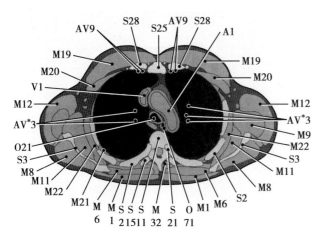

图 7-7 胸部横断面解剖线图,纵隔

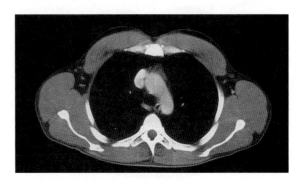

图 7-8 胸部横断面扫描图像,纵隔,与线图 7-7 对应

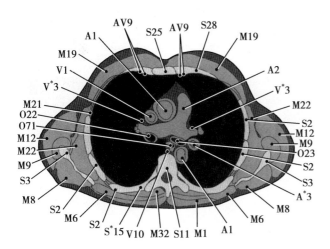

图 7-9 胸部横断面解剖线图,纵隔

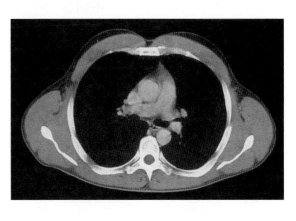

图 7-10 胸部横断面扫描图像,纵隔,与线图 7-9 对应

图 7-7 ~ 图 7-10 说明:

A1 胸主动脉	M1 斜方肌	O21 气管	S2 肋骨(断面)
A2 肺动脉干	M6 菱大(小)肌	O22 初级支气管	S3 肩胛骨
A3 肺动脉	M9 大圆肌	O23 叶支气管	S11 椎体
A*3 肺动脉分支	M11 肩胛下肌	O71 食管	S15 棘突
A9 胸内动脉	M12 背阔肌		S*15 肋横突关节
	M19 胸大肌		S21 肋骨头
V1 上腔静脉	M20 胸小肌		S25 胸骨
V3 肺静脉	M21 肋间肌		S28 肋软骨
V*3 上腔静脉分支	M22 前锯肌		
V9 胸内静脉	M32 立脊肌		
V10 奇静脉			

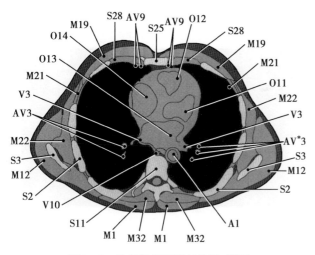

图 7-11 胸部横断面解剖线图,纵隔

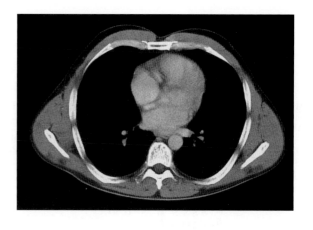

图 7-12 胸部横断面扫描图像,纵隔,与线图 7-11 对应

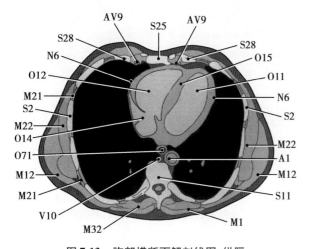

图 7-13 胸部横断面解剖线图,纵隔

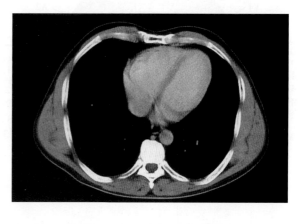

图 7-14 胸部横断面扫描图像,纵隔,与线图 7-13 对应

图 7-11 ~ 图 7-14 说明:

A1 胸主动脉	M1 斜方肌	O11 左心室	S2 肋骨(断面)
A3 肺动脉	M12 背阔肌	O12 右心室	S3 肩胛骨
A9 胸内动脉	M19 胸大肌	O13 左心房	S11 椎体
	M21 肋间肌	O14 右心房	S25 胸骨
V3 肺静脉	M22 前锯肌	O15 室间隔	S28 肋软骨
V9 胸内静脉	M32 立脊肌	O71 食管	
V10 奇静脉			N6 膈神经

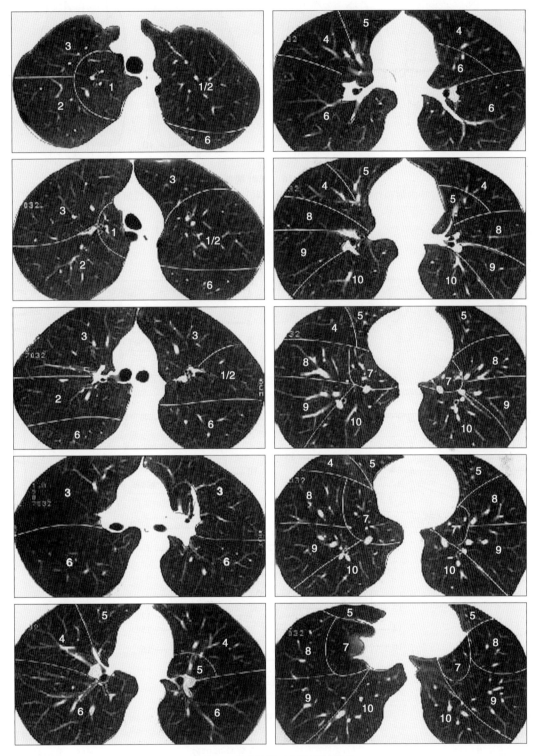

图 7-15　胸部（肺叶）横断面图像

1. 尖段　2. 后段　3. 前段　4. 舌上段（左肺）中叶外侧段（右肺）　5. 左上叶舌下段　右中叶内侧段
6. 背段　7. 内基底段　8. 前基底段　9. 外基底段　10. 后基底段

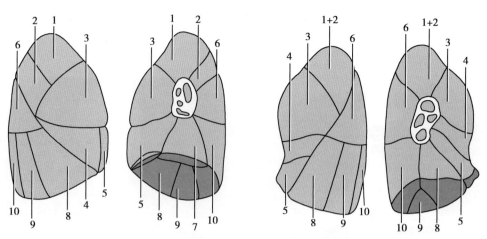

图 7-16　肺叶解剖

左侧图是肺右叶内侧和外侧显示;右侧图是肺左叶内侧和外侧显示。肺段解剖说明见图 7-15

【纵隔淋巴结】

正常纵隔淋巴结的大小为 0.3～0.6cm,淋

巴结大小超过 11～12cm 时,可考虑病理改变(图 7-17)。

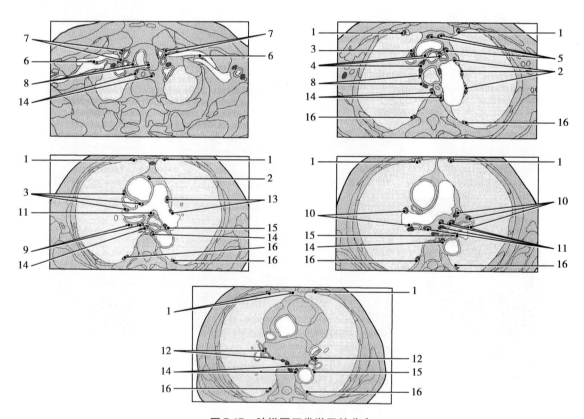

图 7-17　肺纵隔正常淋巴结分布

前纵隔:

1. 胸骨淋巴结

2. 主动脉前淋巴结

3. 腔静脉前淋巴结

4. 支气管纵隔淋巴结

5. 头臂动脉淋巴结

6. 锁骨下淋巴结

7. 颈内静脉淋巴结(2～7,血管前淋巴结)

中纵隔:

8. 气管旁淋巴结

9. 支气管淋巴结

10. 支气管肺淋巴结

11. 气管隆突下淋巴结

12. 肺血管淋巴结

13. 动脉导管淋巴结

后纵隔:

14. 食管旁淋巴结

15. 主动脉旁淋巴结

16. 肋间淋巴结

【胸腺】

胸腺属于淋巴组织。出生时重约 20g,至青春期后可超过 30g。它分两叶位于主动脉根部的大血管前,通常,左叶大于右叶。它的形状类型和 CT 所见见图 7-18、图 7-19。

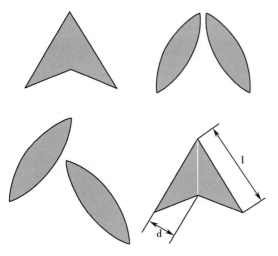

图 7-18 胸腺的形状
如图所示,大部分胸腺融合成"箭头"状(62%)(左上图);部分(32%)胸腺的两叶可分别见到(右上图);偶尔,仅一叶可见(6%)。右下图是胸腺长度(l)和厚度(d)的测量

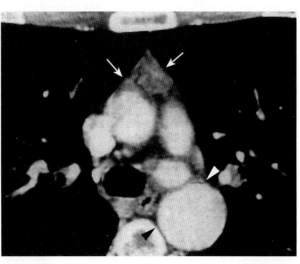

图 7-19 正常胸腺
箭头处示正常大小的胸腺。粗箭头示本病例此处可见动脉瘤形成

(四) 常见疾病诊断要点

【大叶性肺炎】

斑片或大片状密度增高阴影,边缘模糊,形态与肺叶或肺段相同;病灶密度不均,其内可见含气支气管影;可伴发不张及胸膜炎,前者病灶内的含气支气管影像将有助于区别其他阻塞性肺不张,后者表现为少量渗出积液(图 7-20、图 7-21)。

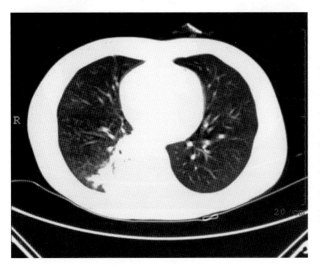

图 7-20 大叶性肺炎

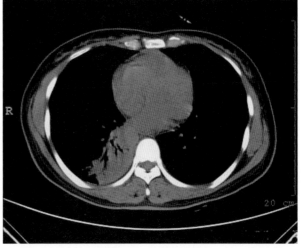

图 7-21 大叶性肺炎

【支气管扩张】

支气管呈柱状、管状、囊状扩张，支气管壁不规则，较为毛糙，可呈串珠样，多个相邻扩张的支气管构成蜂窝状改变，合并感染时邻近肺组织内可见片状模糊阴影，囊腔内可见气液平（图 7-22、图 7-23）。

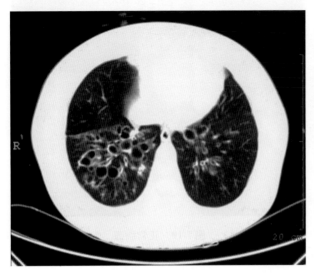

图 7-22　支气管扩张

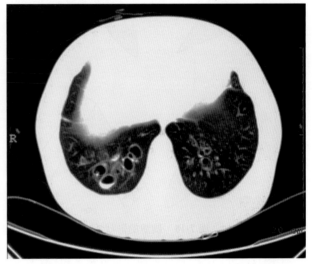

图 7-23　支气管扩张

【肺大疱、肺气肿】

两肺透亮度增强，肺纹理稀疏、紊乱，可见单个或多个透亮区，无特殊（图 7-24、图 7-25）。

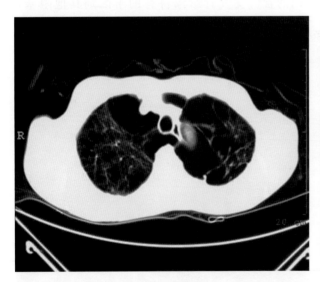

图 7-24　肺大泡

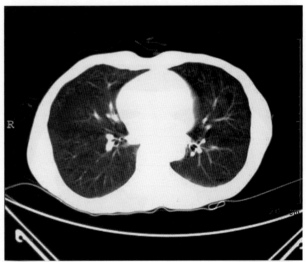

图 7-25　肺气肿

【肺脓肿】

多可见厚壁空洞,并有气液平,边缘可见多量纤维增殖所致的条索状影,可伴脓胸或广泛胸膜增厚(图 7-26、图 7-27)。

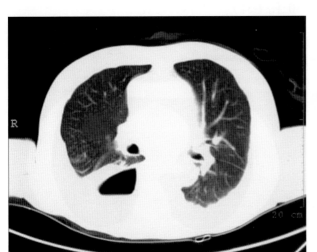

图 7-26　肺脓肿

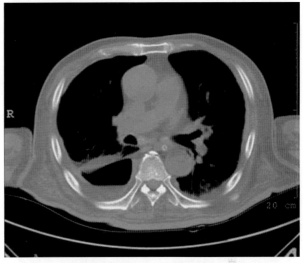

图 7-27　肺脓肿

【肺结核】

肺内斑片状或小片状高密度影或中等密度影,边缘模糊,形态不规则。多见于两肺上叶,可有干酪样坏死,可形成多发小空洞、厚壁空洞、薄壁空洞等,可有肺门淋巴结钙化等(图 7-28、图 7-29)。

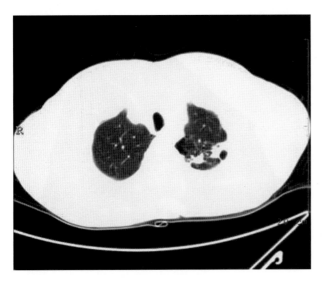

图 7-28　肺结核

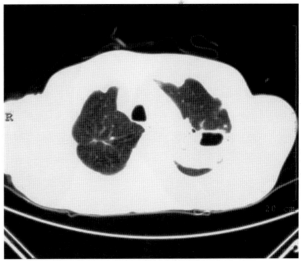

图 7-29　肺结核

【气胸】

脏层与壁层胸膜见无纹理透光气胸区，胸膜粘连时可使气体局限，称包裹性气胸。水平状液面，面上为透亮空气，内侧为受压肺组织，称液气胸（图7-30、图7-31）。

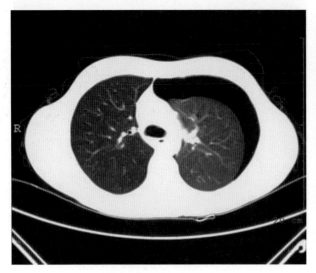

图 7-30　气胸

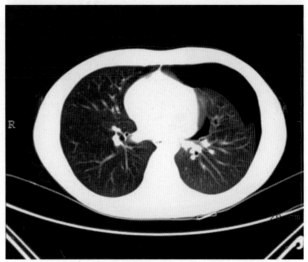

图 7-31　气胸

【肺小结节】

横断面很难发现的小结节在薄层扫描三维重建面上能够清晰地发现（图7-32、图7-33）。

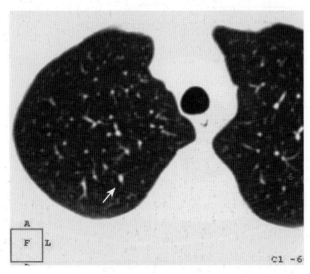

图 7-32　肺小结节

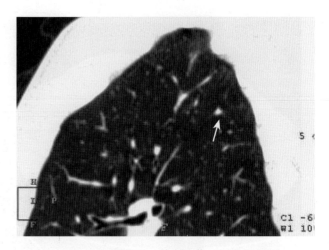

图 7-33　肺小结节

常见肺部三维图应用实例（图 7-34～图 7-43）。

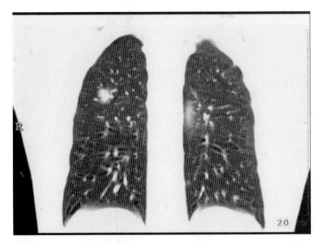

图 7-34　肺 MPR 冠状面

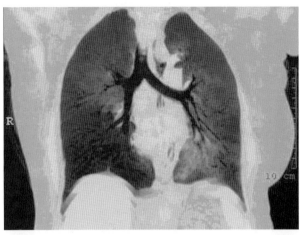

图 7-35　最小密度投影

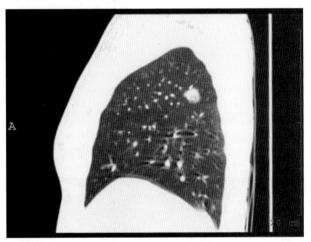

图 7-36　肺 MPR 矢状面

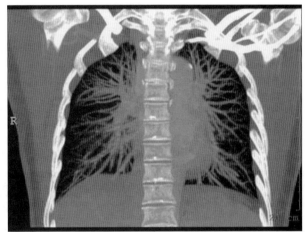

图 7-37　肺和血管 VR

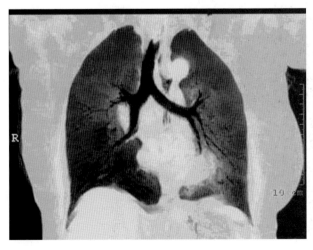

图 7-38　气管最小密度投影

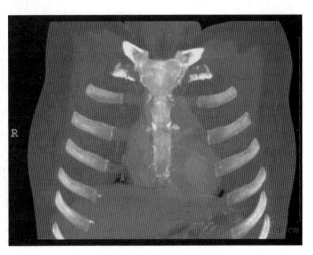

图 7-39　胸廓肋骨 VRT

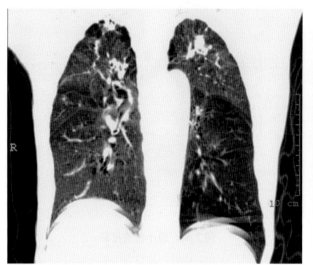

图 7-40　肺 VRT 肺窗

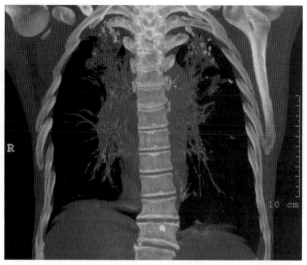

图 7-41　肺 VRT 骨窗

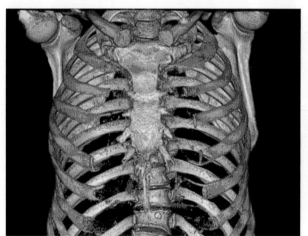

图 7-42　肺 VRT 肋骨,伪彩

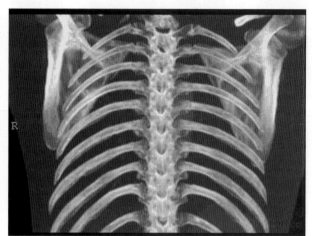

图 7-43　最大密度投影,肋骨

【中央型肺癌】

有阻塞性肺炎、肺不张、肺气肿及支气管扩张，支气管腔狭窄或阻塞，支气管内软组织肿胀，支气管管壁增厚及支气管周围肿块，肺门纵隔淋巴结增大，胸腔积液等（图 7-44、图 7-45）。

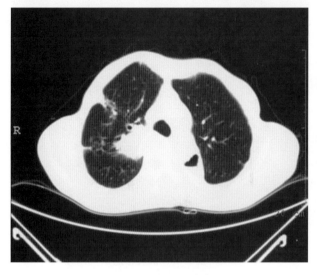

图 7-44　中央型肺癌

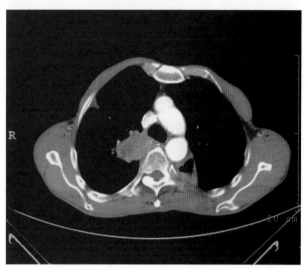

图 7-45　中央型肺癌

【周围型肺癌】

结节肺界面有毛刺征、放射冠及分叶征，肺癌内部密度多不均匀，可见坏死、空泡征、支气管充气征，侵犯胸膜及胸壁，可见肺内及淋巴结转移等（图 7-46、图 7-47）。

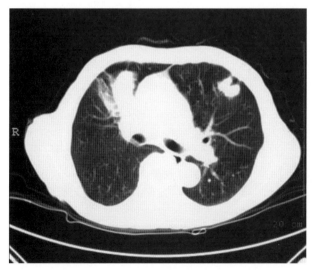

图 7-46　周围型肺癌

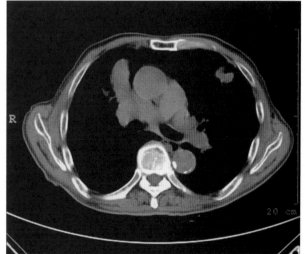

图 7-47　周围型肺癌

【肺转移癌】

多发或单发结节,多为球形高密度实质病灶,边

缘比较清楚,可见空洞,可有淋巴结转移等(图 7-48、图 7-49)。

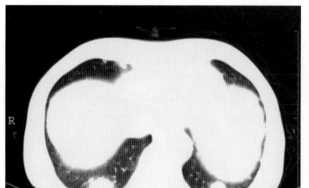

图 7-48 肺转移癌

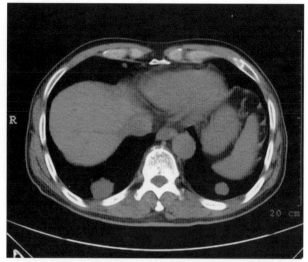

图 7-49 肺转移癌

【胸腺瘤】

位于前纵隔实质性肿块,边缘较清,通常为圆形、椭圆形或分叶状,密度较均匀,多呈略高密度,瘤

内可见囊变区,斑点状或条状钙化,可呈轻至中度强化(图 7-50、图 7-51)。

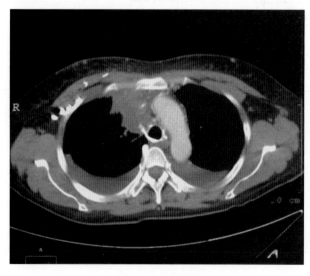

图 7-50 胸腺瘤

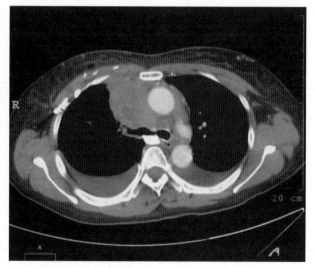

图 7-51 胸腺瘤

【畸胎瘤】

位于前纵隔囊性或实质性肿块,瘤内密度不均匀,可见囊腔、钙化等(图 7-52、图 7-53)。

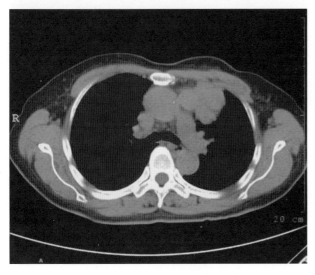

图 7-52　畸胎瘤

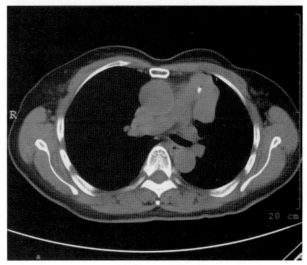

图 7-53　畸胎瘤

【淋巴瘤】

纵隔内一侧或双侧,单个或多组淋巴结增大,且融合成块。病灶多呈圆形、椭圆形或多个淋巴结融合成不规则形,边缘尚清楚,密度可不均匀,瘤内一般无钙化,增强扫描一般不增强或轻微增强(图 7-54、图 7-55)。

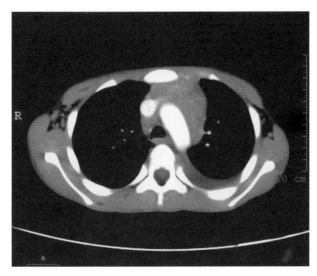

图 7-54　淋巴瘤

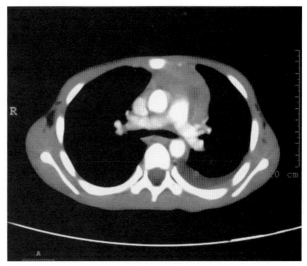

图 7-55　淋巴瘤

【神经源性肿瘤】

位于后纵隔脊柱旁的圆形、椭圆形肿块,边缘清、光滑,CT 值与肌肉相仿,可见脂肪、钙化、椎间孔扩大,椎弓根吸收及肋骨破坏等(图 7-56、图 7-57)。

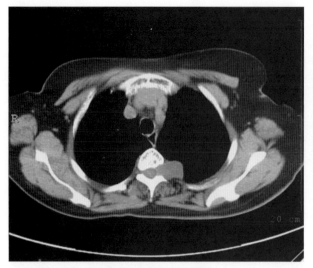

图 7-56 神经源性肿瘤

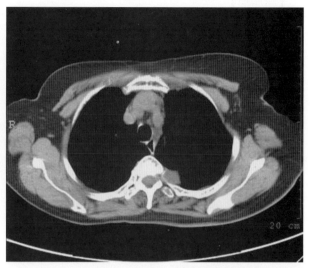

图 7-57 神经源性肿瘤

二、食　管

(一) 食管平扫和增强扫描

【适应证】

(1) 食管癌

(2) 食管平滑肌瘤

(3) 食管憩室

(4) 食管囊肿

(5) 食管静脉瘤

【检查方法和技术】

食管 CT 检查大多数情况下需做增强扫描,平扫仅在个别情况或增强前病变 CT 值对照时使用。

	扫描要求及重建参数	二次重建/备注
扫描设备	16 层螺旋 CT	
患者准备	脱去外衣及去除有金属物质的衣物和佩饰。 扫描前先口服适量稀释对比剂,临扫描时再含服一大口稀释对比剂,扫描时先咽下对比剂,然后吸气和屏住呼吸	
检查体位	仰卧,双上肢上举抱头,身体置于检查床中间及扫描野中心(图 7-1)	
口服对比剂	口服 1.0% ~ 1.5% 稀释对比剂适量	
静脉对比剂	平扫:无 增强:300 ~ 350mg/ml,60 ~ 80ml	
速率	平扫:无 增强:2 ~ 3ml/s	
扫描延迟	平扫:无 增强:动脉期:20 ~ 30 秒;实质期:45 ~ 55 秒	
呼吸方式	吸气后屏住	
定位像	正位	

续表

扫描要求及重建参数		二次重建/备注
扫描范围	自胸廓入口至横膈（图 7-2）	
扫描方式	螺旋扫描	
kV	120	
mAs	100	
旋转时间（秒）	0.5	
覆盖范围	12mm/圈	
层数×准直（mm）	16×0.75	
螺距	0.85（或相当）	
FOV（mm）	300~350	
重建层厚（mm）	5.0~10.0	3.0 或≤1.0
重建增量（mm）	5.0~10.0	3.0 或≤1.0
重建算法	纵隔窗+肺窗（高分辨）	纵隔窗+肺窗（高分辨）
窗宽、窗位（肺窗）	W1000/1350、C−600/−350	W1000/1350、C−600/350
窗宽、窗位（纵隔窗）	W250~350、C40~60	W250~350、C40~60
图像后处理		MPR（横断面≤1.0mm，采用 2/3 重叠重建），冠状面和矢状面
图像照相	10.0mm 或 5.0mm，从肺尖至横膈，纵隔窗。病灶部位平扫和各期增强的 CT 值图像及病灶放大图像	冠状面和矢状面：显示食管全貌；CPR：发现病变时
注意事项	增强检查后留观 15~30 分钟，以防止对比剂过敏反应发生	

（二）常见疾病诊断要点
【食管癌】

食管中上段壁增厚，管腔狭窄，肿块侵及肌层。增强扫描可见肿块明显强化（图 7-58~图 7-60）。

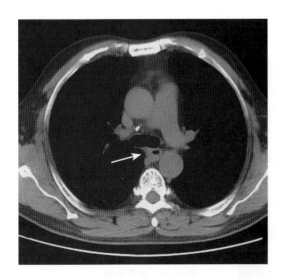

图 7-58　食管癌，平扫

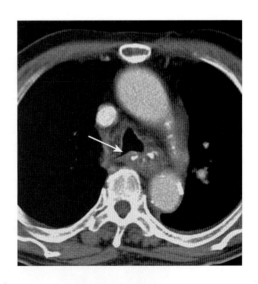

图 7-59　食管癌，增强

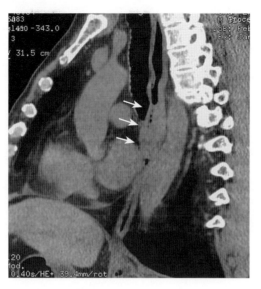

图 7-60　食管癌，MPR

【食管平滑肌瘤】

肿瘤质硬，光滑，包膜完整，向食管腔内、外膨胀性生长（图 7-61）。

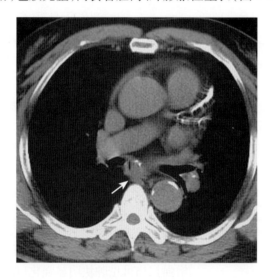

图 7-61　食管平滑肌瘤

【食管囊肿】

纵隔内食管中 1/3 处向右侧突出（图 7-62）。

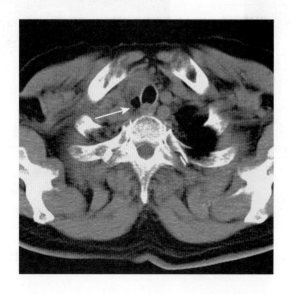

图 7-62　食管囊肿

三、肋　骨

（一）肋骨平扫

【适应证】

（1）肋骨骨折；
（2）肋骨其他病变。

【检查方法和技术】

	扫描要求及重建参数	二次重建/备注
扫描设备	16 层螺旋 CT	
患者准备	脱去外衣及去除有金属物质的衣物和佩饰。嘱患者扫描时深吸气和屏住呼吸,必要时进行呼吸训练	
检查体位	仰卧,双上肢上举抱头,身体置于检查床中间及扫描野中心(图7-1)	
口服对比剂	无须	
静脉对比剂	无须	
速率	无	
扫描延迟	无	
呼吸方式	吸气后屏住	
定位像	正位	
扫描范围	自胸廓入口至第 12 肋骨下缘(图7-63)	
扫描方式	螺旋扫描	
kV	120	
mAs	120	
旋转时间(秒)	0.5	
覆盖范围	12mm/圈	
层数×准直(mm)	16×0.75	
螺距	0.85(或相当)	
FOV(mm)	300~350	
重建层厚(mm)	5.0~10.0	≤1.0
重建增量(mm)	5.0~10.0	≤1.0
重建算法	肺窗+纵隔窗+骨窗	纵隔窗
窗宽、窗位(肺窗)	W1000/1350、C-600/-350	W1000/1350、C-600/350
窗宽、窗位(纵隔窗)	W250~350、C40~60	W250~350、C40~60
图像后处理		MPR(横断面≤1.0mm,采用2/3重叠重建),MIP 及 CPR 冠状面和矢状面
图像照相	10.0mm 或 5.0mm,从肺尖至第 12 肋骨下缘,肺窗和纵隔窗及骨窗各一套	MIP:肋骨全貌CPR:单根肋骨(沿肋骨走向,骨窗拍摄,以显示骨折)

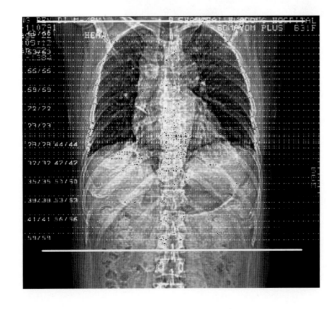

图 7-63　肋骨扫描范围

（二）常见疾病诊断要点

【肋骨骨折】

横断面及曲面重组 CPR 图像显示肋骨骨折。

图 7-64，双侧肋骨骨折，对位差，可见骨痂形成；图 7-65，双侧肋骨骨折，CPR 图像重组，清晰显示肋骨骨折细节；图 7-66，SSD 图像，显示肋骨全貌。

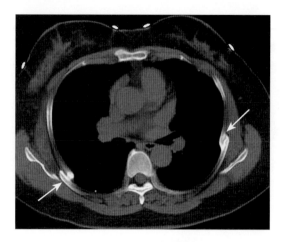

图 7-64 双侧肋骨骨折

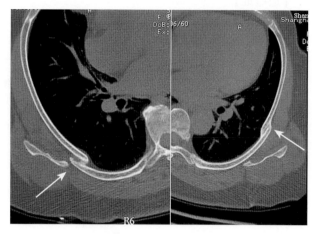

图 7-65 肋骨骨折 CPR 图像

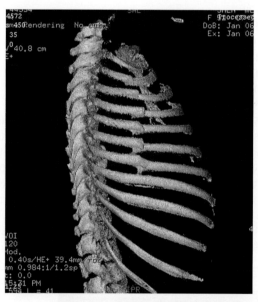

图 7-66 肋骨骨折 SSD 图像

（杨建明 沈纲 王鸣鹏）

第八章

腹部、盆腔CT检查及诊断要点

射线防护。

第1节 检查注意事项

CT检查需在患者的配合下完成。

1. 被检查者进入CT室需换鞋,保持CT室机房内的整洁;对患者作好耐心的解释工作,包括检查中机器的响声。如需增强扫描,告诉患者注射增强剂后身体的反应及可能发生的副作用等,消除其紧张情绪,以便检查能顺利进行。

2. 去除被检查部位的金属物品,如钥匙、钱币和含有金属物质的纽扣等,以防止金属伪影的产生。

3. 在扫描过程中患者的体位须保持不动,对不合作的患者及婴幼儿,可采用药物镇静。成人一般检查前采用肌内或静脉注射10mg地西泮,少数效果差者可重复肌注或静注10mg地西泮;小儿口服水合氯醛最为安全,按每千克体重50~75mg(总剂量不得超过2g)于扫描前口服。

4. 扫描前作好必要的呼吸训练,如根据呼吸的指令或指示灯有规律的呼吸,以免产生呼吸及运动伪影的产生。

5. 腹部CT检查常需要口服稀释的对比剂,上腹部检查常服用稀释对比剂或水,对比剂稀释的比例一般为1.0%~1.5%,成人一般用量为300~500ml;下腹部包括盆腔服用同样比例的稀释对比剂,成人用量通常为1500ml,每隔1小时分5次服完,并需提前8~10小时服用,或检查前晚服用,次日早上做检查(如检查前晚7、8、9时3次,次晨6、7时2次)。

6. 需要作增强的患者,应详细询问有无药物过敏史及有无不宜使用对比剂的身心疾病,根据药物使用说明做或不做过敏试验。

7. 在CT扫描过程中应作好患者和陪伴人员的

第2节 相 关 解 剖

(一) 胃

胃的大部分位于左膈下,小部分位于肝脏下方。分贲门、胃底、胃体、胃窦、幽门。

(二) 十二指肠

十二指肠呈C形包绕胰头,称为十二指肠空肠曲。根据形态和位置,可分为球部、降部、水平部和升部4个部分。

(三) 结肠与直肠

大肠全长约1.5m,可分为盲肠、阑尾、结肠、直肠和肛管5个部分。

(四) 肝脏

肝脏是人体最大的消化腺,主要位于右季肋部和上腹部。按照Glisson系统将肝进行分叶、分段。正中基本呈矢状位,将肝脏分为左、右半肝,并把尾叶分成左、右段。在肝的脏面,该裂相当于胆囊窝中点到下腔静脉左壁的连线,肝中静脉的主干位于该裂隙内。左叶间裂即肝圆韧带裂隙,也呈矢状位,将左半肝分为左内叶段和左外叶段。左外叶段间裂基本上呈冠状位,把左外叶分为上、下两段。在裂的上部有左肝静脉干通过。右叶间裂也基本上呈冠状位,把右半肝分成右前叶和右后叶。该裂在肝脏表面较难确定,内有右肝静脉经过。右后叶间裂相当于肝门横沟与肝右缘中点连线的平面,此裂将右后叶分成上、下两段。目前按Couinaud法将全肝分成8段。

(五) 胆囊及肝外胆道

胆囊呈梨形,容量为40~60ml。胆囊可分为4个部分:胆囊底、胆囊体、胆囊颈、胆囊管。胆总管由肝总管与胆囊管汇合而成。胆总管分为：十二指肠上段、后段、胰后段、十二指肠壁内段，即胆总管末段。长度很短，仅数毫米，管径变细，和主胰管汇合成肝胰壶腹，开口于十二指肠降部大乳头，在壶腹周围有肝胰壶腹括约肌（Oddi 括约肌）包绕。

（六）胰腺

胰腺位于上腹部，横跨于第 1 腰椎或第 2 腰椎前方，有时低至第 3 腰椎水平，分为头、颈、体和尾 4 个部分。胰腺中央有胰管横贯全长，开口于十二指肠大乳头。

（七）肾脏

肾脏位于第 12 胸椎至第 3 腰椎水平之间，右肾较左肾约低约 2cm，一般每侧肾脏有 7 ~ 8 个肾小盏，2 ~ 3 个肾小盏合并形成肾大盏，2 ~ 3 个肾大盏合并成肾盂。

（八）输尿管

输尿管上端约于第 2 腰椎水平起于肾盂，下端接膀胱。输尿管有 3 个生理狭窄区，第 1 个狭窄区在肾盂与输尿管移行处；第 2 个狭窄区在越过髂血管和小骨盆入口处；第 3 个狭窄区为输尿管膀胱连接部。

（九）膀胱

成人膀胱位于小骨盆前部。前方有耻骨联合，后方在男性有精囊腺、输精管壶腹和直肠，女性有子宫和阴道。

（十）子宫、输卵管

子宫位于盆腔中央，在膀胱与直肠之间。下端接阴道，两侧有输卵管和卵巢。输卵管是输送卵子的弯曲管道，由内侧向外侧分为子宫部、输卵管峡、输卵管壶腹、漏斗部。

第3节　扫描方法

腹部扫描采用的方法主要有普通平扫、增强扫描、肝和胰腺三期扫描等；根据不同的疾病可以采用不同的扫描方法，既有利于疾病的诊断，也能减少患者不必要的照射量。检查体位通常为仰卧位，但腹部的某些部位检查也可采用俯卧位或侧卧位。如胃及肠道的检查。

一、上腹部

（一）消化系统（肝脏、胆囊、胰腺、胃、脾脏）

1. 上腹部平扫

【适应证】

（1）创伤性病变：上腹部多脏器外伤和出血等；

（2）单纯囊性病变：肝、胰腺、脾脏囊肿、多囊肝等；

（3）占位性病变随访复查：肝血管瘤、肝癌、胃癌、胆囊癌、胰腺癌、转移瘤、胆结石等；

（4）弥漫性病变随访复查：肝硬化、肝脂肪变性等；

（5）感染性病变随访复查：肝脓肿、胆囊炎、胰腺炎等。

【检查方法和技术】

	扫描要求及重建参数	二次重建/备注
扫描设备	16 层螺旋 CT	
患者准备	检查前 1 周不服用含重金属元素药物包括 X 线钡剂食管、胃和灌肠检查，重点检查胃时须空腹。检查时脱去外衣及金属纽扣、拉链衣服，去除皮带、钥匙等金属物品	
检查体位	仰卧，双上肢上举抱头，身体置于检查床中间及扫描野中心（图 8-1）	
口服对比剂	检查前口服 1.0% ~ 1.5% 稀释阳性对比剂 300 ~ 500ml 或水（如胰腺炎、胆结石等）。一般，检查前 15 分钟口服一杯，临检查时再口服一杯	
静脉对比剂	无须	
注射速率	无	
扫描延迟	无	

续表

扫描要求及重建参数		二次重建/备注
呼吸方式	吸气后屏住	
定位像	正位	
扫描范围	胸骨剑突至脐(图 8-2)	
扫描方式	螺旋扫描	
kV	120	
mAs	120	
旋转时间(秒)	0.5	
覆盖范围	12mm/圈	
层数×准直(mm)	16×0.75	
螺距	0.85(或相当)	
FOV(mm)	300~400	
重建层厚(mm)	5~10.0	≤1.0
重建增量(mm)	5~10.0	≤1.0
重建算法	软组织	软组织
窗宽、窗位(软组织窗)	W250~350、C35~60	W250~350、C35~60
图像后处理		MPR(横断面≤1.0mm,采用 2/3 重叠重建),冠状面和矢状面
图像照相	5.0~10.0mm,从胸骨剑突至脐纵隔窗。相应的冠状面和矢状面图像	冠状面和矢状面:病变器官病灶位置、大小与周围脏器情况补充显示; CPR:胰腺、胆管等显示

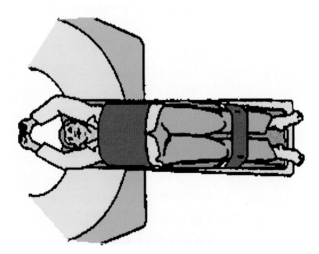

图 8-1　腹部 CT 检查体位

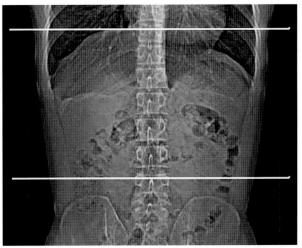

图 8-2　上腹部 CT 扫描范围

2. 上腹部增强扫描

【适应证】

（1）感染性病变:肝脓肿、胆囊炎、胰腺炎等;

（2）占位性病变:肝血管瘤、肝癌、胃癌、胆囊癌、胰腺癌、转移瘤等;

（3）弥漫性病变:肝硬化、肝脂肪变性等;

（4）囊性病变的鉴别诊断:肝、胰腺、脾囊肿、多囊肝、棘球蚴病;

（5）肝脏肿瘤与血管的关系;

（6）腹部外伤。

【检查方法和技术】

上腹部发现病变后很多情况下需增强扫描,其中胆囊和脾脏的增强对比剂注射可参考肝、胰腺。

	扫描要求及重建参数	二次重建/备注
扫描设备	16 层螺旋 CT	
患者准备	检查前 1 周不服用含重金属元素药物包括 X 线钡剂食管、胃和灌肠检查,重点检查胃时须空腹。检查时脱去外衣及金属纽扣、拉链衣服,去除皮带、钥匙等金属物品	
检查体位	仰卧,双上肢上举抱头,身体置于检查床中间及扫描野中心。(图 8-1)	
口服对比剂	检查前口服 1.0% ~ 1.5% 稀释阳性对比剂 300 ~ 500ml 或水(在胰腺炎、胆结石等情况时)。一般,检查前 15 分钟口服一杯,临检查时再口服一杯	
静脉对比剂	300 ~ 350mg/ml,80 ~ 100ml	
速率	2 ~ 3ml/s	
扫描延迟	1. 肝:动脉期:20 ~ 30 秒;门脉期:55 ~ 65 秒;平衡期:100 ~ 120 秒或使用对比剂追踪触发扫描技术; 2. 胰腺:动脉期:25 ~ 35 秒;实质期:60 ~ 70 秒	
呼吸方式	吸气后屏住	
定位像	正位	
扫描范围	胸骨剑突至脐(图 8-2)	
扫描方式	螺旋扫描	
kV	120	
mAs	120	
旋转时间(秒)	0.5	
覆盖范围	12mm/圈	
层数×准直(mm)	16×0.75	
螺距	0.85(或相当)	
FOV(mm)	300 ~ 400	
重建层厚(mm)	5 ~ 10.0	3.0;≤1.0
重建增量(mm)	5 ~ 10.0	3.0;≤1.0
重建算法	软组织	3.0 软组织;1.0 标准
窗宽、窗位(纵隔窗)	W250 ~ 350、C35 ~ 60	W250 ~ 350、C35 ~ 60
图像后处理		MPR(横断面≤1.0mm,采用 2/3 重叠重建),冠状面和矢状面
图像照相	5.0 ~ 10.0mm,从胸骨剑突至脐横断面纵隔窗及病灶放大图像。病灶部位平扫和各期增强的 CT 值图像	冠状面和矢状面:病变器官病灶位置、大小与周围脏器情况补充显示;CPR:胰腺、胆管等显示
注意事项	增强检查后留观 15 ~ 30 分钟,以防止对比剂过敏反应发生	

3. 胃增强扫描 临床怀疑胃恶性肿瘤或转移性肿瘤时,需做增强扫描,胃的 CT 增强扫描可发现内镜无法见到的胃与周围脏器侵袭情况以及转移等,其准备工作略不同于腹部其他检查。

	扫描要求及重建参数	二次重建/备注
扫描设备	16 层螺旋 CT	
患者准备	检查前 1 周不服用含重金属元素药物包括 X 线钡剂检查,检查前 1 日晚餐后禁食。检查时脱去外衣及金属纽扣、拉链衣服,去除皮带、钥匙等金属物品	
检查体位	仰卧,双上肢上举抱头,身体置于检查床中间及扫描野中心(图 8-1)	
口服对比剂	检查前 30 分钟内口服水 1000ml,临检查前再口服水 300ml	
检查前用药	检查前 10 分钟肌注山莨菪碱 20mg(青光眼、前列腺肥大、排尿困难者不用)	
静脉对比剂	300 ~ 350mg/ml,80 ~ 100ml	
速率	2 ~ 3ml/s	
扫描延迟	动脉期:20 ~ 30 秒;胃黏膜期:40 秒;实质期(兼顾周围脏器):60 ~ 70 秒或使用对比剂追踪触发扫描技术	
呼吸方式	吸气后屏住	
定位像	正位	
扫描范围	胸骨剑突至脐(图 8-2)	
扫描方式	螺旋扫描	
kV	120	
mAs	120	
旋转时间(秒)	0.5	
覆盖范围	12mm/圈	
层数×准直(mm)	16×0.75	
螺距	0.85(或相当)	
FOV(mm)	300 ~ 400	
重建层厚(mm)	5 ~ 10.0	3.0;≤1.0
重建增量(mm)	5 ~ 10.0	3.0;≤1.0
重建算法	软组织	3.0 软组织;1.0 标准
窗宽、窗位(纵隔窗)	W250 ~ 350、C35 ~ 60	W250 ~ 350、C35 ~ 60
图像后处理		MPR(横断面≤1.0mm,采用 2/3 重叠重建),冠状面和矢状面
图像照相	5.0 ~ 10.0mm,从胸骨剑突至脐横断面纵隔窗及病灶放大图像。病灶部位平扫和各期增强的 CT 值图像	冠状面和矢状面:病变器官病灶位置、大小与周围脏器情况补充显示;VRT:胃全貌显示
注意事项	增强检查后留观 15 ~ 30 分钟,以防止对比剂过敏反应发生	

（二）腹部断面解剖

腹部的横断面解剖：腹部的脏器较多,解剖结构复杂,以下列出腹部重要脏器的横断面解剖所见（图 8-3～图 8-32）。

1. 肝脏的横断面解剖　自上向下以 10mm 层厚扫描,共分 7 层（图 8-3～图 8-18）。

第二肝门层面：本层面自左至右依次可见肝左外叶、左内叶、右前叶和右后上段。左外叶后方可见食管,为卵圆形软组织密度影,有时可见含气的食管腔,其后方毗邻可见类圆形的胸主动脉。主动脉的右侧为肝实质包裹的类圆形影是下腔静脉。左内叶与外叶之间是肝左静脉。肝右叶此层面可见前叶和后叶的上段,右前叶与左内叶之间是肝中静脉,右前叶和后叶间以肝右静脉为界。注射对比剂后正常大血管有均匀强化,密度明显增高。

第二肝门下方层面：本层面自左至右依次可见肝左外叶、左内叶、右前叶和右后上段。各叶段内的血管影为门静脉及肝静脉的分支影,外下段和外上段之间为肝内门静脉左支的分支,左内叶和右前叶间为肝中静脉。由上述各叶段包绕的中间是尾状叶和肝右静脉,余血管走行情况大体同第一层面。

肝门稍上方层面：本层面自左至右依次可见肝左外下段、外上段、左内叶、右前叶、右后上段和主肝裂与下腔静脉间的尾状叶。左外下段和内叶间可见向上分叉的门静脉左支的内侧支,肝左内和右前叶之间为向外分叉的肝中静脉。右前叶和后上段内侧、尾状叶边可见卵圆形的下腔静脉。

肝门层面：本层面自左至右依次可见肝左外叶、左内叶、右前叶和右后叶。此层面上由肝圆韧带将左肝分为左、右两叶。右前叶和后叶间可见一横行的肝内门静脉右支,余结构大体同上层所见。

肝门稍下方层面：本层面自左至右所见肝脏解剖同上层,只是左叶略见缩小。肝圆韧带向下横行方向是肝门横沟,横沟中间下方可见门静脉主干。余所见结构同上层。

胆囊水平层面：本层面自左至右依次可见左内叶、胆囊、右前叶和下方的右后下段,尾状叶仍可见。尾状叶内侧可见卵圆形的门静脉。

胆囊下层面：本层面自左至右依次可见左内叶、右前叶和后下段,有时仍可见胆囊。在下腔静脉的前方可见门静脉主干或肠系膜上静脉,其左侧是肠系膜上动脉。

2. 胰腺、肾脏和肾上腺横断面解剖　胰腺的形态和位置在腹腔中变化较大,此处将常见的类型以 3 个层面叙述,并因肾脏和肾上腺解剖不太复杂,故统放在一起以节省篇幅（图 8-7～图 8-20）。

第 1 腰椎椎体水平层面：此层面显示胰腺的体尾部,位于中部和左中部,以斜行条状排列,胰头在此层面不显示,胰腺后与胰体平行走行的细条状结构是脾静脉,注射对比剂后可显示。脾静脉后脊柱前圆形影是腹主动脉,脊柱两侧较大的类圆形结构是双侧肾脏的断面,在其前方可见肾上腺,右侧肾上腺位置较高,在肝右叶后段与膈肌脚的间隙内,通常呈条状或倒"V"形,左侧在胰腺后方,常呈三角形或倒"V"形（图 8-29、图 8-30）。胰体的右侧大部由肝脏占据,肝与胰体间可见门静脉和胆总管,门静脉后方,腹主动脉的右侧是卵圆形的下腔静脉。胰尾的左侧是部分脾脏,其前方是部分胃体。

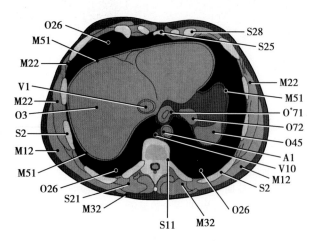

图8-3　上腹部横断面解剖线图

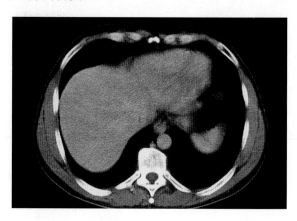

图8-4　上腹部横断面扫描图像,与线图8-3对应

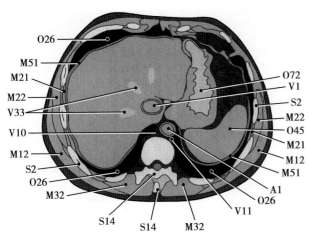

图8-5 上腹部横断面解剖线图

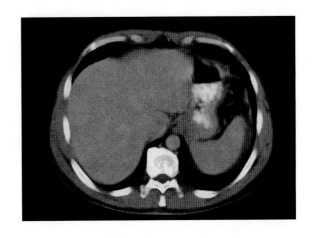

图8-6 上腹部横断面扫描图像,与线图8-5对应

图8-3~图8-6说明:

A1 腹主动脉	M12 背阔肌	O3 肝	S2 肋骨(断面)
	M21 肋间肌	O26 肋膈窝	S11 椎体
V1 下腔静脉	M22 前锯肌	O45 脾脏	S14 棘突
V10 奇静脉	M32 立脊肌	O*71 食管开口	S21 肋骨头
V11 下半奇静脉	M51 横膈	O72 胃	S25 胸骨
V12 脾静脉			S28 肋软骨
V33 肝静脉			

注:A=动脉;V=静脉;M=肌肉;O=器官;SC=头骨;N=神经;S=骨骼;C*=其它

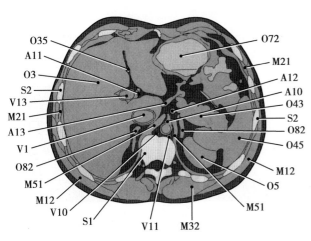

图8-7 上腹部横断面解剖线图

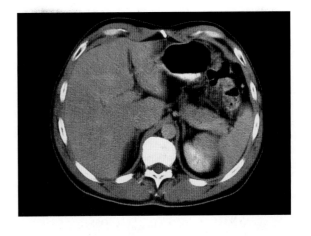

图8-8 上腹部横断面扫描图像,与线图8-7对应

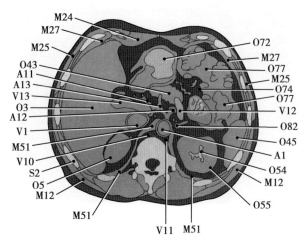

图 8-9 上腹部横断面解剖线图

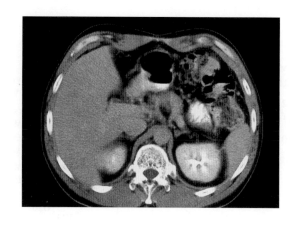

图 8-10 上腹部横断面扫描图像,与图 8-9 对应

图 8-7、图 8-9 说明:

A1 腹主动脉	V1 下腔静脉	M12 背阔肌	O3 肝	O72 胃
A10 腹腔干	V10 奇静脉	M21 肋间肌	O5 肾脏	O74 空肠
A11 肝动脉	V11 下半奇静脉	M24 腹直肌	O35 肝圆韧带	O77 结肠肠曲
A12 脾动脉	V13 门静脉	M25 外斜肌	O43 胰腺	O82 肾上腺
A13 左胃动脉		M27 腹横肌	O45 脾脏	
		M32 立脊肌	O54 肾盏	S1 椎体
		M51 横膈(肌)	O55 肾皮质	S2 肋骨(断面)

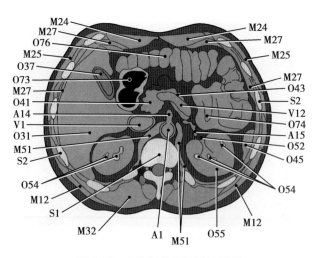

图 8-11 上腹部横断面解剖线图

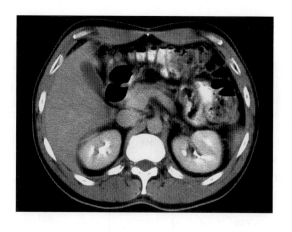

图 8-12 上腹部横断面扫描图像,与线图 8-11 对应

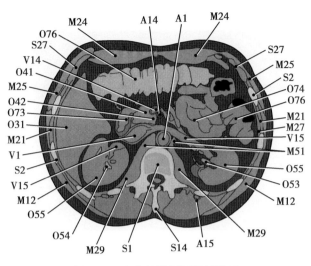

图 8-13　上腹部横断面解剖线图

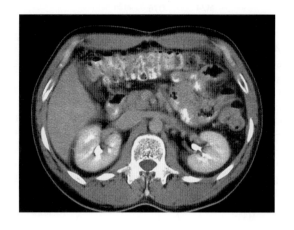

图 8-14　上腹部横断面扫描图像，与图 8-13 对应

图 8-11、图 8-13 说明：

A1 腹主动脉	M12 背阔肌	O31 肝右叶	O54 肾盏	S1 椎体
A14 肠系膜上动脉	M21 肋间肌	O37 胆囊	O55 肾皮质	S2 肋骨（断面）
A15 肾动脉	M24 腹直肌	O41 胰头	O73 十二指肠	S14 棘突
	M25 外斜肌	O42 钩突	O74 空肠	S27 肋弓
V1 下腔静脉	M27 腹横肌	O43 胰腺	O76 结肠	
V12 脾静脉	M29 腰大肌	O45 脾脏		
V14 肠系膜上静脉	M32 立脊肌	O52 肾窦		
V15 肾静脉	M51 横膈（肌）	O53 肾盂		

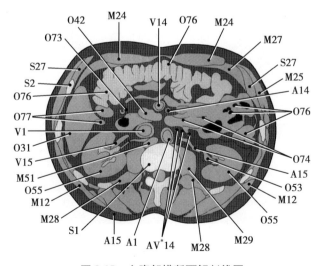

图 8-15　上腹部横断面解剖线图

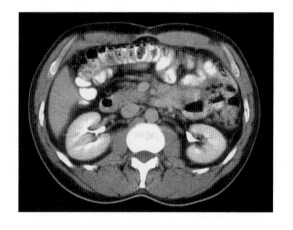

图 8-16　上腹部横断面扫描图像，与线图 8-15 对应

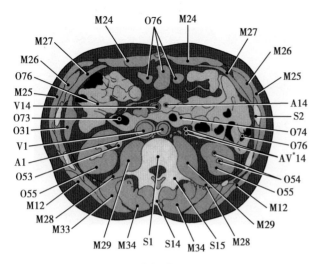

图 8-17 上腹部横断面解剖线图

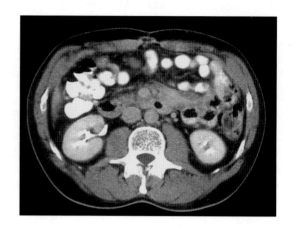

图 8-18 上腹部横断面扫描图像,与图 8-17 对应

图 8-15、图 8-17 说明:

A1 腹主动脉	M12 背阔肌	M34 背长肌	O31 肝右叶	O77 结肠肠曲
A14 肠系膜上动脉	M24 腹直肌	M51 横膈(肌)	O42 钩突	
A15 肾动脉	M25 外斜肌		O53 肾盂	S1 椎体
A*14 肠系膜血管分支	M26 内斜肌		O54 肾盏	S2 肋骨(断面)
	M27 腹横肌		O55 肾皮质	S14 棘突
V1 下腔静脉	M28 腰方肌		O73 十二指肠	S15 横突
V14 肠系膜上静脉	M29 腰大肌		O74 空肠	S27 肋弓
V15 肾静脉	M33 竖脊肌		O76 结肠	

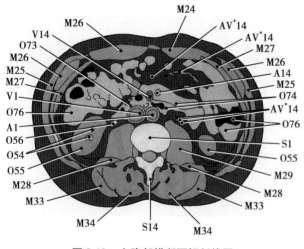

图 8-19 上腹部横断面解剖线图

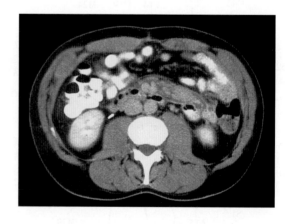

图 8-20 上腹部横断面扫描图像,与线图 8-19 对应

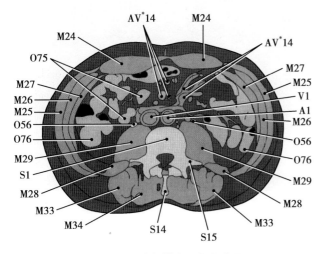

图 8-21　上腹部横断面解剖线图

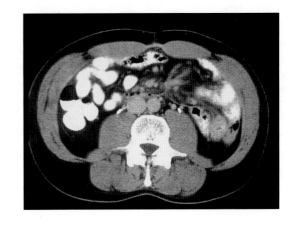

图 8-22　上腹部横断面扫描图像，与图 8-21 对应

图 8-19、图 8-21 说明：

A1 腹主动脉	M24 腹直肌	O54 肾盏	S1 椎体
A14 肠系膜上动脉	M25 外斜肌	O55 肾皮质	S14 棘突
AV*14 肠系膜血管分支	M26 内斜肌	O56 输尿管	S15 横突
	M27 腹横肌	O73 十二指肠	
V1 下腔静脉	M28 腰方肌	O74 空肠	
V14 肠系膜上静脉	M29 腰大肌	O75 肠曲	
	M33 竖脊肌	O76 结肠	
	M34 背长肌		

第 1、2 椎体间层面：此层面胰腺呈横条状位于腹腔的中部，可见部分胰头及胰颈部。其前方是胃和部分肠袢，右侧是肝脏，颈和体交界处后方两个卵圆形影是肠系膜上动脉和肠系膜上静脉，胰头处可见胆总管。左肾可见肾门，左肾动、静脉分别与腹主动脉、下腔静脉相连，在左肾的外侧仍可见部分脾脏。

第 2 腰椎中部层面：此层面显示胰头钩突部分，

位于腹腔的中线右侧，呈三角形，其前方和左侧大部由胃和肠腔占据，胰头的左前方增强时仍可见肠系膜上动脉和肠系膜上静脉，右后方为十二指肠降段。其他结构如胆总管、腹主动脉和下腔静脉仍可见。右侧肾门显示，分别可见右肾动、静脉和肾盂，左侧肾脏的内侧增强时可见输尿管的截面。

3. 肝脏、胰腺、肾上腺和肾脏解剖线图和扫描图像。

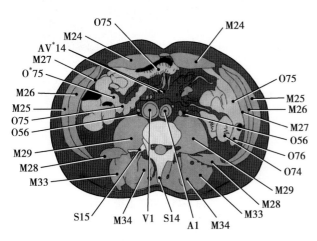

图 8-23　上腹部横断面解剖线图

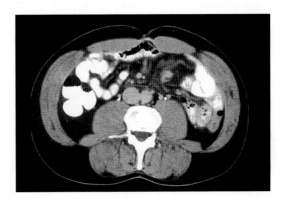

图 8-24　上腹部横断面扫描图像，与线图 8-23 对应

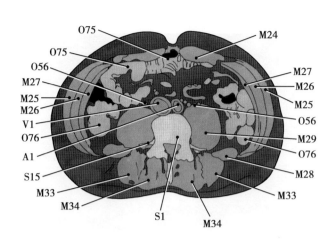

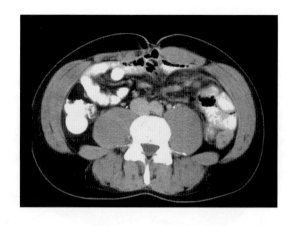

图 8-25　上腹部横断面解剖线图 　　　　　　　　图 8-26　上腹部横断面扫描图像，与图 8-25 对应

图 8-23、图 8-25 说明：

A1 腹主动脉	M24 腹直肌	M34 背长肌	S1 椎体
AV*14 肠系膜血管分支	M25 外斜肌		S14 棘突
	M26 内斜肌	O56 输尿管	S15 横突
V1 下腔静脉	M27 腹横肌	O74 空肠	
	M28 腰方肌	O75 肠曲	
	M29 腰大肌	O*75 回盲瓣	
	M33 竖脊肌	O76 结肠	

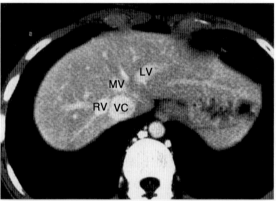

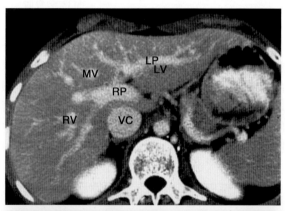

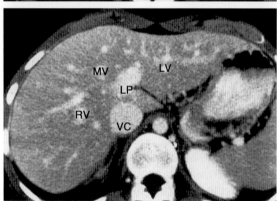

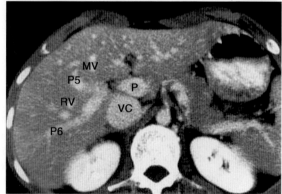

图 8-27　肝脏血管

P = 门静脉　MV = 中肝静脉　LP = 门静脉左侧分支　LV = 左肝静脉　RP = 门静脉右侧分支　AV = 副肝静脉　P1-8 = 门静脉 1~8 段分支　VC = 下腔静脉　V = 肝静脉　RV = 右肝静脉

图 8-28　肝脏血管

P = 门静脉　MV = 中肝静脉　LP = 门静脉左侧分支　LV = 左肝静脉　RP = 门静脉右侧分支　AV = 副肝静脉　P1-8 = 门静脉 1~8 段分支　VC = 下腔静脉　V = 肝静脉　RV = 右肝静脉

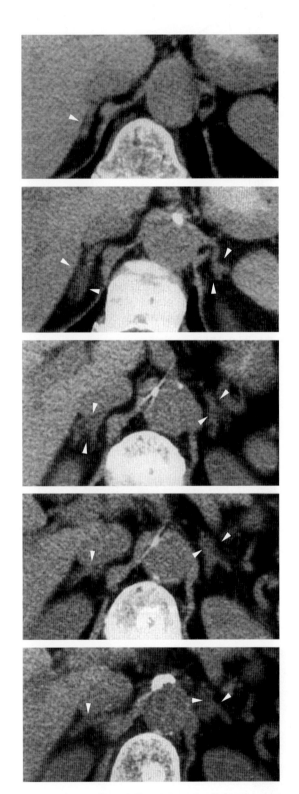

图 8-29　肾上腺的位置和形态（横断面）

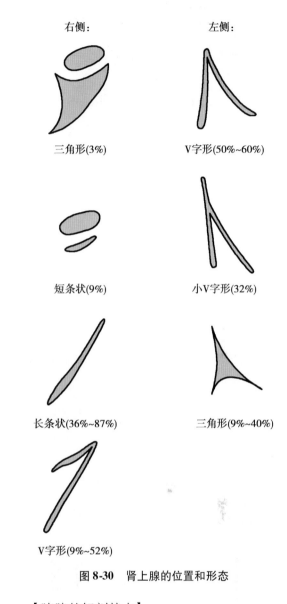

右侧：　　　　　左侧：

三角形(3%)　　　　V字形(50%~60%)

短条状(9%)　　　　小V字形(32%)

长条状(36%~87%)　　三角形(9%~40%)

V字形(9%~52%)

图 8-30　肾上腺的位置和形态

【胰腺的解剖特点】

成人胰腺的重量和长度分别是 60 ~ 100g 和 12 ~ 15cm。在横断面 CT 图像上，胰腺从脾门起稍微向上，横跨于腹主动脉和腔静脉之上，故 CT 断面图像只能显示胰腺的水平切面图像。胰腺从胰头至胰尾的大小变化，通常用椎体横断面度量（图 8-31、图 8-32）。

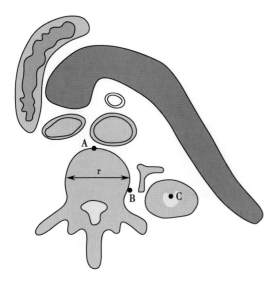

图 8-31 胰腺的大体解剖和大小

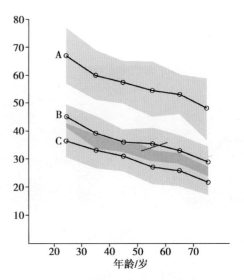

图 8-32 胰腺的大小的正常变异

A,B,C 对应于图 8-31,横坐标是年龄,纵坐标是胰腺大小的百分比(%)

（三）常见疾病诊断要点

【胆囊结石】

平扫和增强见胆囊单发和多发结石（图 8-33、图 8-34、图 8-35）。

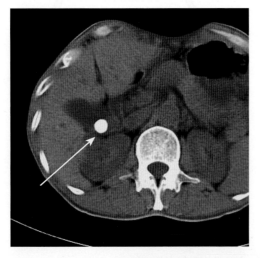

图 8-33 胆囊结石,平扫

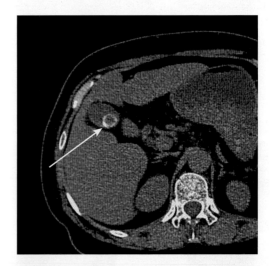

图 8-34 胆囊结石,平扫,结石大小 15mm

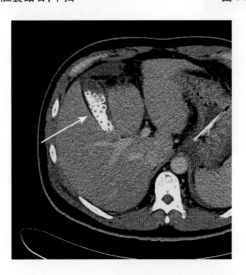

图 8-35 胆囊多发结石

【脂肪肝】

重度脂肪肝,与邻近脾脏相比,肝脏密度明显降

低(图 8-36)。中度脂肪肝,与脾脏相比,CT 值较大幅度降低(图 8-37)。

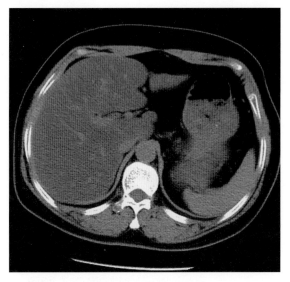

图 8-36　脂肪肝,重度

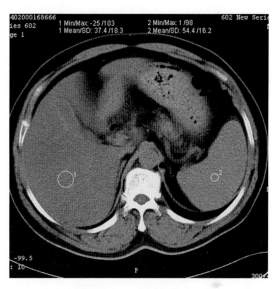

图 8-37　脂肪肝,中度

【肝囊肿】

肝脏囊肿(图 8-38);肝脏小囊肿(图 8-39),CT

值-8 ~ 13HU。

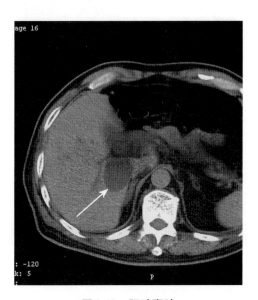

图 8-38　肝脏囊肿

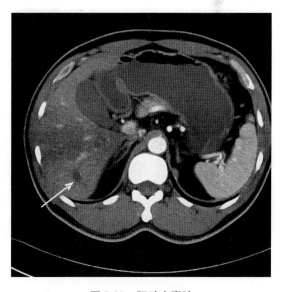

图 8-39　肝脏小囊肿

【胰腺炎】

急性胰腺炎,胰腺肿大,周围脂肪间隙液体渗出 (图 8-40);胰腺炎,胰腺肿大,胰周脂肪间隙浸润,无积液,胆囊肿大(图 8-41)。

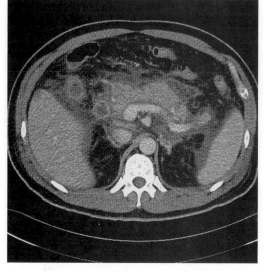

图 8-40 急性胰腺炎,胰腺肿大伴渗出

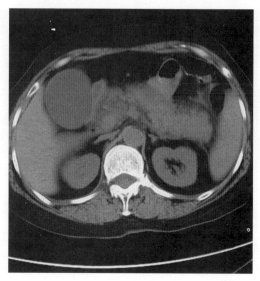

图 8-41 胰腺炎

【原发性肝癌】

原发性肝癌,平扫见肿块,大小约 5mm×5mm (图 8-42)。增强后肿块明显强化(图 8-43、图 8-44。a. 动脉期;b. 静脉期;c. 延迟期)。

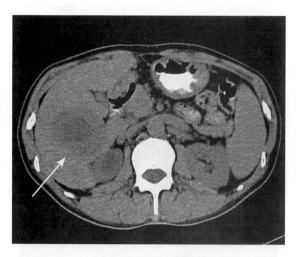

图 8-42 原发性肝癌

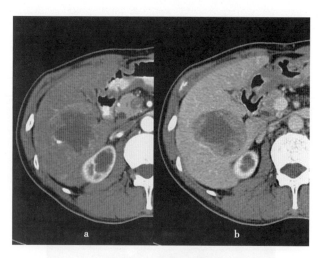

图 8-43 原发性肝癌

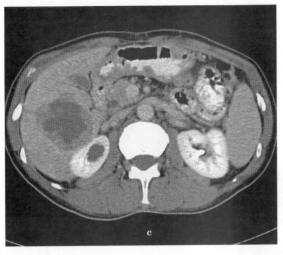

图 8-44　原发性肝癌

【胰腺癌】

图 8-45，平扫，胰腺体部饱满；图 8-46，胰腺增强，病灶明显强化；图 8-47、图 8-48，MPR 冠状面，手术病理胰腺囊腺癌。

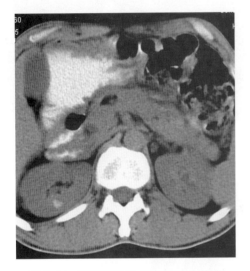

图 8-45　胰腺囊腺癌，平扫胰体部饱满

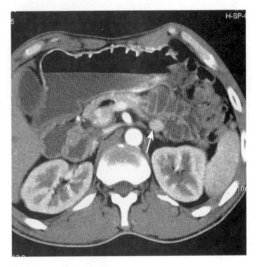

图 8-46　胰腺囊腺癌，增强动脉期病灶明显强化

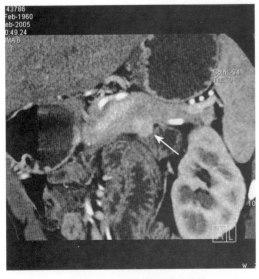

图 8-47　胰腺囊腺癌 MPR

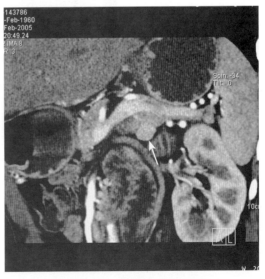

图 8-48　胰腺囊腺癌 MPR

【肝脓肿】

肝脓肿（图 8-49 ~ 图 8-51），平扫见肝内巨大低密度肿块；增强动脉期强化不明显；增强静脉期仍未强化。

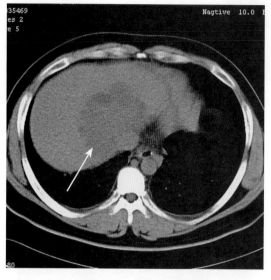

图 8-49 肝脓肿，平扫

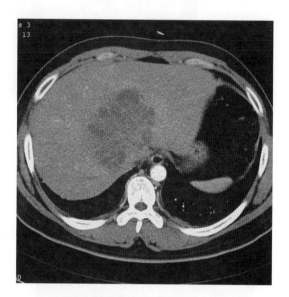

图 8-50 肝脓肿，增强，动脉期

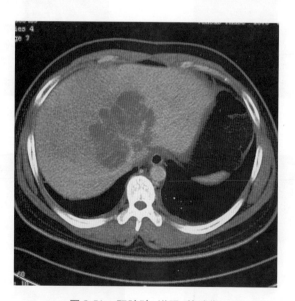

图 8-51 肝脓肿，增强，静脉期

【胃癌】

胃癌,横断面见胃小弯及大弯侧胃壁增厚、强化(图 8-52 ~ 图 8-54);MPR 冠状面显示增厚、强化胃壁;VRT 显示胃大、小弯胃壁僵硬,大弯侧明显受压。平扫见胃小弯处肿块,增强动脉、静脉期肿块强化,胃内见大量潴留液(图 8-55 ~ 图 8-57)。

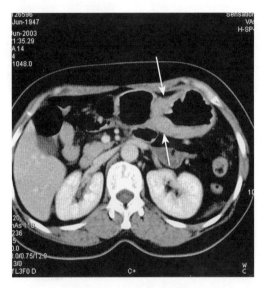

图 8-52　胃癌,横断面

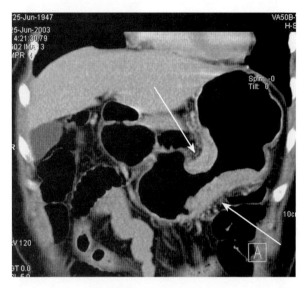

图 8-53　胃癌,MPR

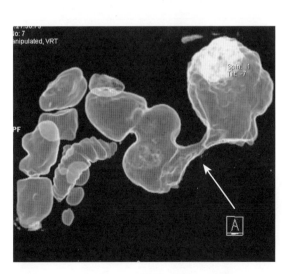

图 8-54　胃癌,VRT

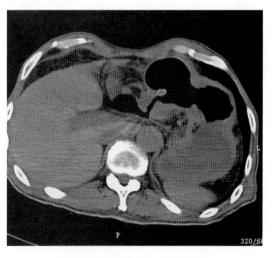

图 8-55　胃癌,平扫小弯肿块

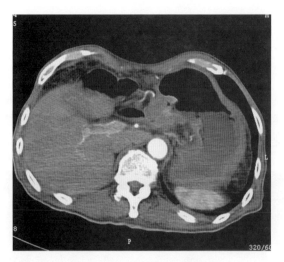

图 8-56　胃癌,增强扫描,肿块强化

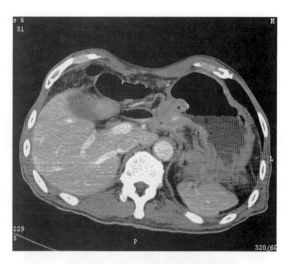

图 8-57　胃癌,增强扫描,静脉期

【肝癌伴肝硬化】

肝癌伴肝硬化(图 8-58 ~ 图 8-62),肝体积缩

小,表面呈波浪状。动脉期、静脉期和延迟期病灶明显强化。

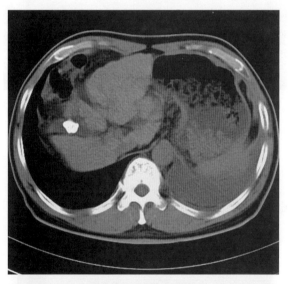

图 8-58　肝癌,肝硬化

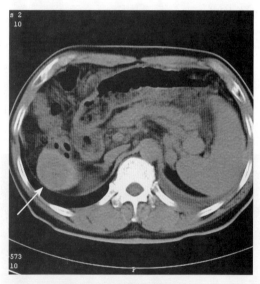

图 8-59　肝癌,肝硬化平扫

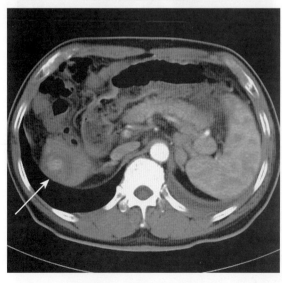

图 8-60　肝癌,动脉期扫描

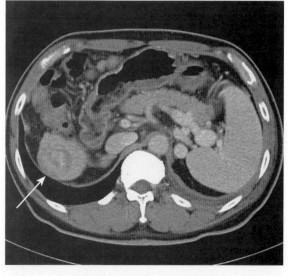

图 8-61　肝癌,静脉期扫描

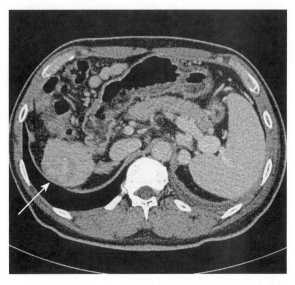

图 8-62　肝癌,延迟期扫描

【胆囊癌】

胆囊癌(图 8-63 ~ 图 8-65),胆囊明显增大,壁

增厚,局部见不规则肿块。增强后局部见约 6mm 均匀强化。

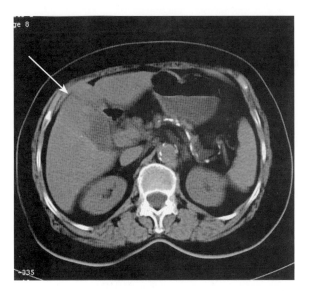

图 8-63　胆囊癌,平扫

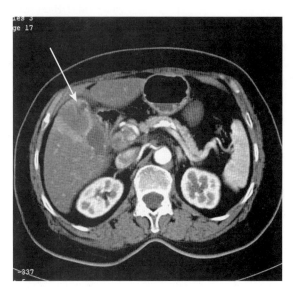

图 8-64　胆囊癌,动脉期

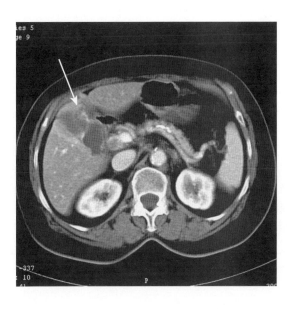

图 8-65　胆囊癌,静脉期

二、中、下腹

（一）泌尿系统（肾、输尿管、膀胱）

1. 肾上腺平扫和增强

【适应证】

（1）功能性肾上腺疾病（肾上腺增生、肾上腺嗜铬细胞瘤等）；

（2）非功能性肾上腺肿瘤；

（3）肾上腺转移瘤（肾上腺癌、神经母细胞瘤等）；

（4）肾上腺结核；

（5）急性肾上腺皮质功能衰竭时，明确有无出血；

（6）不明原因的高血压、低血钾或其他内分泌症状临床不能确诊时。

【检查方法和技术】

	扫描要求及重建参数	二次重建/备注
扫描设备	16 层螺旋 CT	
患者准备	检查前 1 周不服用含重金属元素药物包括 X 线钡剂食管、胃和灌肠检查，重点检查胃时须空腹。检查时脱去外衣及金属纽扣、拉链衣服，去除皮带、钥匙等金属物品	
检查体位	仰卧，双上肢上举抱头，身体置于检查床中间及扫描野中心（见图 8-1）	
口服对比剂	无须	
静脉对比剂	平扫：无 增强：300～350mg/ml，80～100ml	
速率	平扫：无 增强：2～3ml/s	
扫描延迟	平扫：无 增强：动脉期：25～35 秒；实质期：60～70 秒	
呼吸方式	吸气后屏住	
定位像	正位	
扫描范围	胸 12 上缘至右肾下极下缘 1cm（图 8-66）	
扫描方式	螺旋扫描	
kV	120	
mAs	120	
旋转时间（秒）	0.5	
覆盖范围	12mm/圈	
层数×准直（mm）	16×0.75	
螺距	0.85（或相当）	
FOV（mm）	300～400	
重建层厚（mm）	3.0～5.0	≤1.0
重建增量（mm）	3.0～5.0	≤1.0
重建算法	软组织	软组织
窗宽、窗位（软组织窗）	W250～350、C35～60	W250～350、C35～60
图像后处理		MPR（横断面≤1.0mm，采用 2/3 重叠重建），冠状面和矢状面
图像照相	3.0～5.0mm，从肾上腺上极至肾脏下极横断面软组织窗及病灶放大图像。病灶部位平扫和各期增强的 CT 值图像	冠状面 MPR：肾上腺、肾概貌；矢状面 MPR：肾上腺、肾发现病变时补充显示
注意事项	增强检查后留观 15～30 分钟，以防止对比剂过敏反应发生	

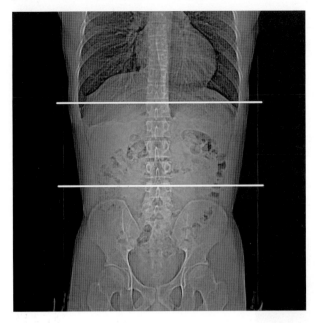

图 8-66　肾上腺扫描范围

2. 肾、输尿管、膀胱平扫和增强

【适应证】

（1）泌尿系外伤及出血；

（2）囊性病变：肾囊肿（包括囊肿和包虫囊肿等）；

（3）泌尿系结石、积水；

（4）泌尿系先天性畸形；

（5）血管性病变：动脉瘤、动-静脉瘘、血管狭窄和闭塞等；

（6）肿瘤性病变：泌尿系良、恶性肿瘤的诊断和鉴别诊断；

（7）感染性病变：肾、输尿管结核、脓肿、肾炎等。

【检查方法和技术】

泌尿系有下述情况，可仅用平扫确诊：如临床怀疑泌尿系结石、外伤出血和肾囊肿等。

	扫描要求及重建参数	二次重建/备注
扫描设备	16 层螺旋 CT	
患者准备	检查前 1 周不服用含重金属元素药物包括 X 线钡剂食管、胃检查，以及钡剂灌肠。检查时脱去外衣及金属纽扣、拉链衣服，去除皮带、钥匙等金属物品	
检查体位	仰卧，双上肢上举抱头，身体置于检查床中间及扫描野中心（见图 8-1）	
口服对比剂	1. 肾、输尿管：口服 500 ~ 1000ml 水； 2. 膀胱：口服 1000 ~ 1500ml 水使膀胱充盈	
静脉对比剂	平扫：无 增强：300 ~ 350mg/ml，80 ~ 100ml	
速率	平扫：无 增强：2 ~ 3ml/s	
扫描延迟	平扫：无 增强：动脉期：25 ~ 35 秒；实质期：65 ~ 100 秒；排泄期：120 秒 ~ 5 分钟；膀胱期：15 ~ 30 分钟	
呼吸方式	吸气后屏住	
定位像	正位	
扫描范围	肾上腺上极至耻骨联合下缘（图 8-67）	
扫描方式	螺旋扫描	
kV	120	
mAs	120	
旋转时间（秒）	0.5	
覆盖范围	12mm/圈	
层数×准直（mm）	16×0.75	
螺距	0.85（或相当）	
FOV（mm）	300 ~ 400	
重建层厚（mm）	5 ~ 10.0	≤1.0
重建增量（mm）	5 ~ 10.0	≤1.0
重建算法	软组织	软组织

续表

	扫描要求及重建参数	二次重建/备注
窗宽、窗位(软组织窗)	W250~350、C35~60	W250~350、C35~60
图像后处理		MPR(横断面≤1.0mm,采用2/3重叠重建),冠状面和矢状面
图像照相	5.0~10.0mm,从肾上腺上极至耻骨联合下缘横断面软组织窗及病灶放大图像。病灶部位平扫和各期增强的 CT 值图像	冠状面 MPR:肾、输尿管、膀胱全程;矢状面 MPR:肾、膀胱发现病变时补充显示;CPR:平扫或增强扫描后输尿管全程;MIP:增强扫描后肾、输尿管、膀胱全程显示
注意事项	增强检查后留观 15~30 分钟,以防止对比剂过敏反应发生	

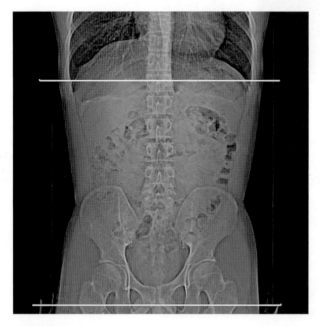

图 8-67　泌尿系扫描范围

(二) 常见疾病诊断要点
【肾结石】

右肾结石(图 8-68、图 8-69),肾盏内可见高密度结石。

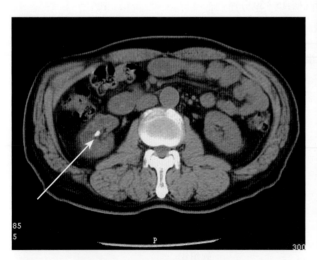

图 8-68　右肾结石,横断面图像

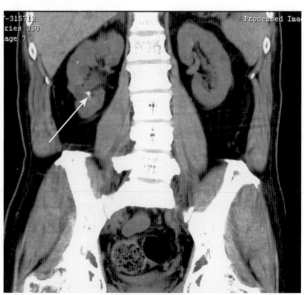

图 8-69　右肾结石,MPR 图像

【肾积水】

右肾积水（图 8-70），CT 值为水样密度；双肾积水（MIP 图像）（图 8-71），双侧输尿管扩张。

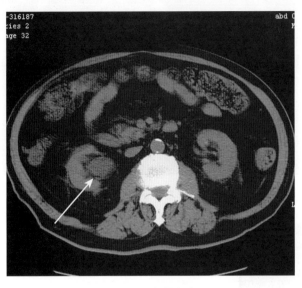

图 8-70　右肾积水

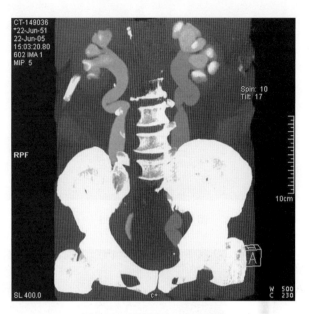

图 8-71　双肾积水，MIP 图像

【膀胱结石】

膀胱结石（图 8-72、图 8-73），平扫可见高密度结石（箭头处）。

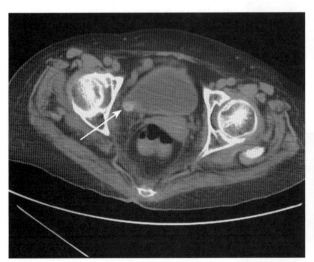

图 8-72　膀胱结石

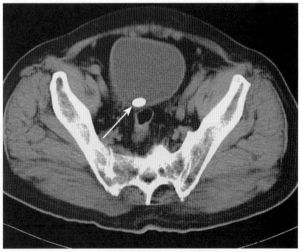

图 8-73　膀胱结石，平扫见高密度结石

【肾癌】

左肾癌(图 8-74、图 8-75、图 8-76),平扫见肾下

极巨大肿块,密度不均。增强动脉期、静脉期明显强化(平扫、增强 CT 值差值>30HU)。

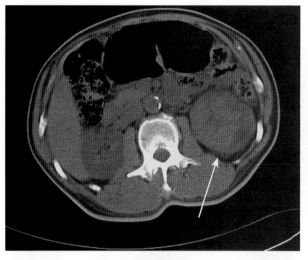

图 8-74　左肾癌,平扫

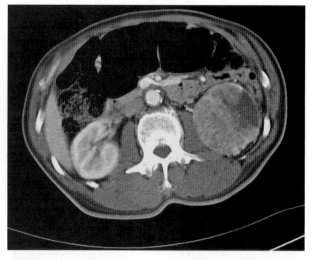

图 8-75　左肾癌,增强动脉期

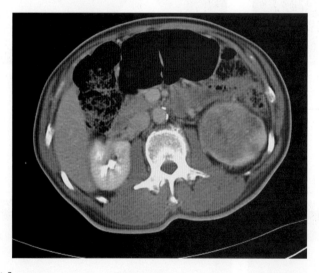

图 8-76　左肾癌,增强静脉期

【肾囊肿】

肾囊肿(图 8-77、图 8-78),平扫囊性密度值;增

强扫描病灶不强化。

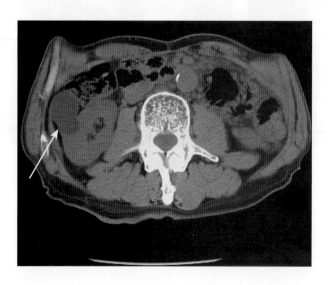

图 8-77　肾囊肿,右侧

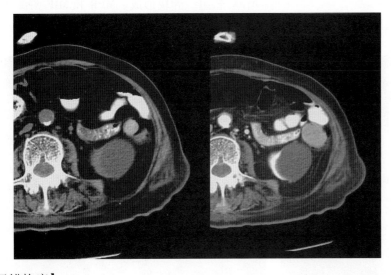

图 8-78　肾囊肿,增强扫描

【肾错构瘤】

右肾错构瘤(图 8-79 ~ 图 8-82),脂肪密度。增　强扫描病灶强化不明显。

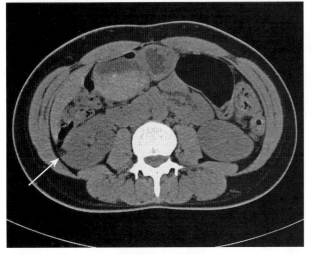

图 8-79　右肾错构瘤,平扫

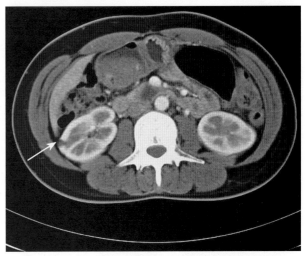

图 8-80　右肾错构瘤,增强动脉期

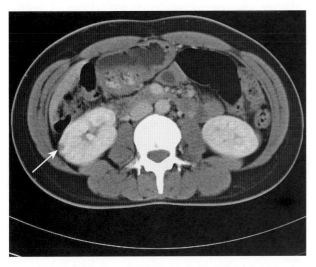

图 8-81　右肾错构瘤,增强静脉期

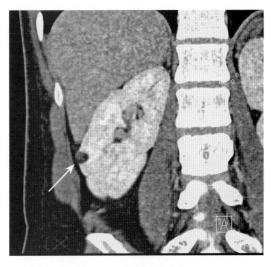

图 8-82　右肾错构瘤,增强 MPR

【膀胱癌】

膀胱癌（图 8-83 ~ 图 8-86），横断面显示膀胱壁增厚，软组织肿块形成。MPR 和 MIP 图像清晰显示输尿管下端入口受阻，膀胱内巨大软组织肿块。

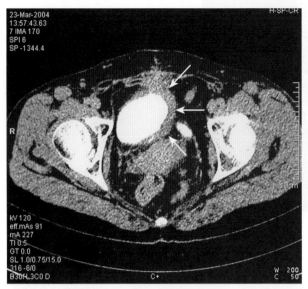

图 8-83　膀胱癌横断面图像

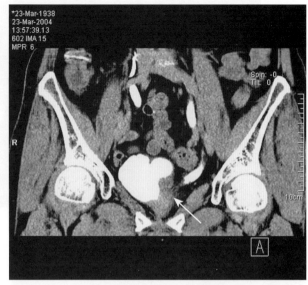

图 8-84　膀胱癌 MPR 图像

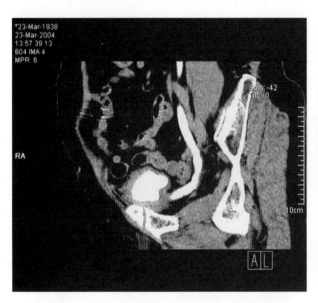

图 8-85　膀胱癌 MPR，入口处见软组织肿块

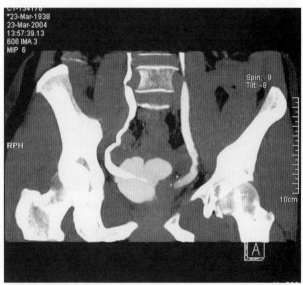

图 8-86　膀胱癌 MIP 图像

（三）腹膜及后腹膜腔平扫和增强

【适应证】

（1）腹膜、肠系膜、网膜及腹膜腔病变　肿瘤、外伤、囊肿、脓肿、腹腔积液（水、脓、血）的诊断和鉴别诊断；

（2）后腹膜腔病变　肿瘤、后腹膜纤维化、淋巴结（转移、结核、炎症）、淋巴瘤、腹主动脉瘤和外伤；

（3）腹壁病变　肿瘤、脓肿、血肿、腹壁疝；

（4）肠梗阻。

【检查方法和技术】

腹膜和后腹膜腔如临床怀疑单纯性肠梗阻或腹壁疝等，可仅采用平扫。

	扫描要求及重建参数	二次重建/备注
扫描设备	16 层螺旋 CT	
患者准备	检查前 1 周不服用含重金属元素药物包括 X 线钡剂食管、胃检查,以及钡剂灌肠。检查时脱去外衣及金属纽扣、拉链衣服,去除皮带、钥匙等金属物品	
检查体位	仰卧,双上肢上举抱头,身体置于检查床中间及扫描野中心(见图 8-1)	
口服对比剂	检查前 90 分钟起口服 1.0% ~ 1.5% 阳性对比剂 1000ml,以后每间隔 30 分钟口服 250ml 至扫描检查;如怀疑肠梗阻和腹壁疝,可不服用对比剂	
静脉对比剂	平扫:无 增强:300 ~ 350mg/ml,80 ~ 100ml	
速率	平扫:无 增强:2 ~ 3ml/s	
扫描延迟	平扫:无 增强:60 ~ 70 秒	
呼吸方式	吸气后屏住	
定位像	正位	
扫描范围	胰腺上方 1.0cm 向下至髂动脉分叉层面(图 8-87)	
扫描方式	螺旋扫描	
kV	120	
mAs	160	
旋转时间(秒)	0.5	
覆盖范围	12mm/圈	
层数×准直(mm)	16×0.75	
螺距	0.75(或相当)	
FOV(mm)	300 ~ 400	
重建层厚(mm)	5.0 ~ 10.0	3.0;≤1.0
重建增量(mm)	5.0 ~ 10.0	3.0;≤1.0
重建算法	软组织	3.0 软组织;1.0 标准
窗宽、窗位(纵隔窗)	W250 ~ 350、C35 ~ 60	W250 ~ 350、C35 ~ 60
图像后处理		MPR(横断面≤1.0mm,采用 2/3 重叠重建),冠状面和矢状面
图像照相	5.0mm 或 10.0mm,自胰腺上方 1.0cm 向下至髂动脉分叉下缘,横断面软组织窗。病灶部位平扫和各期增强的 CT 值图像	冠状面和矢状面:冠状面后腹膜全貌和病变大小、位置以及与周围组织关系淋巴结等,发现病变必要时加矢状面和放大横断面图像拍摄
注意事项	增强检查后留观 15 ~ 30 分钟,以防止对比剂过敏反应发生	

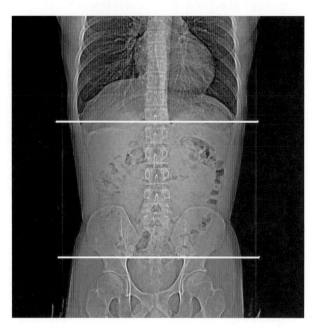

图 8-87 后腹膜定位像

（四）常见疾病诊断要点

【肠梗阻】

结肠梗阻（图 8-88、图 8-89），肠腔明显扩张，内有大量粪便。

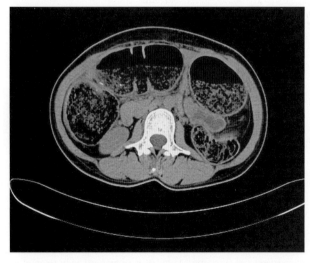

图 8-88 结肠梗阻扩张，内有大量粪便；未见肿块

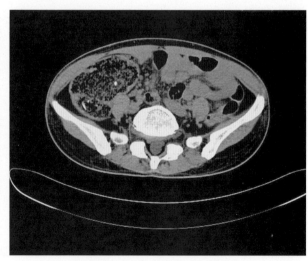

图 8-89 结肠梗阻，盲肠梗阻

【腹腔脓肿】

腹腔脓肿(图 8-90、图 8-91),腹腔内见不规则

肿块,液性渗出以及包裹性积气,肠壁明显增厚。

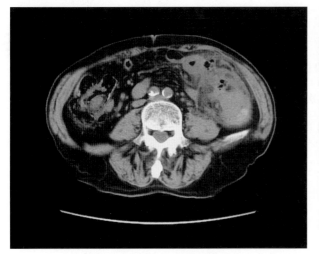

图 8-90 腹腔脓肿,见不规则肿块伴
液性渗出和包裹性积气

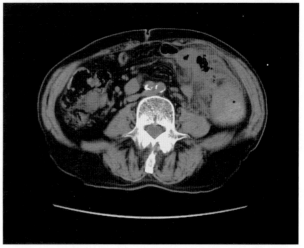

图 8-91 腹腔脓肿,肠壁明显增厚

【腹壁疝】

腹壁疝和腹股沟疝(图 8-92、图 8-93),腹壁

脐旁及腹股沟见软组织密度突出,内含脂肪及肠
容物。

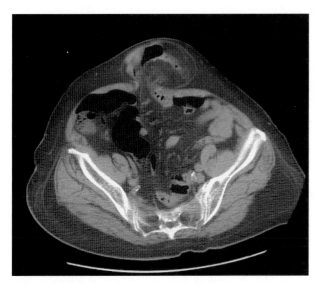

图 8-92 腹壁疝

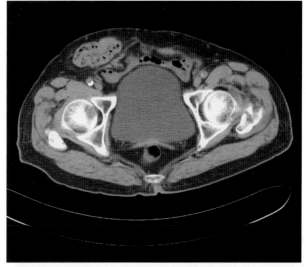

图 8-93 腹股沟疝,见肠腔和脂肪

三、盆 腔

(一)生殖系统(盆腔平扫和增强)

【适应证】

(1)盆腔良、恶性肿瘤的诊断和鉴别诊断;

(2)前列腺肿瘤、增生和脓肿等的诊断和鉴别
诊断;

(3)发育异常 畸形、输尿管异位开口、囊肿
等;

(4)盆腔内炎症性病变;

(5)其他隐匿性病变,如脓肿、血肿和肿大淋
巴结的诊断;

(6)手术后随访,观察有无并发症。

【检查方法和技术】

	扫描要求及重建参数	二次重建/备注
扫描设备	16 层螺旋 CT	
患者准备	检查前 1 周不服用含重金属元素药物包括 X 线钡剂食管、胃检查,以及钡剂灌肠。检查时脱去外衣及金属纽扣、拉链衣服,去除皮带、钥匙等金属物品	
检查体位	仰卧,双上肢上举抱头,身体置于检查床中间及扫描野中心(见图 8-1)	
口服对比剂	检查前晚和次日早晨分 5 次(每次间隔 1 小时,方法详见本章第 1 节 标题"5")口服 1.0%～1.5% 阳性对比剂 1500ml,检查前需膀胱充盈	
静脉对比剂	平扫:无 增强:300～350mg/ml,80～100ml	
速率	平扫:无 增强:2～3ml/s	
扫描延迟	平扫:无 增强:65～75 秒	
呼吸方式	吸气后屏住	
定位像	正位	
扫描范围	髂前上棘水平至耻骨联合下缘(图 8-94)	
扫描方式	螺旋扫描	
kV	120	
mAs	160	
旋转时间(秒)	0.5	
覆盖范围	12mm/圈	
层数×准直(mm)	16×0.75	
螺距	0.75(或相当)	
FOV(mm)	300～400	
重建层厚(mm)	5.0～10.0	3.0;≤1.0
重建增量(mm)	5.0～10.0	3.0;≤1.0
重建算法	软组织	3.0 软组织;1.0 标准
窗宽、窗位(纵隔窗)	W250～350、C35～60	W250～350、C35～60
图像后处理		MPR(横断面≤1.0mm,采用 2/3 重叠重建),冠状面和矢状面
图像照相	5.0mm 或 10.0mm,髂前上棘水平至耻骨联合下缘,横断面软组织窗。病灶部位平扫和各期增强的 CT 值图像	冠状面和矢状面:盆腔概貌和病变大小、位置以及与周围组织关系淋巴结等,必要时放大图像拍摄
注意事项	增强检查后留观 15～30 分钟,以防止对比剂过敏反应发生	

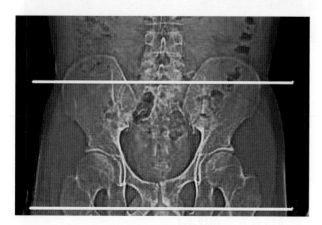

图 8-94 盆腔扫描范围

(二) 盆腔的断面解剖

1. 女性盆腔(图 8-95)

(1) 耻骨联合上 5cm 层面:正中为略呈三角形的子宫体及两侧阔韧带,其正后方为直肠,子宫两后外侧有输尿管,前方是肠袢,直肠后方是第 5 骶椎。两外侧及后方由臀部肌群和髂骨包围。

(2) 耻骨联合上 2cm 层面:此层面相当于髋臼层面,子宫颈阴道占据盆腔中央,其前方是膀胱,膀胱的外后方有时可见两侧的输尿管,膀胱与阴道之间是子宫阴道静脉丛,阴道后方是直肠。此层面骨性盆腔结束,显示两侧股骨头和颈的断面。

(3) 耻骨联合上 1cm 层面:此层面解剖结构基本同上层,膀胱横断面略有缩小。骨性骨盆的两前外侧在注射对比剂后可见对称的小圆亮点,为两侧股动、静脉截面。

2. 男性盆腔(图 8-96)

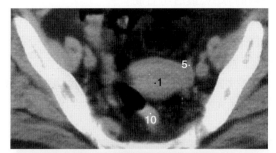
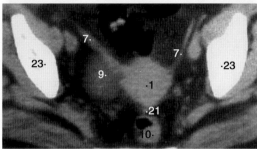
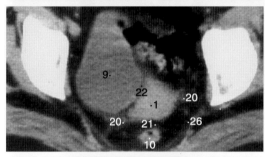
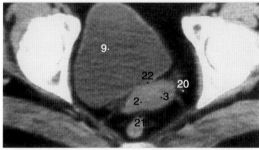
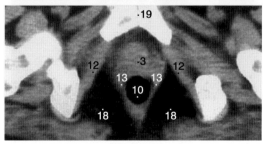

图 8-95　女性盆腔断面扫描图像
1. 子宫体　2. 子宫颈　3. 阴道　4. 输卵管　5. 卵巢
6. 卵巢悬韧带　7. 子宫圆韧带　8. 输尿管　9. 膀胱
10. 直肠　11. 肛门括约肌　12. 闭孔内肌　13. 肛提肌
14. 会阴肌　15. 坐骨海绵体肌　16. 球海绵体肌
17. 阴部动、静脉　18. 坐骨直肠凹　19. 耻骨　20. 子宫
阴道丛　21. 直肠子宫袋　22. 子宫膀胱袋　23. 髂骨
24. 闭孔动、静脉　25. 腹腔　26. 骶骨子宫韧带

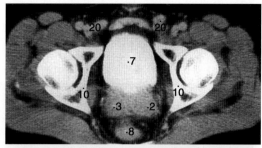
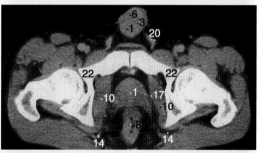
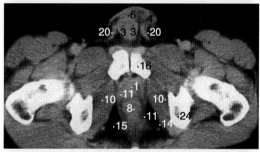
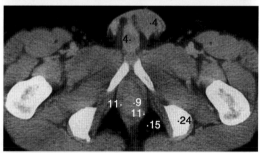
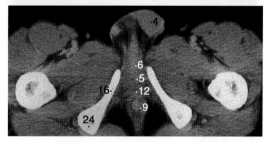

图 8-96　男性盆腔断面扫描图像
1. 前列腺　2. 精囊　3. 阴茎海绵体　4. 睾丸　5. 海绵
体　6. 尿道　7. 膀胱　8. 直肠　9. 肛门括约肌　10. 闭
孔内肌　11. 肛提肌　12. 会阴肌　13. 坐骨海绵体肌
14. 阴部动、静脉　15. 坐骨直肠凹　16. 耻骨　17. 前列
腺丛　18. 直肠膀胱间隙　19. 腹腔　20. 输精管　21. 髂
骨　22. 闭孔动、静脉　23. 阴茎背动脉　24. 坐骨结节

（1）耻骨联合上 3cm 层面：层面结构基本与女性盆腔第二层相似。前方为膀胱，后方是直肠，两者之间是呈八字形的一对精囊腺。

（2）耻骨联合层面：层面中明显的骨性标志是前方出现耻骨联合，耻骨联合后是膀胱底部，再往后是前列腺，部分尿道包绕其中，膀胱和前列腺之间是前列腺静脉丛，最后是直肠。

3. 盆腔的解剖图。

（三）常见疾病诊断要点

【子宫肌瘤】

子宫肌瘤（图 8-97 ~ 图 8-100），盆腔内见密度均匀，边缘光整肿块；增强扫描后肿块均匀强化。

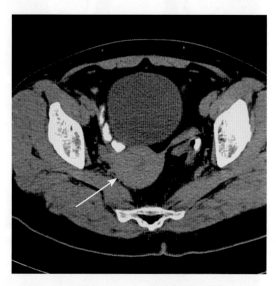

图 8-97 子宫肌瘤平扫

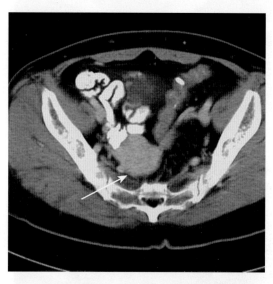

图 8-98 子宫肌瘤，增强静脉期

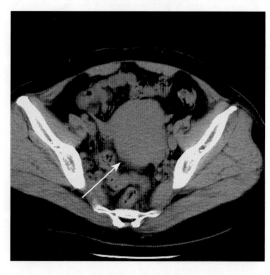

图 8-99 子宫肌瘤

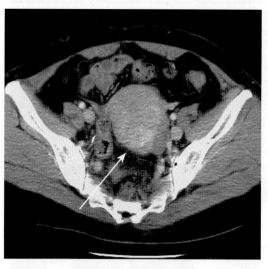

图 8-100 子宫肌瘤增强

【子宫癌】

子宫癌（图 8-101 ~ 图 8-105），盆腔内见巨大肿块，平扫可见散在点状钙化；注射对比剂后肿块内可见网格状不均匀强化。MPR 图像，肿块周边强化，内可见点状钙化和网格状强化。

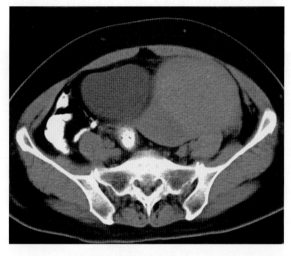

图 8-101　子宫癌,平扫

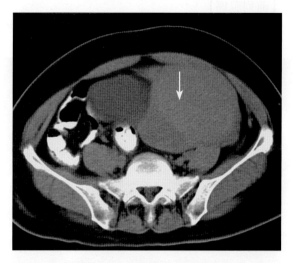

图 8-102　子宫癌,平扫钙化点

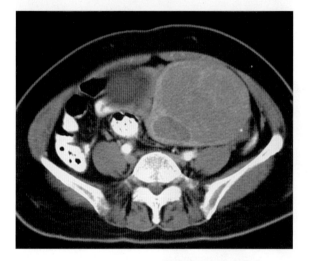

图 8-103　子宫癌,增强动脉期,间隔状强化

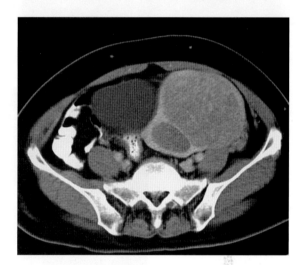

图 8-104　子宫癌,增强静脉期

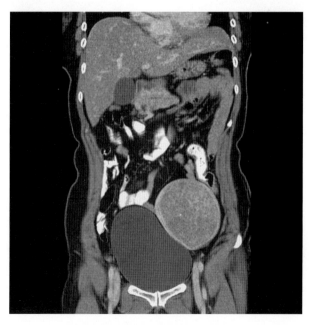

图 8-105　子宫癌,增强 MPR

【前列腺癌】

前列腺癌(图 8-106 ~ 图 8-108),平扫见前列腺肿大,肿块密度不均,边缘欠光整,邻近耻骨见骨质破坏。注射对比剂后动脉期、静脉期肿块内不均匀强化。

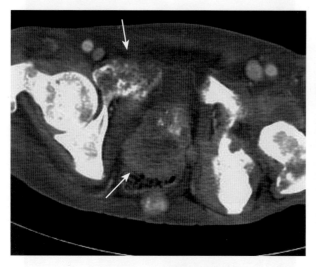

图 8-106 前列腺癌,平扫

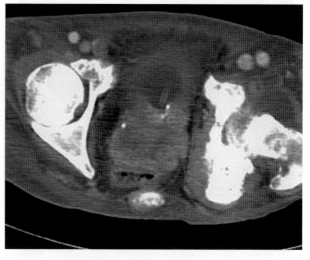

图 8-107 前列腺癌,增强动脉期

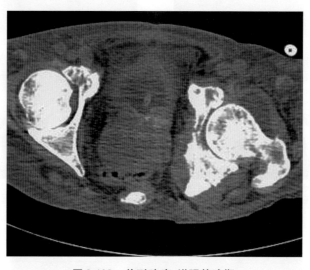

图 8-108 前列腺癌,增强静脉期

(沈纲 王鸣鹏)

第九章

脊柱、四肢CT检查及诊断要点

第1节　检查注意事项

1. 被检查者进入CT室必须换鞋,保持CT室机房内的整洁;对患者作好耐心的解释工作,包括检查中机器的响声。

2. 去除被检查部位的金属物品,如钥匙、钱币和含有金属物质的纽扣等,以防止金属伪影的产生。

3. 对于不能合作的患者,如婴幼儿、躁动的患者,须事先给予镇静剂等措施,以防运动伪影的产生(用药和剂量参见第六章　第1节)。

4. 要求患者在扫描期间保持体位不动,颈椎扫描时应避免做吞咽动作。

5. 需要作增强CT的患者,应详细询问有无药物过敏史及有无不宜使用对比剂的身心疾病,根据药物使用说明做或不做过敏试验。

6. 在CT扫描过程中应作好患者和陪伴人员的射线防护。

第2节　相关解剖

正常脊柱包括骨性脊椎、椎间盘、韧带及椎管内结构等,CT扫描图像能清楚地显示以上结构。脊椎由椎体、椎弓、椎板、棘突、横突及上下关节突组成,外部是致密的骨皮质,内部是蜂窝状的骨松质,椎体自颈椎向下体积逐渐增大。横断面上椎体呈卵圆形或肾形,其后缘略平直或凹陷,矢状面或冠状面椎体呈矩形。在CT的图像上常作椎管矢状径测量。

椎间隙指上下椎体间的间隙,由椎间盘(包括外围的纤维环和中央的髓核)及上下的软骨板充填,自第2颈椎至第1骶椎每两个椎体间都由椎间盘连接。通常CT图像上椎间盘的四周密度略高于中央,这是因为椎间盘的纤维环含有大量的纤维组织,及扫描时与椎体终板相邻层面的部分容积效应所致,椎间盘的CT值约50~100HU。

椎间关节是由上、下关节突构成,在CT图像上相邻的关节面光滑锐利,骨皮质间有一2~4mm的间隙。椎体的前、侧缘有前纵韧带,椎体和椎间盘的后缘有后纵韧带,一般,前、后纵韧带在CT图像上无法区分。另外,胸椎的前、后纵韧带较颈椎和腰椎厚,故临床上很少有发生胸椎椎间盘突出。

脊髓位于椎管的中央,由于脊髓周围蛛网膜下腔内脑脊液的衬托可在CT图像上显示脊髓的形态和结构,在注射对比剂增强后,可使脊髓的形态显得更加清楚。硬膜和与其紧密相连的蛛网膜绕着蛛网膜下腔形成了一管状结构,并连同硬膜外血管、结缔组织等,这些结构的密度大致相等,在CT横断面上表现为脑脊液和骨性椎管间的一薄层环状结构。

第3节　扫　描　方　法

一、颈　　椎

颈椎平扫(椎间盘和椎体)
【适应证】
(1) 各种原因引起的椎管狭窄;
(2) 椎间盘突出、脊柱节段不稳、骨赘形成;
(3) 椎管内占位性病变;
(4) 椎骨外伤和外伤后改变,观察附件骨折、脱位、碎骨片的位置和椎管及脊髓的关系;
(5) 椎骨骨病,如结核,良、恶性肿瘤侵及椎骨者;
(6) 先天性椎管及脊髓异常;
(7) 介入治疗和放射治疗定位;
(8) CT引导下活检穿刺或抽吸定位,确定进针位置和方向。

【检查方法和技术】

	扫描要求及重建参数	二次重建/备注
扫描设备	16 层螺旋 CT	
患者准备	去除颈部饰物及耳环等金属物品	
检查体位	仰卧,两臂下垂置于身体两侧,身体置于检查床中间保持不动。头先进,并避免吞咽动作(图 9-1)	
口服对比剂	无须	
静脉对比剂	无须	
速率	无	
扫描延迟	无	
呼吸方式	平静呼吸	
定位像	侧位(范围:外耳孔至肩部水平)	
扫描范围	椎间盘(图 9-2a)/椎体(图 9-2b)	
扫描方式	轴位扫描(非螺旋)/螺旋扫描	
kV	120	
mAs	250	
旋转时间(秒)	1.0/0.75	
覆盖范围	9mm/圈;12mm/圈	
层数×准直(mm)	12×0.75/16×0.75	
螺距	无/0.75(或相当)	
FOV(mm)	80~120	
重建层厚(mm)	1.5(层厚)/5.0(椎体)	≤1.0(椎体)
重建增量(mm)	1.5(层距)/5.0(椎体)	≤1.0(椎体)
重建算法	软组织+骨窗	标准
窗宽、窗位(软组织窗)	W200~350、C35~45	
窗宽、窗位(骨窗)	W1500~1800、C400~600	
图像后处理		冠状面和矢状面 MPR(横断面层厚≤1.0mm,采用 2/3 重叠重建)
图像照相	含定位线的定位像。1.5mm/5.0 层按解剖顺序,软组织窗和骨窗各一套。必要时适当调节窗值,以显示肌肉、血管和脂肪等组织结构	冠状面和矢状面图像:补充显示椎体与周围结构的关系,软组织窗和骨窗; SSD 及 VRT 图像:椎体全貌

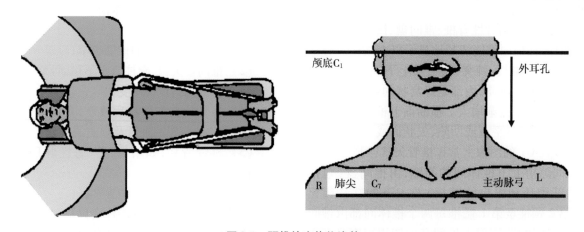

图 9-1 颈椎检查体位姿势

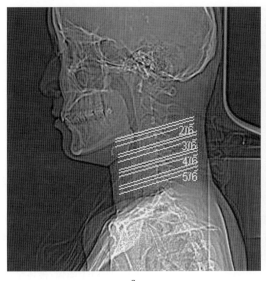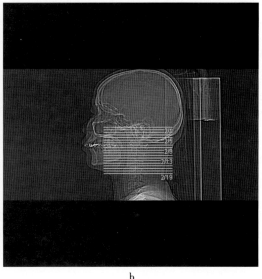

a   b

图 9-2　颈椎定位像
a. 椎间盘；b. 椎体

二、胸　　椎

胸椎平扫(椎体)

【适应证】

（1）椎骨外伤和外伤后改变,观察附件骨折、脱位、碎骨片的位置和椎管及脊髓的关系;

（2）椎骨骨病,如结核,良、恶性肿瘤侵及椎骨者。

【检查方法和技术】

	扫描要求及重建参数	二次重建/备注
扫描设备	16 层螺旋 CT	
患者准备	去除检查部位的金属物品等	
检查体位	仰卧,两臂上举置于头侧,身体置于检查床中间保持不动。头先进(图 9-3a)	
口服对比剂	无须	
静脉对比剂	无须	
速率	无	
扫描延迟	无	
呼吸方式	平静呼吸	
定位像	侧位(范围:胸 1 ~ 胸 12)	
扫描范围	椎体,根据临床要求(图 9-3b)	
扫描方式	螺旋扫描	
kV	120	
mAs	250	
旋转时间(秒)	0.75	
覆盖范围	12mm/圈	
层数×准直(mm)	16×0.75	
螺距	0.75	
FOV(mm)	80 ~ 120	

	扫描要求及重建参数	二次重建/备注
重建层厚(mm)	5.0(椎体)	≤1.0(椎体)
重建增量(mm)	5.0(椎体)	≤1.0(椎体)
重建算法	软组织+骨窗	标准
窗宽、窗位(软组织窗)	W200～350、C35～45	
窗宽、窗位(骨窗)	W1500～1800、C400～600	
图像后处理	冠状面和矢状面 MPR(必要时)	冠状面、矢状面 MPR 以及 VRT(横断面层厚≤1.0mm,采用 2/3 重叠重建)
图像照相	含定位线的定位像。5.0mm/层按解剖顺序,软组织窗和骨窗各一套。必要时适当调节窗值,以显示肌肉、血管和脂肪等组织结构。相应的冠状面和矢状面图像	冠状面和矢状面图像:补充显示椎体与周围结构的关系,软组织窗和骨窗; SSD 及 VRT 图像:椎体全貌

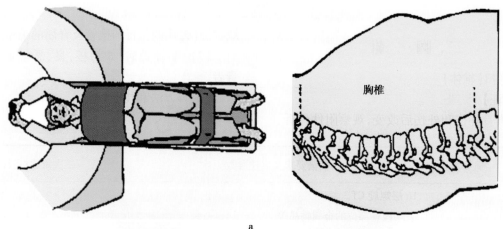

a

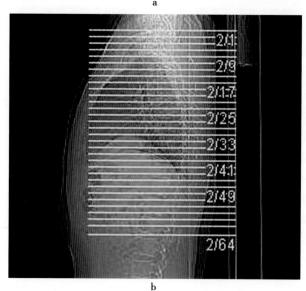

b

图 9-3

a. 胸椎检查体位姿势;b. 胸椎定位像

三、腰　　椎

腰椎平扫(椎间盘和椎体)

【适应证】

(1) 各种原因引起的椎管狭窄；

(2) 椎间盘突出、脊柱节段不稳、骨赘形成；

(3) 椎管内占位性病变；

(4) 椎骨外伤和外伤后改变,观察附件骨折、脱位、碎骨片的位置和椎管及脊髓的关系；

(5) 椎骨骨病,如结核,良、恶性肿瘤侵及椎骨者；

(6) 先天性椎管及脊髓异常；

(7) 介入治疗和放射治疗定位；

(8) CT 引导下活检穿刺或抽吸定位,确定进针位置和方向。

【检查方法和技术】

	扫描要求及重建参数	二次重建/备注
扫描设备	16 层螺旋 CT	
患者准备	去除检查部位的腰带等金属物品	
检查体位	仰卧,两臂上举置于头侧,身体置于检查床中间并保持不动。头先进(图 9-4)	
口服对比剂	无须	
静脉对比剂	无须	
速率	无	
扫描延迟	无	
呼吸方式	平静呼吸	
定位像	侧位(范围:胸 10 至骶尾部)	
扫描范围	椎间盘(图 9-5a)/椎体(图 9-5b)	
扫描方式	轴位扫描(非螺旋)/螺旋扫描	
kV	120	
mAs	300	
旋转时间(秒)	1.0/0.75	
覆盖范围	9mm/圈;12mm/圈	
层数×准直(mm)	12×0.75/16×0.75	
螺距	无/1.0(或相当)	
FOV(mm)	100 ~ 200	
重建层厚(mm)	3.0(层厚)/5.0(椎体)	≤1.0(椎体)
重建增量(mm)	3.0(层距)/5.0(椎体)	≤1.0(椎体)
重建算法	软组织+骨窗	标准
窗宽、窗位(软组织窗)	W200 ~ 350、C35 ~ 45	
窗宽、窗位(骨窗)	W1500 ~ 1800、C400 ~ 600	
图像后处理		冠状面和矢状面 MPR(横断面层厚≤1.0mm,采用 2/3 重叠重建)
图像照相	含定位线的定位像。3.0mm/层或 5.0mm/层按解剖顺序,软组织窗和骨窗各一套。必要时适当调节窗值,以显示肌肉、血管和脂肪等组织结构	冠状面和矢状面图像:补充显示椎体与周围结构的关系,软组织窗和骨窗； SSD 及 VRT 图像:椎体全貌

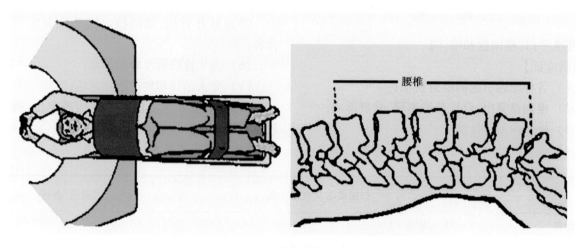

图 9-4　腰椎检查体位姿势

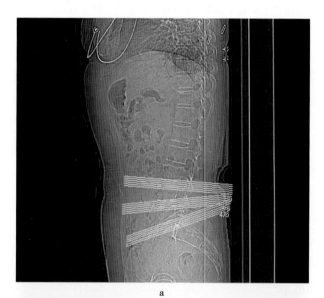

a

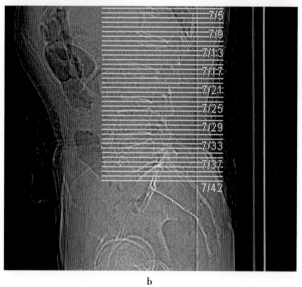

b

图 9-5

a. 腰椎椎间盘定位像；b. 腰椎椎体定位像

四、脊柱的断面解剖

1. 脊柱断面的解剖　见本章第 2 节　脊柱的

相关解剖。

2. 脊柱的解剖线图和扫描图像见图 9-6 ~ 图 9-9。

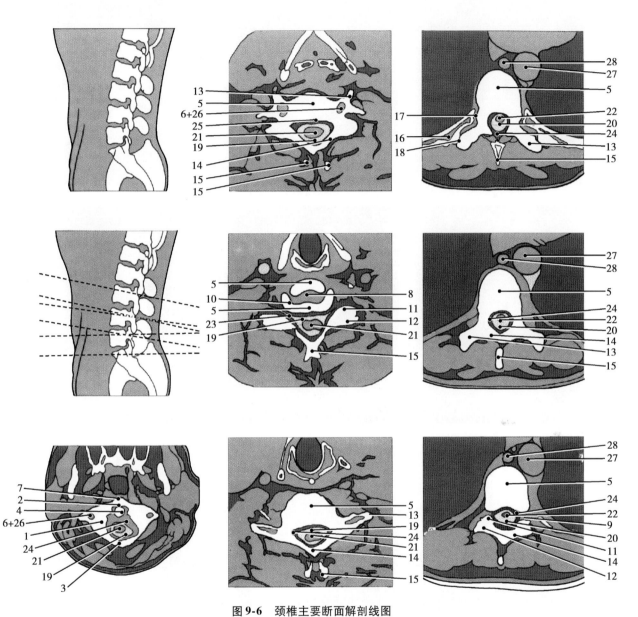

图 9-6　颈椎主要断面解剖线图

1. 侧块　2. 环椎前弓　3. 环椎后弓　4. 齿突　5. 椎体　6. 横突孔　7. 前结节　8. 椎间盘
9. 神经孔　10. 钩突　11. 上关节突　12. 下关节突　13. 横突　14. 椎板　15. 棘突　16. 肋
骨　17. 肋椎关节　18. 肋椎骨横突关节　19. 颈蛛网膜下腔　20. 胸蛛网膜下腔　21. 颈脊髓
22. 胸脊髓　23. 脊神经　24. 硬膜外脂肪　25. 椎基静脉丛压痕　26. 椎动脉　27. 降主动脉
28. 食管

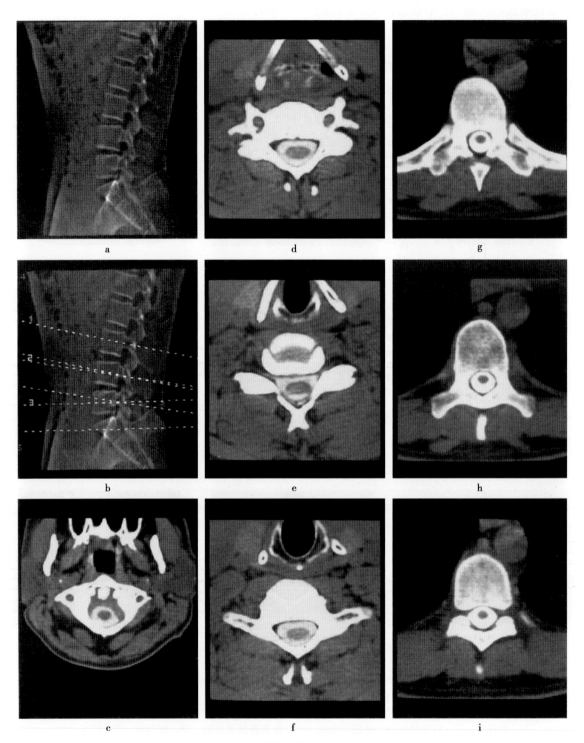

图 9-7　颈椎主要断面扫描图像,与线图 9-6 对应

a. 腰椎侧位定位片;b. 腰椎侧位定位片(带扫描线),1、2、3 分别平行于椎间盘;c. 颈椎(环椎和齿突层面);d. 颈椎(第 6 颈椎层面);e. 颈椎($C_{6/7}$ 椎间隙层面);f. 颈椎(第 7 颈椎层面);g. 胸椎($T_{5/6}$ 椎间隙层面);h. 胸椎(T_6 椎体层面);i. 胸椎($T_{6/7}$ 神经孔层面)

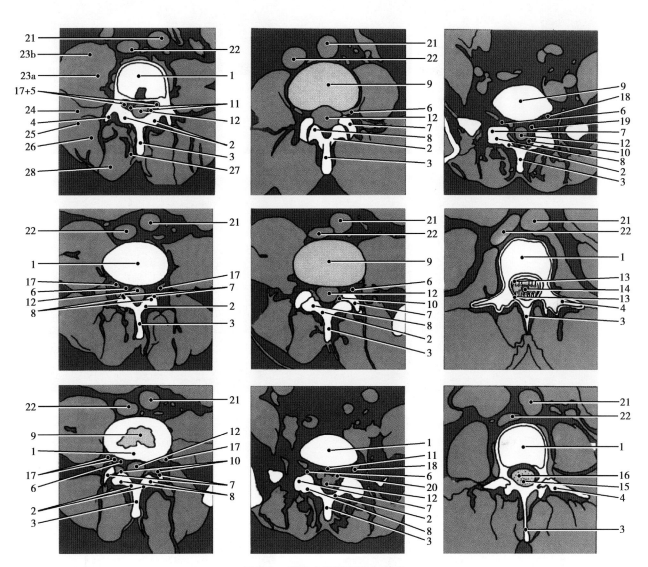

图 9-8　腰椎主要断面解剖线图

1. 椎体　2. 椎板　3. 棘突　4. 横突　5. 侧隐窝　6. 神经孔　7. 上关节突　8. 下关节突　9. 椎间盘　10. 黄韧带　11. 硬膜外脂肪　12. 腰椎硬膜囊　13. 腰骶神经根　14. 脊髓圆锥　15. 内终丝　16. 马尾根部　17. L₃ 神经根　18. L₅ 神经根　19. S₁ 神经根　20. S₁ 神经根源　21. 腹主动脉　22. 下腔静脉　23. 腰大（a）、小（b）肌　24. 腰方肌　25. 竖脊肌　26. 最长肌　27. 棘突间肌　28. 多裂肌

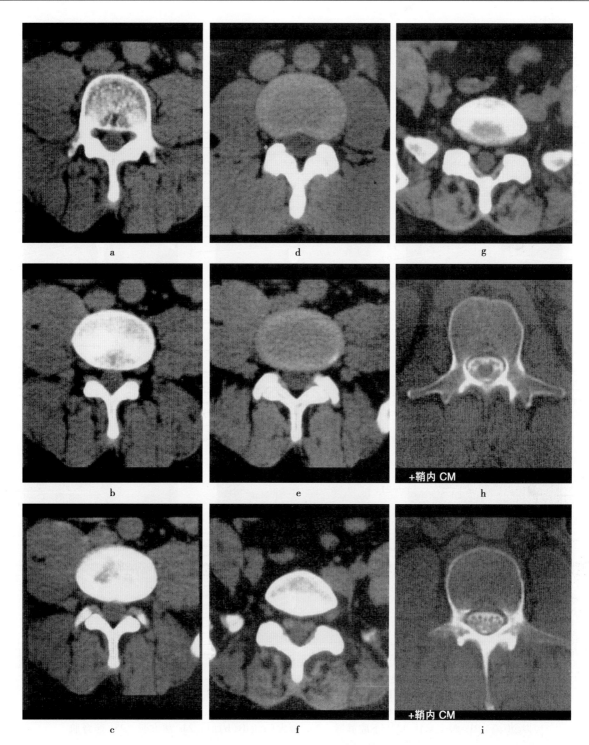

图 9-9 腰椎主要断面扫描图像，与线图 9-8 对应

a. 第 3 腰椎横断面；b. 第 3 腰椎 $L_{3/4}$ 神经孔层面；c. $L_{3/4}$ 神经孔中部层面；d. $L_{3/4}$ 椎间盘层面；e. $L_{4/5}$ 椎间盘层面；f. L_5 下部和 L_5 神经孔上部层面；g. L_5/S_1 椎间盘层面；h. L_1 层面，显示脊髓圆锥和马尾；i. L_3 层面，显示由马尾神经根环绕的内终丝

五、常见疾病诊断要点

【椎间盘膨隆】

在椎体边缘以外可见对称、规则、密度均匀的软组织影，外圈可以有钙化；椎间盘后缘处的内凹变平或轻微突出；部分患者因椎间盘退行性改变产生氮气，可出现真空征；椎体的边缘可有唇样增生或骨赘形成（图 9-10、图 9-11）。

【椎间盘突出】

局部突出于椎间盘或椎体外的软组织密度影，

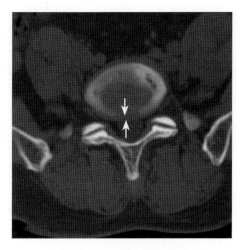

图 9-10　椎间盘膨隆,向后

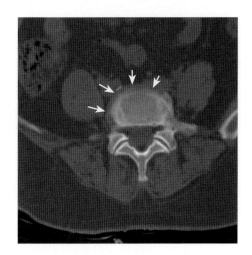

图 9-11　椎间盘膨隆,向周缘

边缘光滑;硬膜外脂肪间隙消失;硬膜囊前缘或侧方受压变形;神经根受压易位;突出的椎间盘可发生钙化(图 9-12、图 9-13)。

【椎体结核】

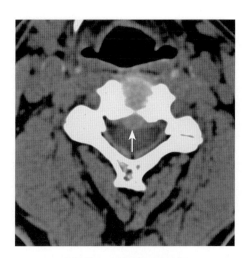

图 9-12　颈椎间盘突出

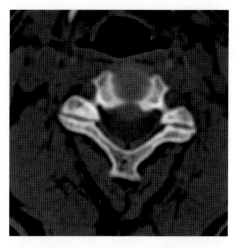

图 9-13　颈椎间盘突出,骨窗

椎体不规则破坏,皮质可不完整,较重时可有椎体压缩及椎旁脓肿形成,密度多不均匀,脓肿内常可见钙化;病程长,晚期可出现椎间盘破坏、椎间隙变窄(图 9-14、图 9-15)。

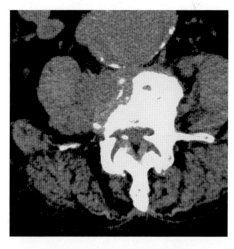

图 9-14　椎体结核,虫蚀、脓肿

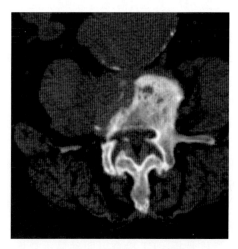

图 9-15　椎体结核,骨质破坏

【血管瘤】

椎体外形可以正常或稍大;椎体全部或局部密度减低,内有粗大、点状高密度骨小梁影;皮质破坏断裂时可见椎体周围软组织影;增强扫描病灶轻微强化,与肿瘤的多血性不相符(图 9-16、图 9-17)。

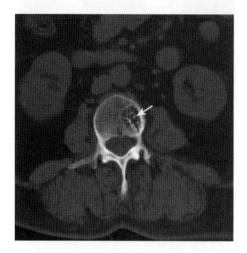

图 9-16 L$_3$ 血管瘤

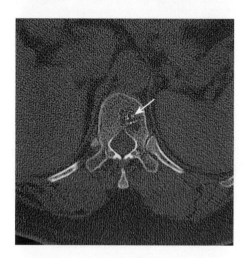

图 9-17 T$_{11}$ 血管瘤,表现为中心点症

【转移瘤】

椎体、椎板、椎弓根溶骨性破坏;椎管内外软组织肿块,与周围分界不清;乳腺癌、前列腺癌可表现为成骨型转移(图 9-18、图 9-19)。

【脊椎外伤】

1. 外伤性椎间盘突出 CT 表现基本同椎间盘突出,但因外伤性椎间盘突出常突然发生,可造成脊髓损伤、骨折及血肿。

2. 椎管内结构损伤 因椎管内均为软组织结构,常需作 CT 脊髓造影(CTM)检查。

3. 脊椎骨折 CT 检查可明确显示脊椎各部分的骨折、移位和脊髓损伤(图 9-20、图 9-21)。

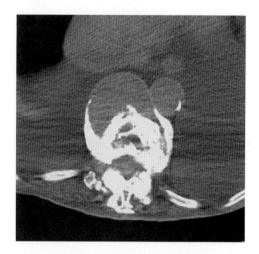

图 9-18 转移肿瘤,见肿块形成

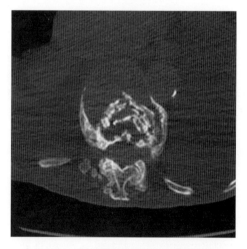

图 9-19 转移肿瘤,见肿块和骨质破坏

4. 新鲜血肿 脊髓出血时可见脊髓内有高密度影;脊髓外硬膜内出血时,蛛网膜下腔内可见有高密度影;硬膜外血肿时可见椎管内壁内侧的局限性高密度出血灶。

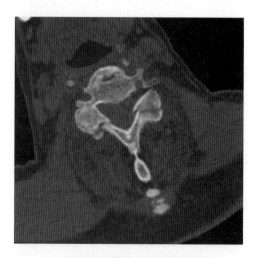

图 9-20 椎体小关节骨折

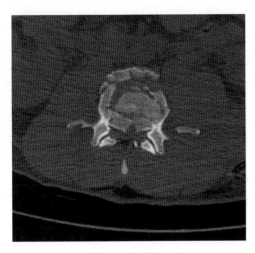

图 9-21　椎体骨折

第4节　检查注意事项

1. 被检查者进入 CT 室必须换鞋,保持 CT 室机房内的整洁;对患者作好耐心的解释工作,包括检查中机器的响声等。

2. 去除被检查部位的金属物品,如钥匙、钱币和含有金属物质的纽扣、手表、手链等,以防止金属伪影的产生。

3. 对于不能合作的患者,如婴幼儿、躁动的患者,须事先给予镇静剂等措施,以防运动伪影的产生(用药和剂量参见第六章　第 1 节)。

4. 四肢关节常需双侧同时检查,以便于需要时对照;同时还要求患者在扫描期间保持体位不动。

5. 需要做增强 CT 的患者,应详细询问有无药物过敏史及有无不宜使用对比剂的身心疾病,根据药物使用说明做或不做过敏试验。

6. 在 CT 扫描过程中应作好患者和陪伴人员的射线防护。

第5节　相　关　解　剖

骨、关节和软组织的疾病多而复杂,除创伤、炎症、肿瘤外,营养代谢和内分泌疾病、某些先天性及遗传性疾病、地方病和职业病等都可有相应的骨、关节或软组织改变。医学影像学的各种成像手段都能在不同程度上反映上述疾病的病理变化。由于检查方法简便、费用较低,目前 X 线平片仍是骨、关节和软组织疾病的首选检查方法。CT 密度分辨率高、无影像的重叠,观察解剖关系较复杂部位的结构、显示

骨的病变和软组织改变优于 X 线平片。在 X 线平片的基础上合理地选用 CT、MRI、核素和超声并结合临床资料如年龄、性别、病史、症状、体征以及相关的实验室检查等方法,特别是多层螺旋 CT 的三维重组将大大提高对骨、关节和软组织疾病的诊断价值和手术方案的制订。

四肢关节正常影像学表现

（一）骨干

1. 骨膜　正常骨膜和骨周围的软组织密度相同。

2. 骨皮质　骨皮质为密质骨,密度均匀致密,外缘光整,在肌腱韧带附着处可出现隆起或凹凸不平。

3. 骨髓腔　常因骨皮质和小梁的遮盖而显示不清,骨髓腔的骨干段可显示为边界不清、较为透亮的带状区。

（二）骨端

骨端的横径大于骨干,骨皮质一般较薄且多光滑锐利,并能见到较清楚的骨小梁,骨松质的影像是由骨小梁和其间的小梁间隙所构成。在以骨窗显示的 CT 图像上,观察骨皮质和骨小梁,前者表现为致密的线状或带状影,而后者表现为细密的网状影。骨干的骨髓腔因骨髓内的脂肪成分而表现为低密度。

（三）关节

CT 能很好地显示关节骨端和骨性关节面,关节软骨常不能显示。在适当的窗宽和窗位时,可见关节囊、周围肌肉和囊内外韧带,呈中等密度影。正常关节腔内的少量液体在 CT 上难以辨认。关节间隙为关节骨端间的低密度影。

（四）软组织

CT 不仅能显示软组织结构横断面解剖,而且可分辨密度差别较小的脂肪、肌肉和血管等组织和器官。

第6节　扫　描　方　法

四肢骨、骨关节及软组织平扫

【适应证】

（1）四肢骨、骨关节及软组织的肿瘤或者肿瘤样骨病;

（2）骨、骨关节及软组织肿块的部位、范围及与周围神经、血管等重要结构的关系;

（3）关节病及骨关节感染；

（4）骨、骨关节及软组织外伤的骨折及愈合、关节脱位和半月板损伤；

（5）追踪观察骨转移瘤或术后效果；

（6）CT 引导下活检穿刺或抽吸及定位，确定进针位置和方向。

【检查方法和技术】

1. 肩关节、胸锁关节及锁骨

	扫描要求及重建参数	二次重建/备注
扫描设备	16 层螺旋 CT	
患者准备	去除检查部位的项链、金属纽扣等金属物品	
检查体位	仰卧，两臂自然下垂手心向上置于身体两侧，身体置于检查床中间并保持不动，头先进。检查部位置于扫描野中心（图 9-22）	
口服对比剂	无须	
静脉对比剂	无须	
速率	无	
扫描延迟	无	
呼吸方式	平静呼吸	
定位像	正位 1. 肩胛骨，范围：肩部上 2cm 至肩胛骨下方； 2. 锁骨，范围：肩部上 2cm 至胸骨体； 3. 胸锁关节，范围：参照锁骨	
扫描范围	肩关节（图 9-23a）/锁骨（图 9-23b）	
扫描方式	螺旋扫描	
kV	120	
mAs	150	
旋转时间（秒）	1.0	
探测器覆盖范围	12mm/圈	
层数×准直（mm）	16×0.75	
螺距	0.8	
FOV（mm）	400 ~ 500	
重建层厚（mm）	5.0（肩关节）/3.0（锁骨、胸锁关节）	≤1.0（三维图像）
重建增量（mm）	5.0（肩关节）/3.0（锁骨、胸锁关节）	≤1.0（三维图像）
重建算法	软组织+骨（高分辨率）	标准
窗宽、窗位（软组织窗）	W200 ~ 350、C35 ~ 45	
窗宽、窗位（骨窗）	W1500 ~ 1800、C400 ~ 600	
图像后处理		冠状面和矢状面 MPR+VRT（横断面层厚≤1.0mm，采用 2/3 重叠重建）
图像照相	含定位线的定位像。5.0mm/层或 3.0mm/层按解剖顺序，软组织窗和骨窗各一套。必要时适当调节窗值，以显示肌肉、血管和脂肪等组织结构	冠状面和矢状面：补充显示骨折以及骨、关节与周围结构的关系。软组织窗和骨窗；SSD 及 VRT 图像：肩胛骨或锁骨全貌

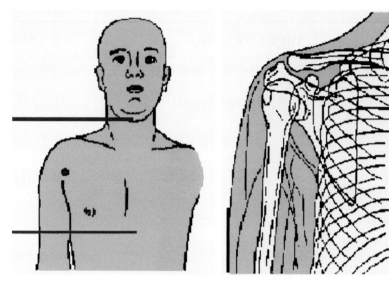

图 9-22 肩关节检查体位姿势

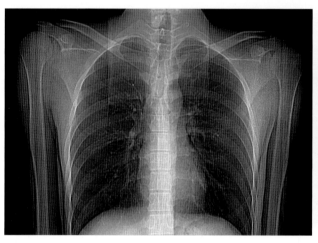

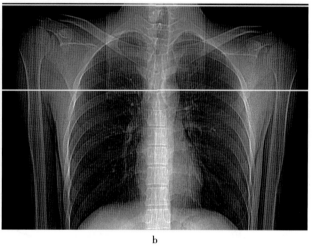

a

b

图 9-23

a. 肩关节定位像;b. 锁骨定位像

2. 肘关节、上肢长骨

	扫描要求及重建参数	二次重建/备注
扫描设备	16 层螺旋 CT	
患者准备	去除检查部位的金属物品等	
检查体位	1. 仰卧,两臂自然下垂手心向上置于身体两侧,身体置于检查床中间并保持不动,头先进(双侧上肢长骨或单侧分别扫描);	
	2. 仰卧,被检侧手臂上举与患者身体呈双 90°角,手心向上平放于检查床,头先进(肘关节)(图 9-24);	
	3. 仰卧,患侧手肘 90°位或随势置于胸前,头先进(肘关节骨折或病理状态时)(图 9-25)。	
	检查部位置于扫描野中心	
口服对比剂	无须	
静脉对比剂	无须	
速率	无	
扫描延迟	无	
呼吸方式	平静呼吸	

扫描要求及重建参数	二次重建/备注
定位像	正位。范围:①肘关节:肘关节上 10cm 至肘关节下 10cm;②肱骨:肩部水平至肘关节下	
扫描范围	肘关节(图 9-25)/肱骨(图 9-26)	
扫描方式	螺旋扫描	
kV	120	
mAs	90	
旋转时间(秒)	1.0	
探测器覆盖范围	12mm/圈	
层数×准直(mm)	16×0.75	
螺距	0.55	
FOV(mm)	150~250	
重建层厚(mm)	3.0(肘关节)/5.0(肱骨)	≤1.0(三维图像)
重建增量(mm)	3.0(肘关节)/5.0(肱骨)	≤1.0(三维图像)
重建算法	软组织+骨(高分辨率)	标准
窗宽、窗位(软组织窗)	W200~350、C35~45	
窗宽、窗位(骨窗)	W1500~1800、C400~600	
图像后处理		冠状面或矢状面 MPR,VRT(横断面层厚≤1.0mm,采用 2/3 重叠重建)
图像照相	含定位线的定位像。3.0mm/层或 5.0mm/层按解剖顺序,软组织窗和骨窗各一套。必要时适当调节窗值,以显示肌肉、血管和脂肪等组织结构	冠状面和矢状面:补充显示骨折以及骨、关节与周围结构的关系。软组织窗和骨窗; SSD 及 VRT 图像:肘关节或肱骨全貌

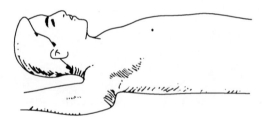

图 9-24　肘关节体位和姿势

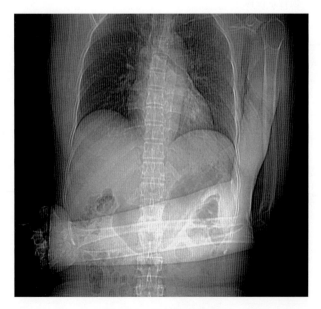

图 9-25　肘关节定位像

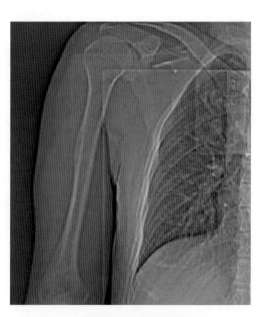

图 9-26　肱骨定位像

3. 腕关节及手

	扫描要求及重建参数	二次重建/备注
扫描设备	16 层螺旋 CT	
患者准备	去除检查部位的手表、手链等金属物品	
检查体位	俯卧,两臂或患侧手臂上举平伸手心向下置于头部侧边,身体置于检查床中间并保持不动,头先进。检查部位置于扫描野中心(图 9-27a)	
口服对比剂	无须	
静脉对比剂	无须	
速率	无	
扫描延迟	无	
呼吸方式	平静呼吸	
定位像	正位。范围:自指尖以上至腕关节以下	
扫描范围	腕关节/手(图 9-27b)	
扫描方式	螺旋扫描	
kV	120	
mAs	80	
旋转时间(秒)	1.0	
探测器覆盖范围	1.2mm/圈	
层数×准直(mm)	2×0.6	
螺距	0.65	
FOV(mm)	100~150	
重建层厚(mm)	5.0(手)/2.0(腕关节)	≤1.0(三维图像)
重建增量(mm)	5.0(手)/2.0(腕关节)	≤1.0(三维图像)
重建算法	软组织+骨(高分辨率)	标准
窗宽、窗位(软组织窗)	W200~350、C35~45	
窗宽、窗位(骨窗)	W1500~1800、C400~600	
图像后处理		冠状面或矢状面 MPR,VRT(横断面层厚≤1.0mm,采用2/3重叠重建)
图像照相	含定位线的定位像。5.0mm/层或 2.0mm/层按解剖顺序,软组织窗和骨窗各一套。必要时适当调节窗值,以显示肌肉、血管和脂肪等组织结构	冠状面和矢状面:补充显示骨折以及骨、关节与周围结构的关系。软组织窗和骨窗; SSD 及 VRT 图像:腕关节或手全貌

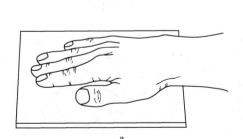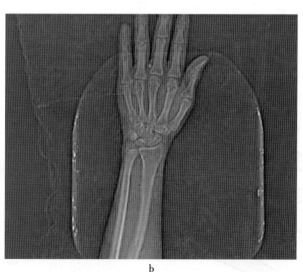

a　　　　　　　　　　　　　b

图 9-27
a. 手腕体位和姿势;b. 腕关节及手定位像

4. 髋关节及股骨

	扫描要求及重建参数	二次重建/备注
扫描设备	16 层螺旋 CT	
患者准备	去除检查部位的皮带、钥匙、硬币等金属物品	
检查体位	仰卧,双侧大腿内旋,两足尖并拢,两臂上举,身体置于检查床中间并保持不动,头先进。检查部位置于扫描野中心(图 9-28)	
口服对比剂	无须	
静脉对比剂	无须	
速率	无	
扫描延迟	无	
呼吸方式	平静呼吸	
定位像	正位。范围:①髋关节,髋臼上方 10cm 至股骨粗隆下 10cm;②股骨,髋关节至膝关节	
扫描范围	髋关节(图 9-29a)/股骨(图 9-29b)	
扫描方式	螺旋扫描	
kV	120	
mAs	150	
旋转时间(秒)	1.0	
探测器覆盖范围	12mm/圈	
层数×准直(mm)	16×0.75	
螺距	0.5~1.0	
FOV(mm)	300~400	
重建层厚(mm)	5.0(髋关节)/5.0(股骨)	≤1.0(三维图像)
重建增量(mm)	5.0(髋关节)/5.0(股骨)	≤1.0(三维图像)
重建算法	软组织+骨(高分辨率)	标准
窗宽、窗位(软组织窗)	W200~350、C35~45	
窗宽、窗位(骨窗)	W1500~1800、C400~600	
图像后处理		冠状面或矢状面 MPR,VRT(横断面层厚≤1.0mm,采用 2/3 重叠重建)
图像照相	含定位线的定位像。5.0mm/层按解剖顺序,软组织窗和骨窗各一套。必要时适当调节窗值,以显示肌肉、血管和脂肪等组织结构	冠状面和矢状面:补充显示骨折以及骨、关节与周围结构的关系。软组织窗和骨窗; SSD 及 VRT 图像:髋关节关节或股骨全貌

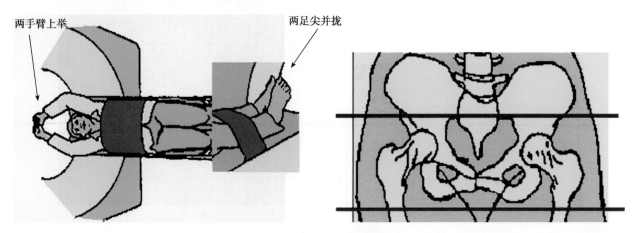

图 9-28　髋关节体位和姿势

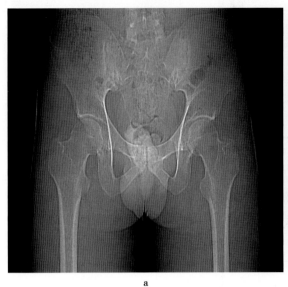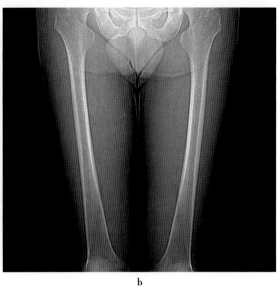

图 9-29
a. 髋关节定位像；b. 双侧股骨定位像

5. 膝关节及胫腓骨

	扫描要求及重建参数	二次重建/备注
扫描设备	16 层螺旋 CT	
患者准备	去除检查部位的金属物品等	
检查体位	1. 膝关节(半月板)：仰卧，两腿伸直并拢，膝关节下稍垫高使关节稍弯曲呈 25°～30°角，足先进(双侧同时扫描)； 2. 胫腓骨：仰卧，两腿伸直并拢，身体置于检查床中间并保持不动，足先进(双侧同时扫描或只扫描单侧)。检查部位置于扫描野中心(图 9-30)	
口服对比剂	无须	
静脉对比剂	无须	
速率	无	
扫描延迟	无	
呼吸方式	平静呼吸	
定位像	正位。范围：①膝关节，膝关节上方 10cm 至膝关节下方 10cm；②胫腓骨，膝关节至踝关节	
扫描范围	膝关节(图 9-31a)/胫腓骨(图 9-31b)	
扫描方式	螺旋扫描	
kV	120	
mAs	120	
旋转时间(秒)	1.0	
探测器覆盖范围	1.2mm/圈；12mm/圈	
层数×准直(mm)	2×0.6/16×0.75	
螺距	0.85/1.0	
FOV(mm)	200～300	
重建层厚(mm)	1.5(膝关节)/5.0(胫腓骨)	≤1.0(胫腓骨，三维)

续表

	扫描要求及重建参数	二次重建/备注
重建增量(mm)	1.5(层距)/5.0(胫腓骨)	≤1.0(胫腓骨,三维)
重建算法	软组织+骨(高分辨率)	标准
窗宽、窗位(软组织窗)	W200~350、C35~45	
窗宽、窗位(骨窗)	W1500~1800、C400~600	
图像后处理		冠状面或矢状面 MPR,VRT(横断面层厚≤1.0mm,采用2/3重叠重建)
图像照相	含定位线的定位像。1.5mm/层或 5.0mm/层按解剖顺序,软组织窗和骨窗各一套。必要时适当调节窗值,以显示肌肉、血管和脂肪等组织结构	冠状面和矢状面:补充显示骨折以及骨、关节与周围结构的关系。软组织窗和骨窗; SSD 及 VRT 图像:膝关节或胫腓骨全貌

膝关节　　　　　　　　　　　　胫腓骨

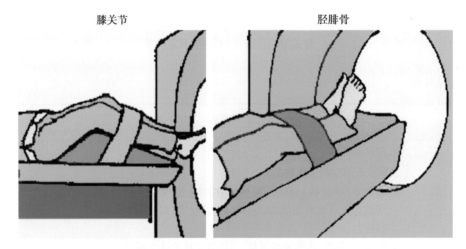

图 9-30　双侧膝关节、胫腓骨体位和姿势

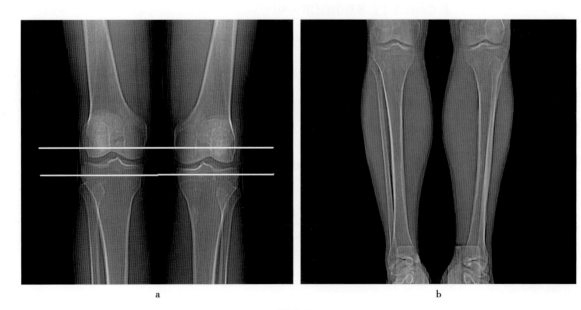

a　　　　　　　　　　　　　　　b

图 9-31

a. 双侧膝关节定位像;b. 双侧胫腓骨定位像

6. 踝关节及足

	扫描要求及重建参数	二次重建/备注
扫描设备	16 层螺旋 CT	
患者准备	脱去鞋、袜,去除检查部位的金属物品等	
检查体位	1. 踝关节:仰卧或端坐于检查床上,两腿伸直并拢平放于检查床,足先进(双侧同时扫描); 2. 足部:患者端坐于检查床上,膝部弯曲(大于 120°)两脚靠拢平放于检查床上,足先进(双侧同时扫描)。检查部位置于扫描野中心(图 9-32)	
口服对比剂	无须	
静脉对比剂	无须	
速率	无	
扫描延迟	无	
呼吸方式	平静呼吸	
定位像	正位。范围:①踝关节,踝关节上方 10cm 至踝关节下方 10cm;②足部,踝关节至足尖	
扫描范围	踝关节/足部(图 9-33)	
扫描方式	螺旋扫描	
kV	120	
mAs	120	
旋转时间(秒)	1.0	
探测器覆盖范围	4.5mm/圈	
层数×准直(mm)	6×0.75	
螺距	0.85	
FOV(mm)	120~180	
重建层厚(mm)	2.0(踝关节)/3.0(足部)	≤1.0(三维图像)
重建增量(mm)	2.0(踝关节)/3.0(足部)	≤1.0(三维图像)
重建算法	软组织+骨(高分辨率)	标准
窗宽、窗位(软组织窗)	W200~350、C35~45	
窗宽、窗位(骨窗)	W1500~1800、C400~600	
图像后处理		冠状面或矢状面 MPR,VRT(横断面层厚≤1.0mm,采用 2/3 重叠重建)
图像照相	含定位线的定位像。2.0mm/层或 3.0mm/层按解剖顺序,软组织窗和骨窗各一套。必要时适当调节窗值,以显示肌肉、血管和脂肪等组织结构	冠状面和矢状面:补充显示骨折以及骨、关节与周围结构的关系。软组织窗和骨窗; SSD 及 VRT 图像:踝关节或足全貌

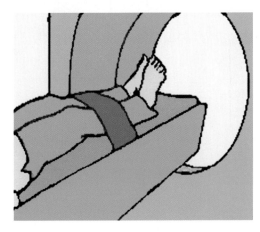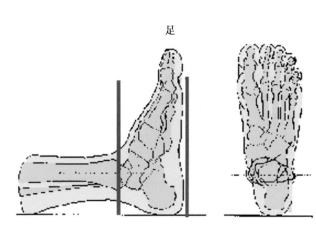

足

图 9-32　双踝、足体位和姿势

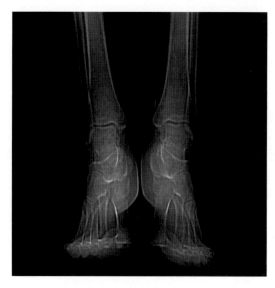

图 9-33　踝关节和足定位像

【常见疾病诊断要点】

基本病变要点：一般而言，骨关节病变各种基本病变的影像学表现对定性诊断多无特征意义。综合以下各观察要点，有助于对疾病提出合理的诊断意见。

（1）部位　各种疾病在一定程度上有其好发部位。强直性脊柱炎好侵犯骶髂关节、椎间小关节和髋关节；而类风湿关节炎好侵犯手、足小关节。

（2）病变范围　有的病变常较局限，如结核和良性肿瘤；而有的病变则较弥漫，如急性化脓性骨髓炎和某些恶性骨肿瘤。

（3）病变的边缘　边缘清楚锐利的多提示为良性或慢性过程，如良性骨肿瘤和慢性骨感染；边缘模糊不清的多提示恶性或急性过程，如恶性骨肿瘤和急性骨感染。

（4）病变的特征性表现　骨肉瘤可在骨破坏区和软组织肿块内出现肿瘤骨；软骨类肿瘤内可见小点状、环形或半环形钙化影。

（5）数目　化脓性关节炎和关节结核多是单关节发病，而类风湿关节炎常常多关节受累。原发性骨肿瘤多是单发；而骨转移瘤和骨髓瘤常为多发。

（6）临床情况　如患者的年龄、性别、病程长短和缓急的程度、实验室检查结果以及既往治疗情况等。

【骨、关节与软组织损伤】

影像学检查是骨与关节创伤的临床诊断和观察的主要手段。

X 线平片仍然是诊断、观察骨折，并指导临床治疗的简便有效而常用的方法，MRI、CT 和超声可从不同的方面弥补平片不能直接显示软组织的细微结构和影像重叠等不足。

骨折是指骨的连续性中断，包括骨小梁和骨皮质的断裂。根据作用力的方式和骨本身的情况骨折可分为创伤性骨折、疲劳骨折和病理性骨折。儿童可以发生骨骺骨折。

CT 是平片的重要补充，可发现平片上不能发现的隐匿骨折。对于结构复杂和有骨性重叠部位的骨折，CT 比平片能更精确显示骨折及其移位情况。对于脊髓骨折，CT 则可充分显示脊椎骨折、骨折类型、骨折片移位程度、椎管变形与狭窄以及椎管内骨碎片或椎管内血肿等，对脊髓外伤情况作出判断。但当骨折线与 CT 扫描平面平行时，可能漏掉骨折，因此不能单凭 CT 就排除骨折，一定要结合平片。不易观察骨折的整体情况也是其缺点，但三维重建可以全面、直观、多方位地了解骨折情况，多层 CT MPR 成像对临床怀疑骨折而平片检查阴性的骨折病例能明确作出诊断；多向调整 MPR 提高对细微骨折的检出率。MPR 还能显示周围软组织血肿和关节内积血。骨盆骶骨多发骨折行曲面重建（CMPR），使曲面内的所有骨折线完整地显示在一个平面上。如果 CT 扫描范围过大、扫描时间过长则可能造成运动伪影，在平扫和三维重建图像中出现假象，直接影响诊断（图 9-34 ~ 图 9-39）。

【膝关节半月板损伤】

膝关节内有两个半月形纤维软骨板，称为半月板。横断面呈外厚内薄、下平上斜并略凹的三角形。前、后两端及外侧基底部固定。对膝关节有稳定和缓冲作用。半月板随关节活动而移动。当关节中屈曲位作骤然旋转动作时，可发生半月板撕裂。裂口

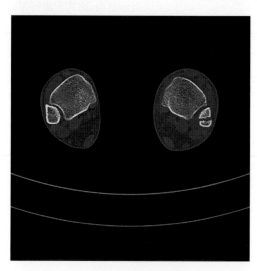

图 9-34　腓骨下端骨折

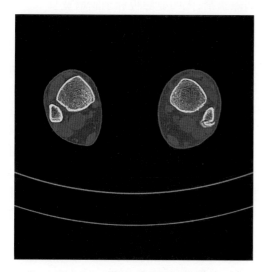

图 9-35　腓骨下端骨折,横断面

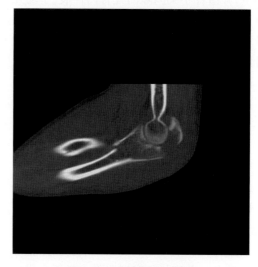

图 9-38　尺骨鹰嘴突骨折

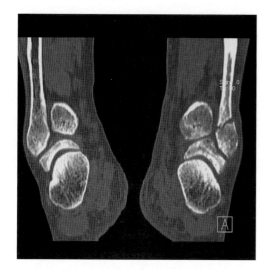

图 9-36　腓骨下端骨折,对位、对线好

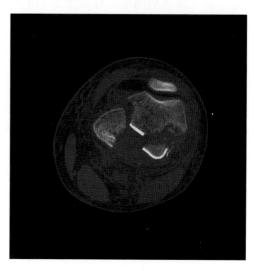

图 9-39　股骨下端粉碎性骨折

可发生在半月板各处,可呈横、纵或斜行。撕裂可继发于盘状半月板或囊肿的基础上。其临床主要表现为;关节活动疼痛;弹响和交锁症状。查体麦氏征阳性和肌肉萎缩。

CT 表现:高分辨率 CT 可见半月板有裂缝、呈低密度的横、纵或斜行条状影,边界一般较清晰。

【骨缺血性坏死】

骨缺血坏死是骨组织失去血运的结果。儿童时期发生于骨骺或骨突部分的缺血性坏死又称骨软骨炎。发病机制尚不明确,解剖结构上的先天缺陷、血管病变、骨营养不良、内分泌疾患和创伤等,均可成为致病因素。患者的职业、劳动时的体位等亦与发病有关。病理上,早期改变为缺血所致的骨细胞坏死、骨陷窝空虚。随病程进展,周围正常骨内肉芽组

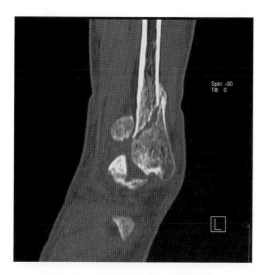

图 9-37　腓骨下端骨折,见骨伽生成

织增生,并沿骨小梁间隙向死骨内伸展,于坏死骨小梁表面形成新骨,又可将坏死骨组织部分吸收。坏死骨可发生骨折和塌陷。晚期,坏死区可重建为正常骨结构,关节常因骨端变形和软骨变性而发生退行性改变。

不同部位的骨缺血性坏死的影像学特点各有不同,但有其共同的影像学表现。在 X 线和 CT 上坏死骨密度增高,塌陷、分节、碎裂或死骨与正常骨分离以及坏死骨内出现透光区。

临床上,发病及进展缓慢,可有外伤史。局部多有不同程度的疼痛、肿胀、跛行、活动受限以及肌痉挛和萎缩。部分患者亦可无任何症状。对于股骨头骨骺缺血坏死又称 Legg-Perthes 病,是较常见的儿童骨软骨炎。发病与儿童期股骨头骨骺血供较单一有关,外伤是主要致病因素。好发于 3～14 岁的男孩,尤以 5～9 岁最多见。多单侧受累,亦可两侧先后发病。主要症状为髋部疼痛、乏力和跛行,可有间歇性缓解。本病进展缓慢,从发病至完全恢复大致需要 1～3 年。

X 线:早期 X 线征象以骨质硬化及骨发育迟缓为主。股骨头骨骺骨化中心较小,密度均匀增高,骨纹消失。因损伤,关节囊肿胀和滑膜增厚,股骨头向前外侧移位。骺软骨相对较厚,致使关节间隙增宽。股骨头骨骺前上方因承重面受压变扁,并出现骨折线和节裂。股骨头骨骺边缘部可出现新月形透光区(新月征)。干骺端改变包括股骨颈粗短、骨质疏松、骺线不规则增宽、邻骺线骨质内囊样缺损区。

进展期骨骺更为扁平并呈不均匀性密度增高,坏死骨质节裂成多数小致密骨块,有时出现多发大小不等的囊样透光区。骺线不规则增宽,干骺部粗短,局限性骨质疏松和囊样变更明显,关节间隙增宽或正常。

晚期若临床治疗及时,股骨头骨骺大小、密度及结构可逐渐恢复正常,如治疗延迟或不当,常可遗留股骨头蕈样畸形、股骨颈粗短、髋内翻和髋关节半脱位。发生退行性关节病而出现骨质增生和关节间隙变窄。

3～14 岁儿童 X 线上出现髋关节间隙增宽和股骨头外移应高度怀疑本病。X 线上出现骨骺密度升高或同时出现扁平、节裂或囊变,而关节间隙增宽亦应作出诊断。MRI 有助于早期诊断。

本病主要应与髋关节结核相鉴别,后者骨破坏周围较少有硬化带,邻关节骨质疏松广泛,较早即有

关节间隙狭窄,无明显骺板和干骺增宽。

【骨肿瘤】

骨肿瘤通常分为原发性和继发性两大类,继发性骨肿瘤包括恶性肿瘤的骨转移和骨良性病变的恶变。肿瘤样病变是指临床、病理和影像学表现与骨肿瘤相似而并非真性肿瘤,但也具有骨肿瘤的某些特征,如复发和恶变的一类疾病。影像检查在诊断中占重要地位,它可以显示肿瘤的大小、发生部位、周围骨质和软组织的改变;对有些病例还能判断其良、恶性,原发性或转移性,对临床治疗有很大帮助。但由于其病变临床、病理和影像学表现复杂多样,大多数病例在临床表现和影像学表现方面缺乏特征性,有的病例甚至单凭病理学检查诊断也有一定的困难,因此影像学、临床和病理相结合是诊断骨肿瘤的正确途径。

骨肿瘤和瘤样病变的 X 线检查需包括病变区邻近的正常骨及软组织的正、侧位片。为了早期诊断和鉴别诊断可行 CT、MRI 检查。

做螺旋 CT 容积扫描行多平面重组(MPR)、最大密度投影(MIP)、表面阴影(SSD)、容积再现(VRT)4 种后处理,每一种重建图像均显示骨肿瘤,其中 MPR 准确显示了肿瘤骨的骨破坏、骨膜的改变、骨破坏的范围及肿瘤对周围软组织的侵犯情况,MIP 及 SSD 和 VRT 能立体显示骨改变;SSD 和 VRT 在增强的基础上可以显示肿瘤的供血动脉、静脉和肿瘤血管。4 种后处理图像结合横断层面图像能从不同方向准确显示肿瘤骨的骨破坏、骨膜反应类型、肿瘤的范围及肿瘤对周围组织的侵犯(图 9-40～图 9-49)。

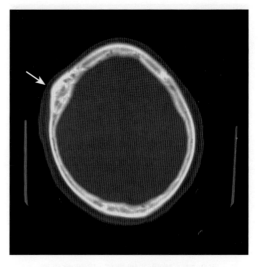

图 9-40　颅骨良性骨肿瘤

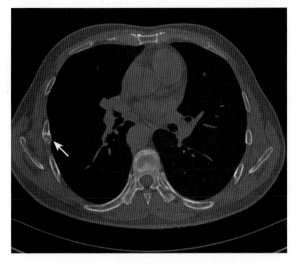

图 9-41 良性骨肿瘤,肋骨软骨瘤

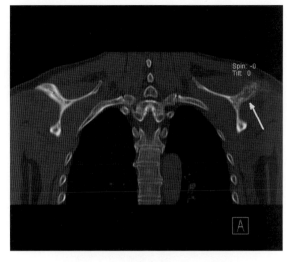

图 9-44 肩胛骨恶性肿瘤,冠状面

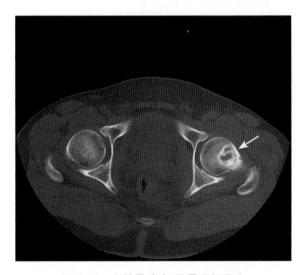

图 9-42 良性骨肿瘤,股骨硬纤维瘤

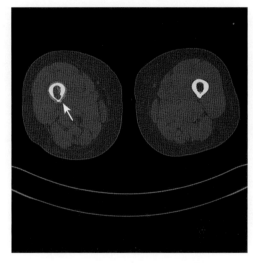

图 9-45 股骨中段骨肉瘤,横断面

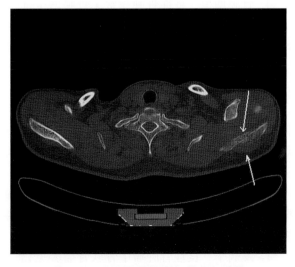

图 9-43 肩胛骨恶性肿瘤,软组织肿块

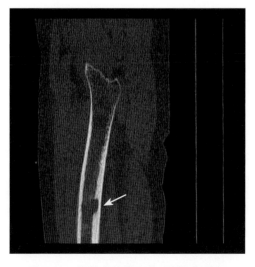

图 9-46 股骨中段骨肉瘤,原发,冠状面

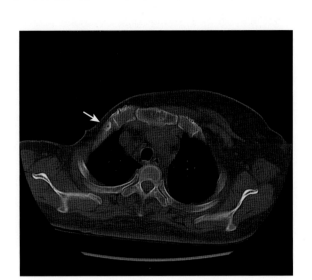

图 9-47　转移瘤,肋骨,成骨性肿瘤,乳癌术后

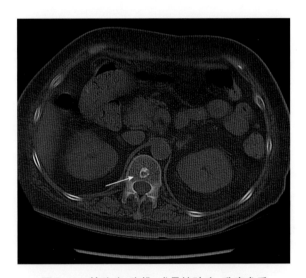

图 9-48　转移瘤,胸椎,成骨性肿瘤,乳癌术后

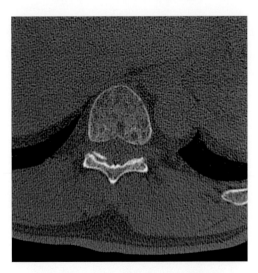

图 9-49　转移瘤,胸椎,溶骨性破坏

　　骨肿瘤的早期,正确诊断和及时治疗是提高生存率的关键。影像学检查在骨肿瘤诊断中的作用如下:

　　1. 判断骨病变是否为肿瘤;

　　2. 如属肿瘤,是良性还是恶性,属原发性还是转移性肿瘤;

　　3. 肿瘤的侵犯范围;

　　4. 推断肿瘤的组织学类型等。

　　在观察骨肿瘤的影像时,应注意发病部位、病变数目、骨质改变、骨膜增生和周围软组织变化等,这些均对诊断有帮助。

　　1. 发病部位　不同肿瘤有其一定的好发部位,对鉴别诊断有一定的帮助。如骨巨细胞瘤好发生于长骨骨端,偏心生长;骨肉瘤好发于长骨干骺端;而骨髓瘤好发于扁骨和异形骨。

　　2. 病变数目　原发性骨肿瘤多为单发,而骨髓瘤和转移性骨肿瘤常为多发。

　　3. 骨质改变　常见的变化是骨质破坏。良性骨肿瘤多引起膨胀性、压迫性骨质破坏,界限清楚、锐利,破坏区邻近的骨皮质多完整连续。恶性骨肿瘤则多为浸润性骨质破坏,边缘不整、界限不清,少见膨胀,骨皮质早期出现筛孔状、虫蚀状破坏和缺损;肿瘤易穿破骨皮质进入周围软组织形成肿块影。

　　有些恶性骨肿瘤还可引起骨质增生。一种是生长较缓慢的骨肿瘤可引起邻近骨组织的成骨反应,可见骨破坏区周围有骨质增生带,多见于良性和低度恶性的骨肿瘤;另一种是肿瘤自身的成骨,即肿瘤骨形成,这种骨质增生可呈毛玻璃状、斑片状、放射针状或骨皮质硬化。

　　4. 骨膜增生　良性骨肿瘤常无骨膜增生,即使出现,也表现为均匀、致密、清晰,并常与骨皮质愈合。恶性骨肿瘤常有不同形式的骨膜增生,骨膜新生骨还可被肿瘤破坏,仅边缘保留增生的骨膜,形成Codman 三角。

　　5. 周围软组织变化　良性骨肿瘤多无软组织肿胀,仅见软组织被肿瘤推移。恶性骨肿瘤常侵入软组织、并形成软组织肿块影,与邻近软组织界限不清。

　　此外,骨肿瘤的诊断还需结合临床资料,如发病率、发病年龄、症状和体征及实验室检查结果等,这些资料对骨肿瘤的定性诊断有参考价值。

　　1. 发病率　良性骨肿瘤中骨软骨瘤多见;恶性骨肿瘤常以转移瘤多见;原发性恶性骨肿瘤以骨肉瘤为多见。

2. 发病年龄　年龄的分布在多数骨肿瘤的患者中有相对的规律性,尤其是恶性肿瘤年龄更有参考价值。婴儿期成神经细胞瘤的骨转移较常见,少年以尤文瘤多见,骨肉瘤、骨瘤、骨软骨瘤和成软骨细胞瘤好发于青年,而转移瘤、骨髓瘤和软骨肉瘤多见于 40 岁以上的人群。

3. 症状和体征　良性骨肿瘤发展缓慢,一般无全身症状,局部体征也不明显;恶性肿瘤常有边缘不清的肿块,疼痛常是首发症状,而且夜间疼痛尤著,肿块表面可有红、热和静脉曲张,晚期常有明显的全身症状或出现恶病质。

4. 实验室检查　良性骨肿瘤实验室检查均正常,恶性肿瘤则常有改变,如:尤文瘤患者血白细胞增高,骨肉瘤患者碱性磷酸酶增高,骨髓瘤及骨转移瘤患者可有贫血、血尿酸增高以及血钙、磷增高,骨髓瘤患者血中常出现异常免疫球蛋白,骨髓穿刺涂片可见骨髓瘤细胞,尿中可出现凝溶蛋白。

通过观察、分析,常有可能判断肿瘤的良、恶性,对某些肿瘤还可推断其组织来源。表 9-1 是良性和恶性骨肿瘤的 CT、X 线表现特点,供鉴别诊断时参考。

表 9-1　骨良、恶性肿瘤的鉴别诊断

	良性	恶性
生长情况	生长缓慢,不侵及邻近组织,可引起其压迫移位,无转移	生长迅速,易侵及邻近组织、器官,可有转移
局部骨质变化	呈膨胀性骨质破坏,与正常骨界限清晰,边缘锐利,骨皮质变薄,保持其连续性	呈浸润性骨破坏,病变区与正常骨界线模糊,边缘不整
骨膜增生	一般无骨膜增生	骨膜新生骨多不成熟,并可被肿瘤侵犯破坏
周周围软组织变化	多无肿胀或肿块影,如有肿块则边缘清晰	长入软组织形成肿块,与周围软组织分界不清

（黄雄　王鸣鹏）

第十章

心脏大血管CT检查及诊断要点

第1节　CTA 成像技术概述

CT 血管造影(computed tomography angiography, CTA)是以有效对比剂增强为基础、以全身血管为对象,利用多层螺旋 CT 获得兴趣区组织容积数据,而后利用横断面图像和多种三维图像,用于人体各部位血管诊断的一种 CT 成像方法。CTA 同是血管造影,与 DSA 的血管造影相比,仍有一些不同之处:①在对比剂注射方法上,CTA 主要通过外周血管注射,而 DSA 则基本采用靶血管的插管注射;②在图像采集和显示上,CTA 是重建和重组成像,而 DSA 是直接投射成像;③在患者的接受度上,CTA 检查方法则较 DSA 更易为患者所接受。本节将通过对 CTA 技术的讨论,详细叙述 CTA 的各种检查方法。

一、CTA 对比剂的应用及其影响因素

CT 检查中,静脉注入碘对比剂后,可获得血管结构和实质脏器增强的效果。CTA 成像,感兴趣的是心血管结构的显影效果。目前,CTA 影像质量评价的重要指标之一是靶血管的对比度噪声比(contrast to noise ratio,CNR)。CNR 值与碘投射浓度 $p_i d$(即血管内碘浓度与血管内径之积)呈正相关。血浆内碘浓度越高,血管内径越大,则碘信号幅度越大。CTA 成像的 CNR 值越高,则血管影像清晰锐利,细小血管的显示细节会增加,同时也为降低扫描的辐射剂量提供潜在空间。

所有 X 线对比剂都是细胞外液的标记物。对比剂在人体不同组织内的增强特点与注射参数、血流动力学、药代动力学及受检者的生理病理因素相关,并且还与所采用 CT 设备的性能、心血管 CTA 成

像的扫描模式以及技术参数相关。为了获取 CTA 的最佳 CNR 值,设定对比剂注射参数时,需综合考虑检查的临床适应证、设备性能、扫描模式、容积覆盖范围及扫描时间,以及受检者体重、心功能状态及循环时间等个体因素对显影效果的影响,制订合适的对比剂注射方案,以获得 CTA 成像所需的心血管结构的物体对比度。

（一）对比剂注射参数等对增强效果的影响

在 CT 血管造影中,对比剂注射参数、注射方式等都会对增强效果产生影响。对比剂注射参数包括对比剂浓度、注射速率、注射持续时间、用量等。血浆内的碘浓度与碘注入率(mgI/s)密切相关。碘注入率由对比剂浓度(mgI/ml)和注射速率(ml/s)决定,CTA 扫描容积范围内的血管增强效果与对比剂用量、注射持续时间和扫描延迟时间及扫描持续时间相关(图 10-1)。

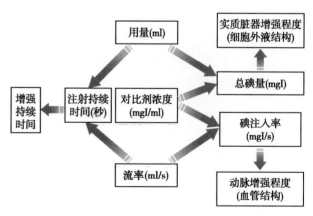

图 10-1　血管对比剂增强的影响因素

（二）患者因素对增强效果的影响

靶血管内的碘浓度还与患者年龄、体重、体型(体重指数)、心功能状态、血流动力学特点及肾功能等因素相关。

（三）对比剂注射方式对增强效果的影响

不同的对比剂注射方式,也会对增强效果产生影响,所以,心血管 CTA 成像采用不同的对比剂注射方式以适应临床应用的需求。

1. 单筒单时相注射方式　单筒单时相注射是血管 CTA 扫描最常用的注射方式。该方法采用固定的注射流率,其靶血管的碘信号时间-密度曲线为近似正态分布的三角波形。16 层以上 MDCT 的快速扫描模式可在很短的增强峰值期内完成容积数据采集,并可在减少对比剂用量的同时提高注射流率,获得满意的血管增强效果(图 10-2)。

2. 单筒双时相注射方式　另一种注射方式是采用单筒双时相不同流率注射对比剂,使靶血管区域内碘时间-密度曲线出现一个与扫描持续时间匹配的峰值平台区,该方法可在 CTA 成像的整个容积范围内获得均匀一致的增强效果,并且可以节省对比剂的总量(图 10-3)。其第一时相的注射流率和持续时间影响峰值时间和平台期的增强峰值,第二时相的流率和持续时间影响平台期的宽度和峰值均匀性。

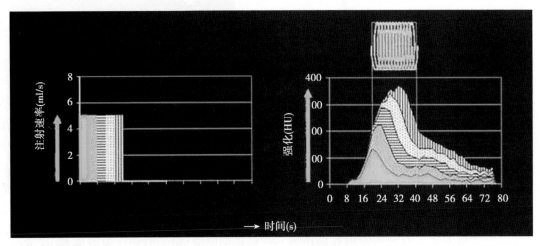

图 10-2　固定流率注射的时间密度曲线

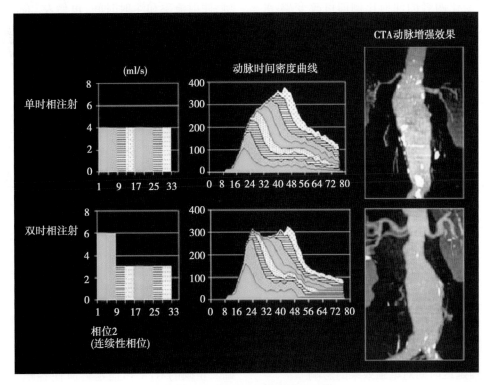

图 10-3　单、双时相增强效果比较

心脏 CTA 成像时,也可通过双时相注射技术获得左、右心腔显影密度一致,上腔静脉无高密度对比剂伪影的增强效果。双时相均注射对比剂原液,第一时相采用较高流率,维持左心房室和主动脉系统的增强,第二时相采用较低流率,维持右心房室和肺动脉系统的增强。

3. 双筒单流注射方式　使用双筒压力注射器,注射对比剂之后立即通过双筒延长管注射生理盐水冲洗,是心脏冠状动脉 CTA 常用对比剂的注射方式。快速注射的生理盐水将对比剂迅速推出延长管、外周静脉。该注射方式有效地利用了对比剂,因而也可降低对比剂的用量,同时避免了中心静脉、右心内高密度对比剂引起的放射状伪影对右冠状动脉影像的干扰(图 10-4)。

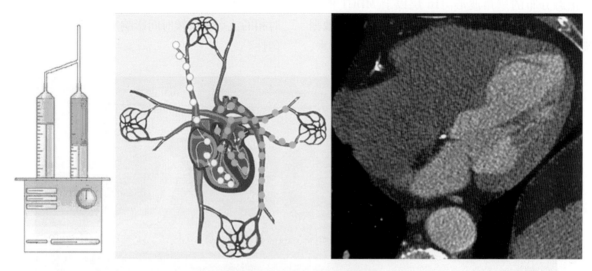

图 10-4　双筒注射方式与心脏图像

4. 双筒双流注射方式　双流指使用双筒压力注射器,同时注射双筒内的液体,即同时注射对比剂和生理盐水。变化两者的注射比例即可改变碘-水混合液的碘浓度,这种注射方式专为心脏和冠状动脉 CTA 设计。通常采用三时相注射,第一时相注射对比剂原液;第二时相注射对比剂/盐水混合液;第三时相注射生理盐水。选择合适的对比剂/盐水比例、注射流率和注射时间,可使左、右心腔增强的密度相等,有利于显示心内结构,同时避免上腔静脉的高密度对比剂伪影,改善图像质量(图 10-5)。

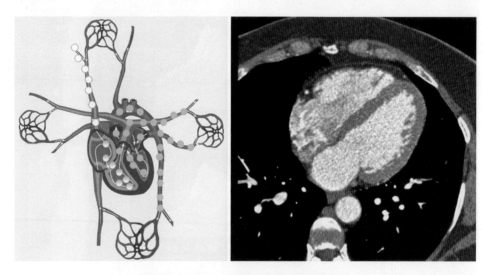

图 10-5　双筒双流注射与心脏增强效果

（四）扫描延迟时间对增强效果的影响

在靶血管对比剂增强的峰值期间采集容积数据,是 CTA 检查成功与否和获取优质图像质量的基础。正确的 CTA 扫描延迟应使容积数据采集时间窗与对比剂流经感兴趣组织结构的"首过"时间窗吻合。最佳延迟时间受多种因素影响,包括检查目的和扫描方式、对比剂注射参数、受检者个体生理及病理因素、外周静脉条件及对比剂注射方式等。同一注射方案,不同器官组织增强的时间-密度曲线也不尽相同(图 10-6)。确定 CTA 扫描延迟时间的方法有三种,实际应用中可根据需要和使用习惯选择。

1. **团注测试法**　是在静脉内团注少量对比剂(10~20ml,3~5ml/s 流率)后在预设层面进行单层低剂量动态扫描,然后测量靶血管内碘的时间-密度曲线,并确定对比剂从注射部位到达靶血管的峰值时间,据此设置实际扫描的延迟时间和对比剂用量。

2. **团注跟踪法**　是在 CTA 扫描之前,在预设层面内靶血管区域设置监测 ROI,对比剂注射开始后,按一定时间间隔对监测层面行低剂量扫描,待 ROI 内的 CT 值到达阈值后自动或手动触发容积扫描。这种方法可简化 CTA 检查程序,加快工作流程,但 ROI 的位置和阈值的设置会影响 CTA 的图像质量(图 10-7)。阈值的计算一般采用两种方法:一种是

实测 ROI 内 CT 值,另一种是将 ROI 的平扫 CT 值设为基数,监测时显示实测 CT 值与该基数值的差值,但实际应用中会略有差别。

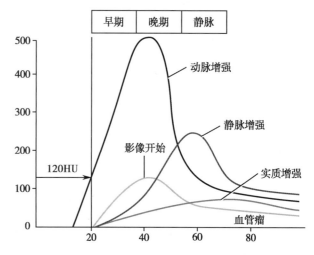

图 10-6　动、静脉血管瘤与实质增强时间-密度曲线

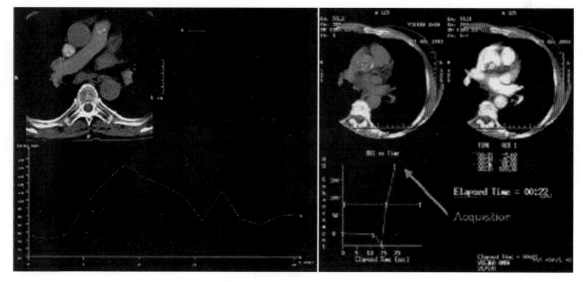

图 10-7　时间-密度曲线测量和对比剂跟踪技术

3. **经验值法**　根据经验值设置扫描延迟时间。该方法最简单易行,但需要充分考虑受检者的生理病理因素的影响,并且需要检查者有一定的临床经验。

(五) 对比剂应用注意事项

1. 严格掌握对比剂应用的适应证和禁忌证,检查前核实患者有无过敏史,告知对比剂注射时可能出现的身体反应,鼓励饮水,检查室内应备急救药品,有过敏史者可预先给予固醇类和抗组胺类药。

2. CTA 检查推荐使用非离子型对比剂,压力注射器静脉团注方式给药,根据药典做或不做碘过敏试验,一般无须使用口服对比剂。

3. 具有对比剂急性肾损伤(CIN)高危风险的患者,建议使用等渗对比剂,并监测对比剂注射后 48~72 小时的血清肌酐值。

4. 检查前 48 小时停服枸橼酸西地那非片(万艾可)、盐酸伐地那非片(艾力达)、他达拉非片(希爱力)及二甲双胍等药物,二甲双胍与对比剂合用可能产生潜在不良反应,而枸橼酸西地那非片等药物会影响冠脉 CTA 检查使用的扩血管硝酸盐类药物的效果。

5. 成人患者采用浓度为 300~370mgI/ml,注射方式、注射速率和用量根据检查类型和患者个体情

况设置;使用中需注意控制对比剂用量,外周血管条件差的老年患者可采用高浓度、低流率方式获得成像所需的碘注入率,减少对比剂外溢的发生率;婴幼儿患者采用浓度为 270～320mgI/ml 的对比剂,用量≤2ml/kg。

6. CT 增强扫描后,患者应留观 15～60 分钟,观察有无对比剂过敏反应。

二、CTA 的容积数据采集

心脏是快速搏动的中空器官,心血管腔内的血液具有较高的流速和流量;冠状动脉包绕着心脏分布,分支繁多,走行曲折,内径纤细,随着心脏搏动而运动。因此心脏、冠状动脉成像对影像设备的空间、密度和时间分辨率要求都很高。近年来随着 CT 技术进展,应用多排亚毫米探测器构成的宽体探测器和亚秒的机架转速,实现高空间分辨率、亚毫米层厚、大覆盖范围的快速容积扫描,大大提高了心血管 CTA 的检查成功率和图像质量。

(一) CTA 容积数据采集方法

心脏、大血管 CTA 的 MDCT 容积采集按扫描触发方式可分为心电门控和非心电门控,如按扫描方式又可有螺旋扫描和序列扫描(轴扫)。实际上,螺旋或序列是融合于门控和非门控方法中的。

1. 非心电门控螺旋扫描　是大血管及分支 CTA 的常用扫描模式。其通过采用现代 CT 宽体探测器,亚秒机架转速,扫描期间检查床的快速移动获得。该扫描方式的特点是容积扫描速度很快,数秒至十几秒即可完成全身 CTA 扫描;同时,亚毫米的采集层厚,基本实现了大范围采集图像的各向同性。通常,在动脉增强的最佳峰值期采集容积数据,可避免静脉回流影像的干扰,同时可获取更多的、显示良好的组织细节(图 10-8)。但在胸部 CTA 检查中,由于受心脏搏动的影响,难以避免心内结构、冠状动脉及升主动脉区的运动伪影。当然,容积扫描时间短的优点还可用于不能屏气配合的婴幼儿,如婴幼儿先天性心外组织结构畸形的 CTA 检查。非心电门控螺旋扫描方式的另一优点是辐射剂量要低于回顾性心电门控螺旋扫描模式。

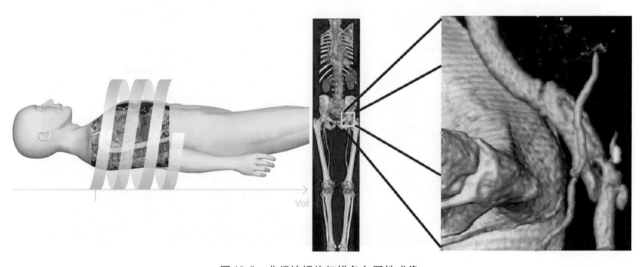

图 10-8　非门控螺旋扫描各向同性成像

非心电门控螺旋扫描模式,检查床运动速度与螺距和准直宽度的设置相关。当 z 轴扫描覆盖范围不变的情况下,改变准直宽度和(或)螺距的设置,即改变床面移动速度和 z 轴覆盖宽度/360°,决定了容积扫描的持续时间。表 10-1 列出了 GE 公司 64 层 MDCT 的非心电门控螺旋扫描模式,当机架旋转速度为 0.4 秒,容积扫描范围相同的情况下,扫描时间与相关技术参数之间的关系。

2. 心电门控螺旋扫描　该方法主要用于心脏和冠状动脉成像。对于心脏成像,数据采集的时间分辨率是提高影像质量的关键。随着 MDCT 探测器排数的增加、一次旋转覆盖范围的增加和机架旋转速度的提高,容积数据采集的时间分辨率有了很大提高,但仍不能满足心脏和冠脉 CTA 成像的要求。因此,MDCT 心脏和冠状动脉 CTA 成像采用心脏半重建算法,也就是说,重建轴位图像不是采用 360°扫描数据,而仅由 180°+1 个扇形角(30°～60°)组成的时间窗扫描数据,这样可在现有机架转速基础上,将层面时间分辨率提升到机架转速的 1/2。以 GE 公司 VCT 为例,其心脏半重建算法采用 240°时间窗的数据,机架转速 350 毫秒时,时间窗为 233 毫秒,其时间剖面曲线的半值全宽为 175 毫秒,即时间分辨率=机架转速的 1/2,故称半重建算法。

根据扫描模式不同,心电门控扫描可分为回顾性心电门控螺旋扫描、前瞻性心电触发序列扫描（轴扫、容积扫描）和前瞻性心电触发大螺距螺旋扫描,实际应用可以根据设备性能和受检者的情况选用（图 10-9）。

表 10-1 容积扫描时间与扫描参数的关系

采集层厚（mm）	准直宽度（mm）	螺距	mm/rot	床进速度（mm/s）	层数	扫描时间（秒）
0.625	20	0.531:1	10.62	26.55	150	4.3
		0.969:1	19.37	48.42	150	2.4
		1.375:1	27.50	68.76	150	1.8
	40	0.516:1	20.62	51.55	150	2.6
		0.984:1	39.37	98.42	150	1.4
		1.375:1	55.00	137.5	150	1.1
1.25	20	0.531:1	10.62	26.55	75	4.3
		0.969:1	19.37	48.42	75	2.4
		1.375:1	27.50	68.76	75	1.8
	40	0.516:1	20.62	51.55	75	2.6
		0.984:1	39.37	98.42	75	1.4
		1.375:1	55.00	137.5	75	1.1

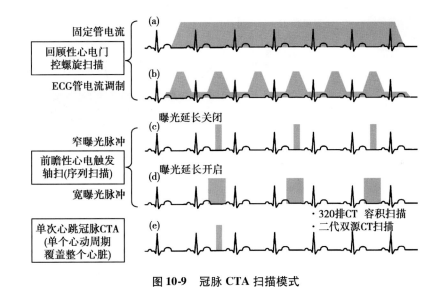

图 10-9 冠脉 CTA 扫描模式

（1）回顾性心电门控螺旋扫描:该方法是心脏和冠状动脉 CTA 的传统扫描模式。采用亚毫米采集层厚、小螺距的螺旋扫描模式连续采集心脏区域的容积数据,并同时记录受检者的心电信号;扫描完毕后采用回顾性重建方式,可选择性地重建 R-R 间期内 0~99% 任一时相的横断面图像,选择冠状动脉运动伪影最小、血管显示最佳的图像作三维图像处理,也可以重建多期相图像,以电影方式观察心脏结构的动态影像。

根据重建数据的采样方式,回顾性心电门控螺旋扫描又可采用单扇区重建和多扇区重建。

1）单扇区重建法:单扇区重建算法是利用螺旋扫描获取的扫描数据集及扫描同期记录的心电信号,回顾性地选择来自于一个心动周期的相同心动时相的 180°+1 个扇形角的原始投影数据,采用心脏半重建算法进行横断面图像重建。单扇区算法适用于心率较慢的受检者（图 10-10）。

2）多扇区重建法:多扇区重建算法是利用完整的心脏扫描数据及同步记录的心电信号,回顾性地选择两个至数个心动周期的扫描数据,根据相同心电时相、不同投影角度的扇区数据组成心脏半重建所需的 180°+1 个扇形角的原始投影数据,从而进行横断面图像重建。也就是说重建一幅横断面图像的原始数据取自不同的心动周期和相同时相,扇区

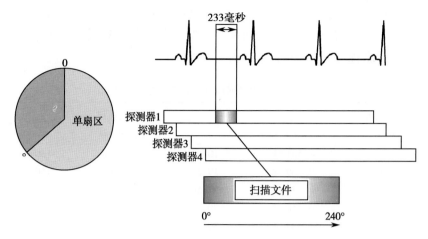

图 10-10 单源 CT 单扇区重建

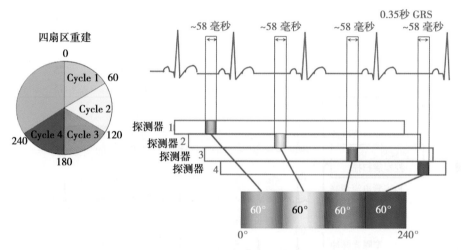

图 10-11 单源 CT 四扇区重建

角度可以是 60°、90°、120°(图 10-11)或者采用智能扇区技术。采用多扇区重建可进一步提高图像的层面时间分辨率,同样以 350 毫秒机架转速为例,理论上双扇区重建的层面时间分辨率可达 88 毫秒,四扇区重建可达 44 毫秒,但同时容积扫描时间和辐射剂量也相应增加。多扇区重建适用于心率较快的受检者。

单扇区和多扇区重建的重要区别:单扇区重建的层面时间分辨率仅由机架旋转速度决定,机架转速确定后,时间分辨率固定不变;而多扇区重建的层面时间分辨率不仅受机架转速的影响,还受患者心率的影响。因此,有部分厂家的某些型号 CT 采用了多扇区重建方法的变速扫描技术,即机架转速与患者心率匹配。实际应用中,需要根据患者心率,选择与之匹配的机架转速,以获取最佳的层面时间分辨率。

双源 CT 回顾性心电门控螺旋扫描:双源 CT 的心脏和冠脉 CTA 扫描采用双射线源和双探测器阵列。受检者同一心动周期相同心动时相的断面投影数据由两个呈 90°排列的探测器阵列同时获得(图 10-12)。也就是说,两个探测器获取的同一心动周期的原始投影数据用于重建一幅断面图像,相当于单源 CT 的单扇区重建,而其层面时间分辨率等于机架转速的 1/4,机架转速为 330 毫秒时,层面时间分辨率为 83 毫秒,且不受患者心率影响。

回顾性心电门控扫描的辐射剂量:回顾性心电门控螺旋扫描的采集层厚一般是 0.5 ~ 0.625mm,多采用较小的螺距(单源 CT 0.14 ~ 0.24,双源 CT 0.2 ~ 0.5)。由于小螺距形成了重叠扫描,因此辐射剂量相对较高。而重建图像往往仅采用其中某一心动时相数据,其 X 射线利用效率较低。ECG 毫安调制功能,可在心动周期预选时相范围内采用高毫安输出(用于冠脉三维图像重组),其余时相则为低毫安(用于获取心脏功能信息),可有效减少患者辐射剂量(图 10-13)。在实际应用中,心动周期内高毫安区域的心电时相、幅度和宽度可根据患者的心

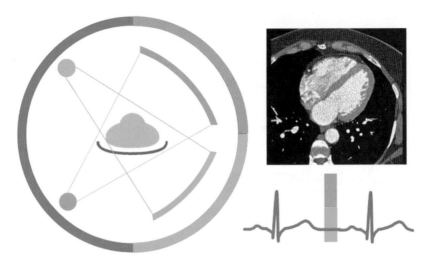

图 10-12　双源 CT 心脏扫描方式

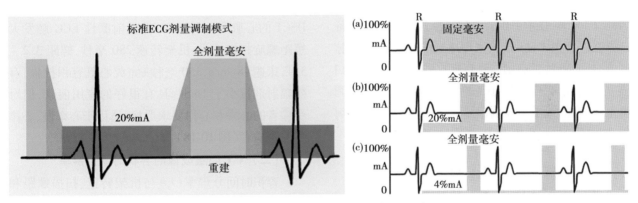

(a)固定毫安(b、c)可设置不同的低毫安/高毫安比例

图 10-13　ECG 毫安调制技术示意图

率、心律和体重指数等情况进行个性化调整。

（2）前瞻性心电触发序列扫描（轴扫、容积扫描）：该方法是采用"步进-曝光"（step and shoot）数据采集方式和适应性 ECG 触发移床技术，利用 MDCT 宽体探测器的优势（19.2～160mm），由患者 ECG 信号触发，在预设心动时相产生 X 线脉冲，采集一个容积数据段，然后移床至下一床位再开始一次触发扫描。一般，完成整个心脏扫描只需几次移床，持续几个心动周期。扫描总时间为 4.5～10 秒（6.7 秒±），X 线曝光时间为 1.2～2.5 秒（图 10-14）。

目前，各厂家的高端 MDCT 都具有采用心脏单扇区算法的前瞻性 ECG 触发序列扫描模式。其采用多排亚毫米（0.5～0.625mm）探测器单元组成的宽体探测器，通过扫描床运动的精确控制、实时心电信号调节及新一代的重建算法，实现了 ECG 实时触发的点射扫描，X 线曝光只在预设的心电时相发生，其他心电时相 X 线完全关闭（图 10-15），因此有效辐射剂量可降至 3mSv±，大大低于回顾性心电门控

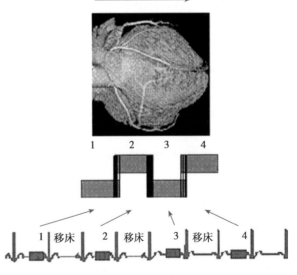

图 10-14　ECG 触发序列扫描

螺旋扫描方式。对于冠心病筛选及定期复查冠脉病变的人群，以及婴幼儿先心病 CTA 检查患儿具有显著的临床应用优势。

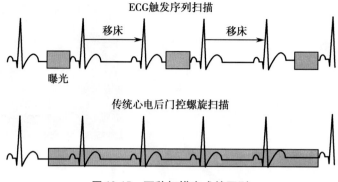

图 10-15 两种扫描方式的区别

前瞻性心电触发序列扫描由于需预设扫描触发的心电时相,而患者扫描期间心率和心律变化的不确定性,一般很难事先准确判断最佳的心电时相。因此,Padding 技术可作为该扫描模式临床应用的备选方案。所谓 Padding 技术即适当增加 X 线曝光脉冲的时间宽度,扩展轴扫时容积数据的扫描角度,扫描完成后允许回顾性、小范围地(±5% ~ ±10%)调整重建时相,寻求最佳重建图像,但该方法的辐射剂量会相应增加(图 10-16)。

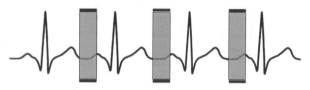

窄曝光脉冲,扫描数据240° ±,重建时相不可变

非Padding技术

宽曝光脉冲,扩展扫描数据角度,重建时相可微调

Padding技术

图 10-16 Padding 技术

320 排 MDCT 凭借其 0.5mm×320 排宽体探测器阵列,z 轴覆盖范围 16cm 的优势,心脏和冠脉 CTA 可进行前瞻性 ECG 触发容积扫描,即无移床环节的前瞻性心电触发轴扫。在心率≤65 次/分且心律齐的情况下,可一次心搏完成心脏容积采集,避免心率波动导致的冠脉错层伪影,有效剂量可降至3mSv;但心率快、偶发心律失常及心律不齐患者仍需多个心动周期采集数据及采用多扇区重建来补偿(图 10-17),但扫描期间检查床面无须移动,唯辐射

剂量与曝光脉冲个数呈正相关。容积动态采集模式亦可用于心肌灌注研究。

(3) 前瞻性心电触发大螺距螺旋扫描:二代 DSCT 的心脏和冠脉 CTA 提供前瞻性 ECG 触发大螺距螺旋扫描模式,机架转速 280 毫秒,螺距 3.2 ~ 3.4,床速 48cm/s,350 毫秒±完成心脏容积扫描,有效辐射剂量小于 1mSv,具有很好的应用前景,但对受检者的心率和心律要求严格,适用于心率慢、心律齐的受检者(图 10-18)。

（二） CT 心脏成像的容积时间分辨率

容积时间分辨率(r_t)与机架转速、扫描螺距和探测器宽度有关。心脏容积扫描时间分辨率可用下述公式表述:

$$r_t = (R+pw)/pw \cdot s$$

式中,R 是所需覆盖心脏的范围,p 是螺距,w 是探测器宽度,而 s 是机架转速。虽然心脏容积扫描时间分辨率与扫描螺距和机架转速分别相关,但由于这两个参数是相互关联的,即转速越快则扫描螺距越小,并且扫描螺距还受限于患者心率,心率越慢则所需的扫描螺距越小。所以,真正决定容积扫描时间分辨率的参数是探测器 z 轴宽度。目前 MDCT 探测器的 z 轴宽度最大的是 16cm(0.5mm×320),可在低心率(<65 次/分)情况下,一个心动周期内完成心脏容积扫描,避免了心率波动对冠状动脉成像的影响。其他如 64 排 MDCT 探测器阵列的宽度为 32 ~ 40mm[(0.5 ~ 0.625)mm×64],一代双源 CT 为 19.2mm(0.6mm×32),二代双源 CT 为 38.4mm(0.6mm×64),iCT 为 80mm(0.625mm×128),完成心脏容积扫描需要若干心动周期(图 10-19),扫描期间的心率波动可产生错层伪影。

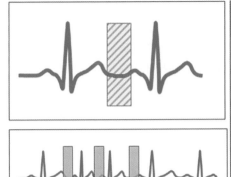

心率	曝光控制	时间分辨率	重建模式
≤65 BPM	前瞻性门控 1 beat	350msec/2= 175msec	
66~79 BPM	前瞻性门控 2 beats	175msec/2=88 msec	
80~117 BPM	前瞻性门控 3 beats	175msec/3=58 msec	
>118 BPM	ECG电流调制 3~5 beats	175msec/5=35 msec	

图 10-17　320 排 MDCT 冠脉 CTA 的扫描模式

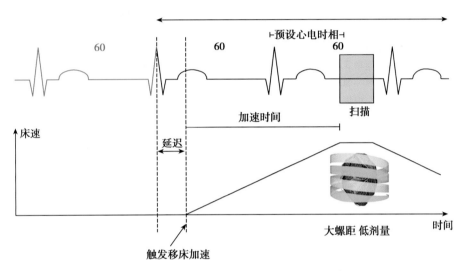

图 10-18　二代双源前瞻性 ECG 触发扫描示意图

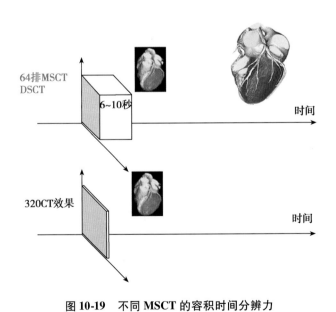

图 10-19　不同 MSCT 的容积时间分辨力

三、CTA 图像三维处理技术

MDCT 扫描获得的是人体组织的高分辨率容积数据,该原始数据既可被重建成二维横断面图像供诊断使用,也可以通过图像后处理工作站,重组成人体内不同解剖结构的二维或三维影像,并且可从任意角度、任意平面直观显示和观察病变,有利于诊断、教学,也便于不具备断层解剖专业知识的临床医师了解病况和设计手术及介入治疗方案。

目前 CTA 临床常用的图像后处理方法包括:多层面重组(MPR)及曲面重组(CPR)、最大密度投影(MIP)、表面阴影显示(SSD)、容积再现(VR)和仿真内镜(CTVE)。实际应用中应根据其各自特点灵活使用,使病灶和病变得以最佳显示,提高病变的检出率。

具体方法和详细内容可参阅本书第四章的相关章节。

以下各章节扫描参数全部参照 GE Lightspeed VCT(64 层)扫描仪,使用其他型号 CT 时,可采用相当参数参比使用。

第2节 颅脑 CTA 检查

【适应证】

(1) 脑血管疾患的诊断与鉴别诊断;

(2) 颅内占位性病变的诊断与鉴别诊断;
(3) 主动脉及分支狭窄闭塞性疾患;
(4) 大动脉炎的诊断。

【检查方法和技术】

	扫描要求及重建参数	二次重建/备注
扫描设备	64 层螺旋 CT	
患者准备	去除头颈部项链、耳环等饰物,去除义齿等金属物品。外周静脉(肘正中静脉)穿刺,建立静脉通道	
检查体位	仰卧,下颌内收,两外耳孔与台面等距,头颅和身体正中矢状面与台面中线重合;听眦线或听眉线与床面垂直	
口服对比剂	无须	
静脉对比剂	浓度 300 ~ 370mgI/ml 注射速率 3 ~ 5ml/s 用量 60 ~ 80ml 婴幼儿根据体重(kg)计算	
扫描延迟	一般 12 ~ 25 秒; 常规采用团注跟踪技术,ROI 设于主动脉弓内(图 10-20),阈值 80 ~ 120HU,自动或手动触发扫描; 必要时加扫静脉期和实质期	
呼吸方式	平静吸气后屏气	
定位像	侧位	
扫描范围	颅内血管:颈 1 ~ 2 水平向上至颅顶(图 10-21); 头颈部动脉 CTA:主动脉弓平面向上至颅顶	
扫描方式	非心电门控螺旋扫描	
kV	100 ~ 120	
mA/rot	100 ~ 150/自动管电流调制	
旋转时间(秒)	0.5 ~ 0.6	
探测器覆盖范围	40mm/圈	
层数×准直(mm)	64×0.625	
螺距	0.984 ~ 1.375	
FOV(mm)	160 ~ 200	160 ~ 200
重建层厚(mm)	2.5 ~ 5.0	0.625
重建增量(mm)	2.5 ~ 5.0	0.312 ~ 0.625
重建算法(卷积核)	软组织/标准	软组织/标准
窗宽、窗位	软组织窗	W300 ~ 400,C35 ~ 50
图像后处理		MPR(横断面≤1.0mm,重叠重建),冠状面和矢状面;VRT、MIP、薄层 MIP(STS-MIP)或 CTVE
图像照相	横断面图像层厚 2.5 ~ 5.0mm,按解剖顺序,采用软组织窗拍摄,必要时加摄骨窗,以及相应的冠状面、矢状面图像和其他三维处理图像	
注意事项	增强检查后留观 15 ~ 30 分钟,以防止对比剂过敏反应发生	

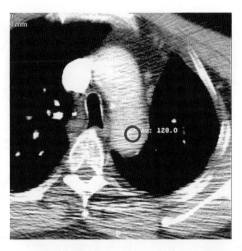

图 10-20　脑动脉 CTA 监测 ROI 设置

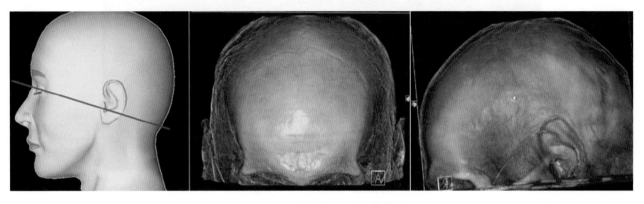

图 10-21　脑动脉 CTA 扫描范围

【常见疾病诊断要点】

CTA 可清晰显示颅内血管性病变(图 10-22),定性、定位明确,确诊率高,临床上已经部分替代 DSA 成为脑血管疾病的诊断和介入治疗筛选的方法,尤其是脑动脉瘤和动-静脉畸形所致蛛网膜下腔出血的患者可作为首选检查方法。CTA 对 ≥3mm 的脑动脉瘤的敏感性为 95%~100%,可以从不同视角观察动脉瘤,明确其部位、大小、形状、数量及与邻近血管的连接关系,并可了解动脉壁有无钙化、瘤颈的大小、瘤腔内有无血栓或粥样斑块形成、是否存在夹层等,为外科手术和介入治疗提供准确必要的信息。CTA 对显示动-静脉畸形、海绵状血管瘤、静脉血管瘤和毛细血管扩张症等脑血管畸形病变的效果满意(图 10-23),可显示畸形血管巢的大小和形态,了解供养动脉及引出静脉的大小和数目,并可明确有无出血、脑梗死和脑萎缩等并发症,为临床治疗提供重要的参考依据。

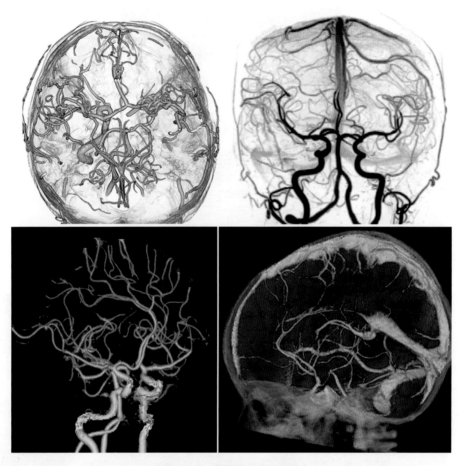

图 10-22　脑动脉 CTA 图像

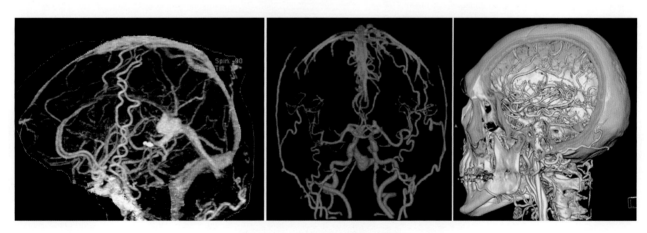

图 10-23　不同期相的脑血管图像

第 3 节　颈部动脉 CTA 检查

【适应证】

（1）先天性颈部血管畸形的诊断；

（2）颈部动脉扩张、狭窄及闭塞性病变和颈静脉血栓形成的诊断；

（3）颈部良、恶性肿瘤的鉴别诊断。

【检查方法和技术】

扫描要求及重建参数		二次重建/备注
扫描设备	64 层螺旋 CT	
患者准备	去除头颈部项链、耳环等饰物,去除活动义齿等金属物品。外周静脉(肘正中静脉)穿刺,建立静脉通道	
检查体位	患者仰卧,头稍后仰,使下颌支与床台面垂直,两外耳孔与台面等距,头颅和身体正中矢状面与台面中线重合	
口服对比剂	无须	
静脉对比剂	浓度 300～370mgI/ml 注射速率 3～5ml/s 成人用量 60～80ml 婴幼儿根据体重(kg)计算	
扫描延迟	1. 一般 12～25 秒 2. 常规采用团注跟踪技术,ROI 设于主动脉弓内(图 10-24),阈值 80～120HU,自动或手动触发扫描 3. 必要时做延期扫描	
呼吸方式	平静吸气后屏气	
定位像	正位/侧位	
扫描范围	根据临床要求是否包括脑动脉: 1. 不包括脑动脉,从颅底或鼻咽部(包括 Willis 环)开始,扫描至主动脉弓上缘(图 10-25),必要时依据病情调整; 2. 包括脑动脉,头颈部动脉 CTA,从主动脉弓平面向上至颅顶	
扫描方式	常规非心电门控螺旋扫描	
kV	100～120	
mA/rot	100～350/自动管电流调制	
旋转时间(秒)	0.5～0.6	
探测器覆盖范围	40mm/圈	
层数×准直(mm)	64×0.625	
螺距	0.984～1.375	
FOV(mm)	160～200	160～200
重建层厚(mm)	2.5～5.0	0.625
重建增量(mm)	2.5～5.0	0.312～0.625
重建算法(卷积核)	软组织/标准	软组织/标准
窗宽、窗位	软组织窗	W300～400、C35～50
图像后处理		CPR 冠状面和矢状面;VRT、MIP、薄层 MIP(STS-MIP)或 CTVE
图像照相	横断面图像层厚 2.5～5.0mm,按解剖顺序,采用软组织窗拍摄,以及相应的冠状面、矢状面图像和其他三维处理图像	
注意事项	增强检查后留观 15～30 分钟,以防止对比剂过敏反应发生	

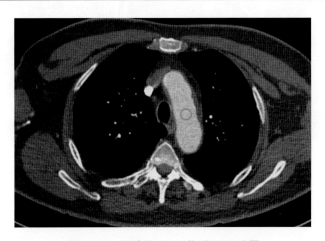

图 10-24 颈动脉 CTA 监测 ROI 设置

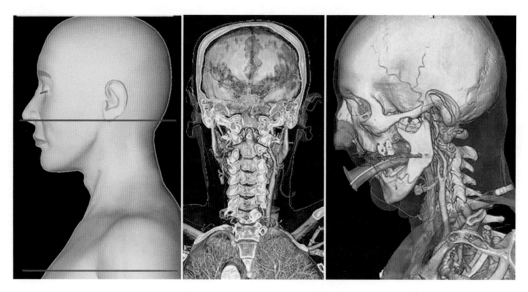

图 10-25　颈动脉 CTA 扫描范围

备注：

图像后处理的 CPR 图像将弯曲血管全程展现在一个平面上，是观察颈部血管腔内病变及管壁钙化的主要方式，依次重组右颈内动脉、右椎动脉、左椎动脉、左颈内动脉的 CPR 图像，操作时注意调整重组路径使其始终位于血管中心，避免中心线偏移造成假阳性征象，每支动脉需拍摄冠状位、矢状位及斜位，斜位选择病变的最佳显示角度；VR 可以直观显示颈部动脉、管壁钙化、血管内支架外观及血管与周围组织的关系，但有可能遗漏细小钙化及软斑块，通常需摄取冠状面、右矢状面及左矢状面图像；MIP 图像可以显示栓塞血管的侧支循环的血管（图 10-26）。另外，应用减影法处理消除钙化斑块、骨骼及颈静脉的干扰，可以提高对血管病变评价的准确性（图 10-27）。

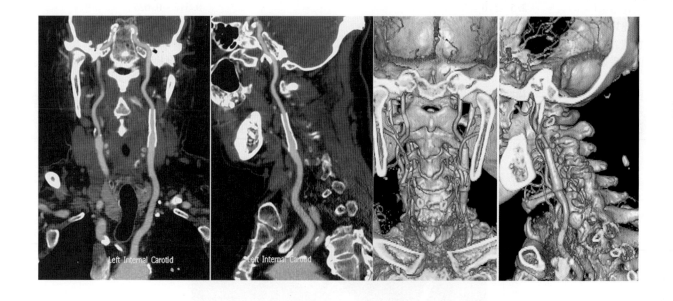

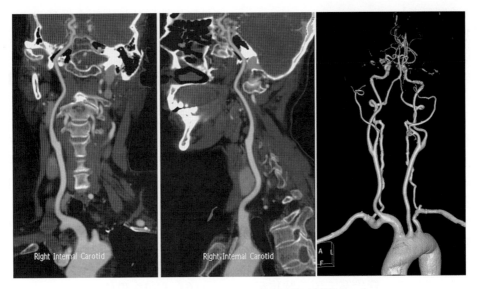

图 10-26　颈动脉不同后处理方法图像

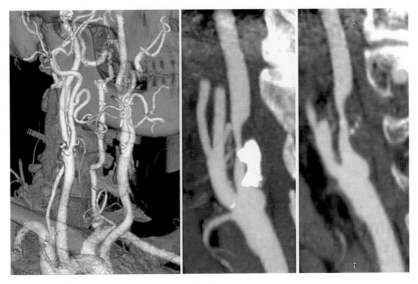

图 10-27　减影后消除钙化斑块对管腔狭窄显示的影响

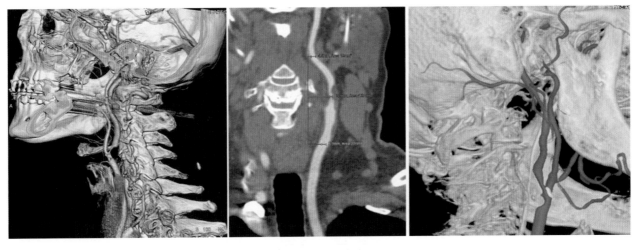

图 10-28　颈动脉狭窄

【常见疾病诊断要点】

颈动脉 CTA 是颈部无痛性肿块的有效检查方法之一,定位定性明确,可明确颈动脉瘤的形态、范围、来源动脉及与周围组织的关系,显示颈动-静脉瘘的供血动脉及静脉,对鼻咽纤维血管瘤等肿瘤病变,可清楚显示肿瘤形态及供血血管;而大动脉炎累及颈动脉者可表现为两侧颈总动脉、椎动脉和锁骨下动脉管壁明显增厚,管腔向心性狭窄,狭窄与扩张阶段性交替存在,甚至出现头臂动脉闭塞性改变;颈动脉粥样硬化是一过性脑缺血和缺血性脑卒中的重要病因之一。颈动脉内的粥样斑块导致颈动脉管腔的狭窄,随着斑块不断增大,可出现钙化、出血、坏死、脱落,狭窄性病变可能逐渐发展至完全闭塞性病变,导致颈动脉闭塞及脑部血管栓塞。颈动脉狭窄多发生于颈总动脉分叉和颈内动脉起始段(图 10-28)。颈动脉 CTA 可以评价动脉管腔狭窄程度、狭窄处斑块性质及颅内侧支循环建立的情况,为临床选择合适的治疗方案及疗效评估提供可靠依据。

第4节　心脏冠状动脉 CTA 检查

【适应证】

(1) 先天性冠状动脉变异和畸形;

(2) 冠状动脉狭窄、闭塞及扩张性病变;

(3) 冠状动脉搭桥术前帮助制订手术计划及术后桥血管通畅程度的评价;

(4) 冠状动脉内支架术后对支架通畅情况的评价;

(5) 心脏占位性病变的诊断;

(6) 心包疾患的诊断;

(7) 心功能分析、心脏瓣膜形态及功能评价。

【检查方法和技术】

	扫描要求及重建参数	二次重建	n 次重建
扫描设备	64 层螺旋 CT		
患者准备	1. 心率过快和心律不齐者应于检查前 1~7 天服用 β-受体阻滞剂类药物调整; 2. 去除外衣和胸部金属物品; 3. 向患者说明检查过程及可能出现的反应,消除紧张情绪; 4. 外周静脉(肘正中静脉)穿刺,建立静脉通道		
检查体位	1. 患者仰卧,双手上举,置于头侧; 2. 调整体轴中心线和床面高度使心脏位于扫描机架的等中心位置		
检查前准备	1. 按要求放置心电电极并连接导线,观察患者的 ECG 信号和心率(图 10-29),确认屏气状态下 R 波信号能够被准确识别; 2. 屏气训练(吸气量约为 75% 肺活量),确保扫描期间患者胸腹部均处于静止状态,并观察屏气状态下的心率波动情况; 3. 如无禁忌证,扫描前可舌下含服或喷射硝酸甘油,改善冠状动脉远端血管显示(必要时可吸氧及服用镇静剂)		
口服对比剂	无须		
静脉对比剂	浓度 300~370mgI/ml 注射速率 3~5ml/s 成人用量 60~80ml 常规采用双筒注射方式,如欲观察心内结构,可采用双筒双流注射方式		

扫描要求及重建参数		二次重建	n 次重建
扫描延迟	1. 一般 15~25 秒 2. 团注跟踪技术,ROI 设于升动脉或降主动脉内(图 10-30),阈值 60~120HU,自动或手动触发扫描 3. 团注试验法,以 5ml/s 流率,团注 10~20ml 对比剂后加注 10~20ml 生理盐水,注射后 7~10 秒在主动脉窦上方层面行低剂量监测扫描,所测峰值时间与扫描延迟时间之和加 3~5 秒,为冠脉 CTA 的延迟时间		
呼吸方式	平静吸气后屏气		
定位像	正位/侧位		
扫描范围	1. 通常自气管隆嵴下 1cm 至心脏膈面下方,可参照冠脉钙化积分平扫图像设置; 2. 冠状动脉异位起源、冠状动脉搭桥术后复查及胸痛三联征检查应向上相应扩大扫描范围(图 10-31),怀疑冠状动脉异位起源或者冠状动脉-肺动脉瘘者起自肺动脉平面,冠状动脉搭桥术后复查起自锁骨下缘平面,胸痛三联征起自主动脉弓平面		
扫描方式	回顾性心电门控螺旋扫描,根据心率选择单扇区重建或多扇区重建		
kV	80~140		
mA/rot	100~750/ECG 管电流调制		
旋转时间(秒)	0.35		
探测器覆盖范围	40mm/圈		
层数×准直(mm)	64×0.625		
螺距	0.16~0.24/智能螺距		
FOV(mm)	180~250	300~380	180~250
重建层厚(mm)	0.625	2.5~5.0	0.625
重建增量(mm)	0.625	2.5~5.0	0.312~0.625
重建算法(卷积核)	软组织/标准	肺或胸部	软组织/标准
重建时相	预设心电时相	预设心电时相	必要时重调心电时相或心电编辑,重建冠状动脉的最佳轴位图像
窗宽、窗位	软组织窗	肺窗/纵隔窗	软组织窗
图像后处理	CPR 冠状面和矢状面;VRT、MIP、薄层 MIP(STS-MIP)或 CTVE		
图像照相	横断面图像层厚 2.5~5.0mm,按解剖顺序,采用软组织窗拍摄,必要时加摄骨窗以及相应的冠状面、矢状面图像和其他三维处理图像		
注意事项	增强检查后留观 15~30 分钟,以防止对比剂过敏反应发生		

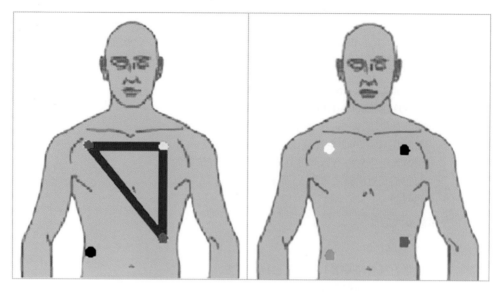

图 10-29 心电极放置——欧洲标准(左图)和美国标准(右图)

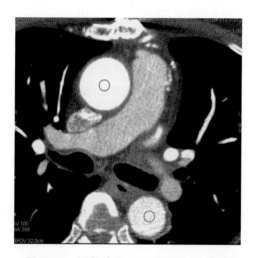

图 10-30 冠状动脉 CTA 监测 ROI 设置

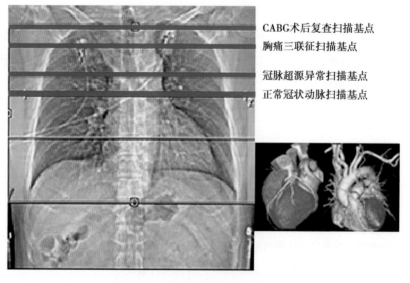

CABG术后复查扫描基点
胸痛三联征扫描基点

冠脉超源异常扫描基点
正常冠状动脉扫描基点

图 10-31 冠状动脉 CTA 扫描基线

备注：

心脏 CTA 的检查应遵守 ALARA 原则,建议根据设备性能和患者情况,在保证影像诊断要求前提下,优先采用低辐射剂量的前瞻性 ECG 触发螺旋扫描或序列扫描模式,可有效降低辐射剂量的综合措施,针对患者生理病理情况进行个性化参数优化。低体重指数患者可降低管电压,管电流设置需参考体重指数等相关因素或应用自动管电流调制技术;心律齐时推荐使用 ECG 管电流调制技术,慢心率时全剂量时相选择舒张末期,快心率时选择收缩末期,以期合理降低受检者的辐射剂量。

回顾性心电门控螺旋扫描通常采用智能螺距技术,螺距与心率呈正相关,患者心率增加则螺距增加。X 线管和检查床面的运动须与患者的实际心率同步,避免容积数据采集中产生间隙,当屏气前后心率变化较大时需进行人工修正。

图像后处理应有选择性地进行 VR、MIP、薄层 MIP(STS-MIP)、MPR、CPR、SSD 及 CTVE 的三维重组成像(参阅第四章相关内容)。VR 图像有助于了解冠脉的立体形态,MIP 图像可了解冠脉的细小分支及钙化位置,不同视角的 CPR 和 MPR 图像可用于评价管腔形态及分析斑块性质,CTVE 可用于观察管腔内结构是否存在附壁血栓和管腔狭窄(图 10-32)。冠状动脉的评价需按照 15 节段逐段分析,不同后处理方法的影像相互对照参考,结合原始断面图像进行综合分析,可以提高病变的检出率(图 10-33)。

【冠状动脉正常解剖】

正常冠状动脉分左、右两支,主干及其主要分支位于心包脏层下,较细小的分支穿入心肌内,再逐级分支供应心肌细胞等组织(图 10-34、图 10-35)。以下是冠状动脉及其主要分支:

(一) 左冠状动脉及其分支

1. 左冠状动脉主干
2. 左前降支
(1) 中间支
(2) 对角支
(3) 左圆锥支
(4) 右心室前支
(5) 前室间隔支
3. 左旋支
(1) 左心室前支

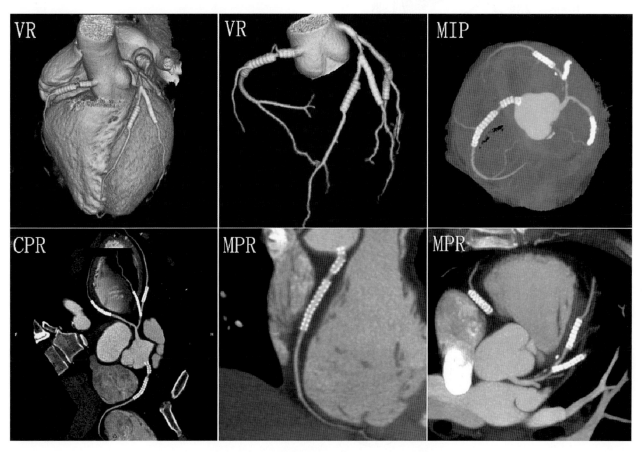

图 10-32　不同后处理方法的冠脉 CTA 图像

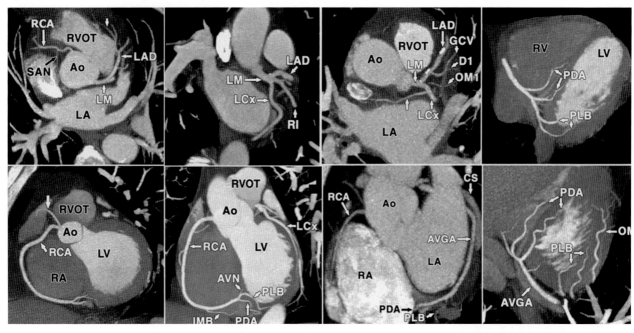

图 10-33 冠脉的解剖及其分支

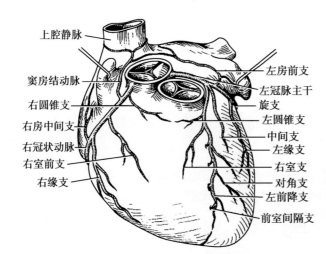

图 10-34 冠状动脉分支（前面观）

上腔静脉
窦房结动脉
右圆锥支
右房中间支
右冠状动脉
右室前支
右缘支

左房前支
左冠脉主干
旋支
左圆锥支
中间支
左缘支
右室支
对角支
左前降支
前室间隔支

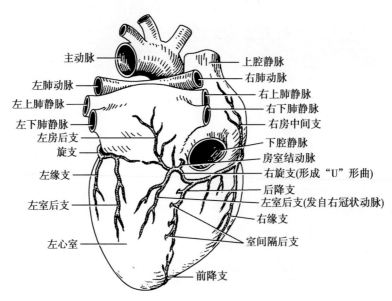

图 10-35 冠状动脉分支（后面观）

主动脉
左肺动脉
左上肺静脉
左下肺静脉
左房后支
旋支
左缘支
左室后支
左心室

上腔静脉
右肺动脉
右上肺静脉
右下肺静脉
右房中间支
下腔静脉
房室结动脉
右旋支（形成"U"形曲）
后降支
左室后支（发自右冠状动脉）
右缘支
室间隔后支
前降支

（2）钝缘支

（3）左心室后支

（4）窦房结支

（5）心房支

（6）左心房旋支

（二）右冠状动脉及其分支

1. 窦房结动脉

2. 右圆锥支

3. 右心前支

4. 锐缘支

5. 右心室后支

6. 后降支

7. 右旋支

8. 左心室后支

9. 房室结支

【常见疾病诊断要点】

冠脉 CTA 可以直观准确地显示各种类型的冠状动脉先天性畸形,包括冠状动脉异常起源、单冠畸形、冠状动脉先天性闭锁或狭窄、壁冠状动脉(心肌桥)、冠状动脉瘘、冠状动脉瘤等(图 10-36)。

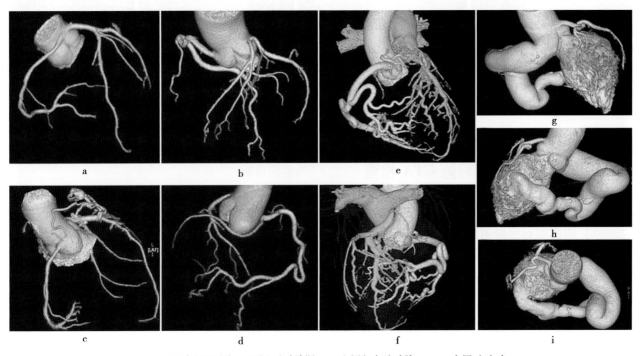

a、b、d.冠脉起源异常; c.左冠-肺动脉漏; e、f.左冠起自肺动脉; g、h、i.右冠-左室瘘

图 10-36　冠脉的常见疾病和异常

动脉粥样硬化导致冠状动脉狭窄是冠心病冠状动脉主要病变。冠脉 CTA 可以直观显示管腔狭窄,局部形态不规则,狭窄的长度和分布可以是局限性、弥漫性或表现为节段性狭窄/扩张交替存在的串珠样改变,狭窄形态可为向心性或偏心性,管腔亦可能出现完全梗阻(图 10-37);

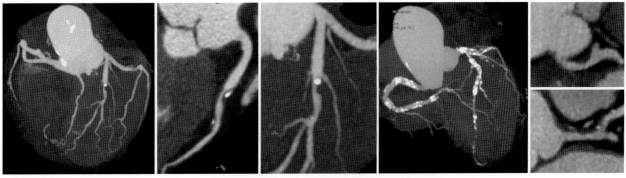

冠心病的钙化斑块、软斑块及管腔狭窄病变

图 10-37　冠脉的常见疾病和异常

后处理的冠脉图像可多角度观察冠脉主干及主要分支,可显示管壁病变,并可较准确地分析粥样斑块性质,鉴别钙化性、纤维性或脂质斑块,对临床治疗的选择具有重要指导意义。冠脉 CTA 亦可用于冠心病介入治疗、外科手术治疗的疗效评估和术后随访(图 10-38)。

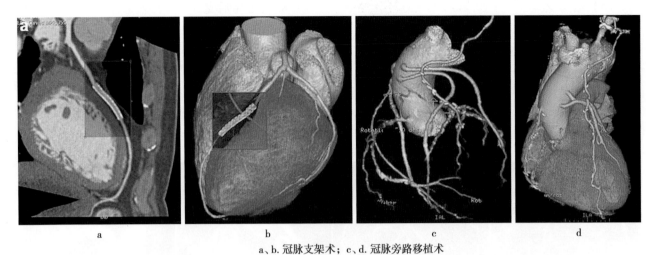

a、b. 冠脉支架术;c、d. 冠脉旁路移植术

图 10-38 冠脉的常见疾病和治疗

第5节 左心房肺静脉 CTA 检查

【适应证】

(1) 临床拟行房颤射频消融术者术前评价肺静脉解剖;

(2) 先天性肺静脉变异和狭窄性疾患的诊断与鉴别诊断;

(3) 左心房血栓的诊断与鉴别诊断;

(4) 左心房占位性病变的诊断与鉴别诊断;

(5) 房颤射频消融术后的常规复查。

【检查方法和技术】

	扫描要求及重建参数	二次重建/备注
扫描设备	64 层螺旋 CT	
患者准备	1. 去掉外衣和胸部金属物品;	
	2. 外周静脉(肘正中静脉)穿刺,建立静脉通道;	
	3. 屏气训练,平静吸气后屏气 10 秒	
检查体位	患者仰卧,双臂上举	
扫描前准备	如采用心电门控则需贴置心电电极并连接导线(方法见冠状动脉 CTA 检查章节)	
口服对比剂	无须	
静脉对比剂	浓度 300 ~ 370mgI/ml	
	注射速率 3 ~ 5ml/s	
	成人用量 50 ~ 70ml	
	婴幼儿根据体重(kg)计算	
扫描延迟	1. 通常采用团注跟踪技术,ROI 设于左心房中部(图 10-39),阈值 60 ~ 100HU,自动或手动触发扫描;	
	2. 必要时可在左心耳区域进行延期扫描,鉴别左心耳血栓和因血流湍流造成对比剂灌注不均,在左心耳出现的局部充盈缺损的假阳性征象	
呼吸方式	平静吸气后屏气	
定位像	正位	
扫描范围	从主动脉弓至心脏膈面或根据具体情况设置(图 10-40)	
扫描方式	常规采用非心电门控螺旋扫描,必要时可采用心电门控方式扫描	
kV	100 ~ 120	

扫描要求及重建参数		二次重建/备注
mA/rot	100～350/自动管电流调制	
旋转时间（秒）	0.5～0.6	
探测器覆盖范围	40mm/圈	
层数×准直（mm）	64×0.625	
螺距	0.984～1.375	
FOV（mm）	300～380	300～380
重建层厚（mm）	2.5～5.0	0.625
重建增量（mm）	2.5～5.0	0.312～0.625
重建算法（卷积核）	软组织/标准	软组织/标准
窗宽、窗位	软组织窗	35～50、300～400
图像后处理	VRT 或 CTVE	
图像照相	通常不需拍摄横断面图像，仅拍摄冠状面、矢状面等不同角度的三维处理图像	
注意事项	增强检查后留观 15～30 分钟，以防止对比剂过敏反应发生	

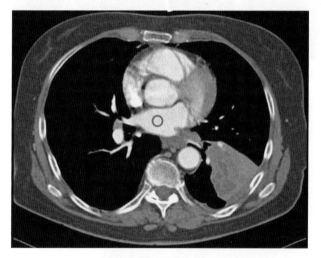

图 10-39　左心房肺静脉 CTA 监测 ROI 设置

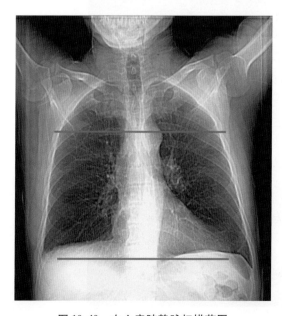

图 10-40　左心房肺静脉扫描范围

备注：

临床拟行房颤射频消融治疗的患者需要测量肺静脉的开口，通常在垂直短轴平面测量。此时，轴位和冠状位的肺静脉图像可以重建成矢状位的肺静脉轴位，以便测量其直径。较常用的图像后处理有 VRT 和 CTVE，可以从各个角度和层面观察肺静脉开口（图 10-41）。

【常见疾病诊断要点】

房颤（atrial fibrillation，AF）是最常见的心律失常，其发病机制尚不明确，但基础医学及临床医学表明，肺静脉（pulmonary veins，PV）在局灶性房颤的发生及维持中起着主要作用，90% 的触发灶发生在 PV，而对一些有选择的患者进行局灶消融能终止房颤。

左心房肺静脉 CTA 主要用于房颤消融前后的评价。射频消融前可以评价肺静脉的特点（位置、径线和变异），CTA 的敏感性最高，而心脏内超声常常低估肺静脉开口。约 40% 的患者有肺静脉的解剖变异（图 10-42），副（accessory）肺静脉（>33% 的患者）对于房颤具有较高的风险。40%～60% 房颤患者的消融部位在左上肺静脉。另外 CTA 可被用于左心房测量、排除左心房血栓及占位肿块、了解房间隔情况及肺静脉和食管的解剖关系，有助于电生理术者确定在手术过程中出现肺静脉食管瘘的风险。评价冠状动脉的图像也可被用于观察左心房、左心耳、肺静脉（图 10-43）。

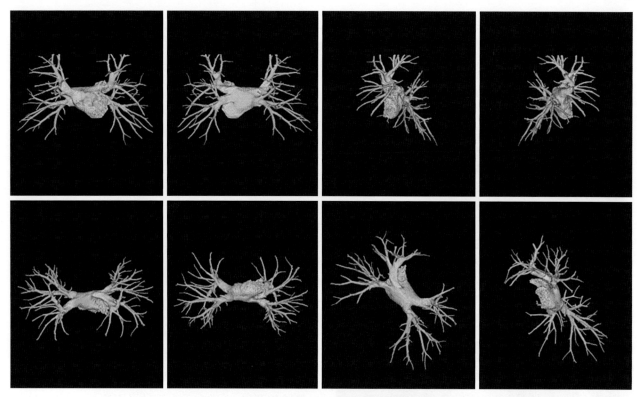

图 10-41 左心房肺静脉 VR 图像

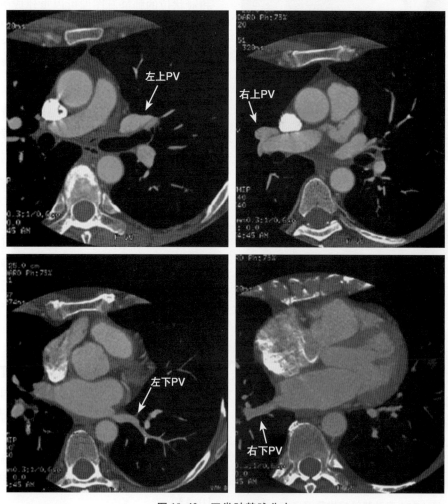

图 10-42 正常肺静脉分支

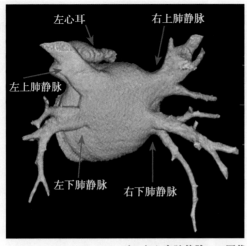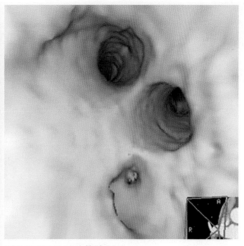

(左) 左心房肺静脉VRT图像; (右) CTVE显示肺静脉开口

图10-43　肺静脉 VRT 图像和肺静脉开口

左心房肺静脉 CTA 被用做房颤消融术后常规随访方法,以排除肺静脉的狭窄和血栓形成。肺静脉狭窄可引起咳嗽、咯血、气短和肺梗死,多发生在消融术后 6 个月内的右下肺静脉。

第6节　冠状静脉窦 CTA 检查

冠状静脉窦 CTA 检查克服了导管法冠状静脉窦造影的缺点,快速、安全、无创,减少透视曝光时间和对比剂用量,而且可以提供冠状静脉系统的三维解剖影像。但是,重度心衰、服用 β-受体阻滞药、严重心律不齐且呼吸困难的患者,CTA 图像质量会有所下降。

【适应证】

临床拟行心脏再同步治疗（两心室起搏）患者术前评价心脏静脉解剖。

【扫描前准备】

参见冠状动脉 CTA 章节。

【检查方法和技术】

参见冠状动脉 CTA 章节。

【对比剂的使用】

(1) 对比剂注射常规采用双筒注射方式,第一时相注射对比剂 60 ~ 70ml;第二时相注射生理盐水 30 ~ 40ml;注射速率 4 ~ 5ml/s。

(2) 扫描延迟时间　通常冠状静脉充盈期比冠状动脉灌注高峰延迟 5 ~ 7 秒。心功能正常患者,可采用团注测试法(具体方法参见冠状动脉 CTA 章节),在冠状动脉 CTA 扫描延迟的时间上再增加 5 ~ 7 秒为冠状静脉 CTA 容积扫描的延迟时间;对于

心功能较差的患者,建议采用团注跟踪技术,ROI 设于冠状静脉窦层面的降主动脉内,对比剂注射后 10 ~ 15 秒(根据心功能状态)开始低剂量监测扫描,冠状静脉窦开始顺行显影或降主动脉峰值期后 5 ~ 10 秒自动或手动触发扫描。

【摄片与图像后处理】

通常不需拍摄横断面图像。亚毫米重建层厚的图像在影像工作站进行冠状静脉窦及其主要分支心中静脉(后室内静脉)、后左室静脉、后侧静脉(边缘静脉)、心大静脉等的三维图像重组,较常用的有 VRT、3D-MIP 和 CPR(图 10-44)进行冠状静脉的形态学评价,测量冠状静脉窦的长度,窦口的直径及其主要属支的数目、直径,属支与冠状静脉窦之间的夹角和冠状静脉窦的变异情况,对于双腔起搏器治疗中冠状静脉窦电极的置入方式(经皮穿刺或外科胸腔镜)和放置路径有重要的临床指导价值。

【常见疾病诊断要点】

冠状静脉系统的变异远多于冠状动脉系统。冠状静脉与动脉伴行,但是要大于动脉。冠状静脉窦是一个直径 9 ~ 10mm 宽的静脉通道。冠状窦从马歇尔静脉(marshall vein)汇合处起源,注入心房,在左心房后面倾斜地走行。冠状窦通过下缘的冠状窦瓣注入右心房。心大静脉(the great cardiac vein)通过维厄桑瓣(Vieussens valve)注入冠状静脉窦。心大静脉与回旋支伴行,接收来自左心房、左心室和右心室的血流。还有后缘静脉,引流左心室后支动脉的血流后注入心大静脉。后缘静脉是做心脏再同步最爱用的靶血管。

前心室间静脉与左前降支(LAD)伴行,从心

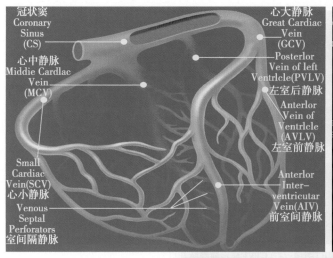
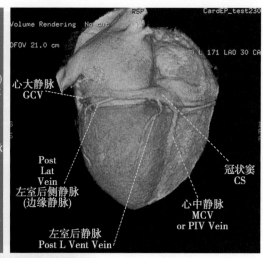
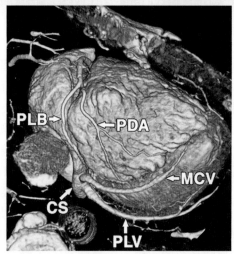

图 10-44　冠状静脉解剖及 VR 图像

尖发出,也注入心大静脉。心中静脉在后降支的后面走行,接收来自左心室和右心室的分支。心中静脉偶尔也会成为治疗的靶血管。心小静脉引流入冠状静脉窦。左心室后静脉与回旋支末梢伴行,沿着横膈表面走行,是心室同步化治疗的可替代的靶血管。心前静脉引流右心室腹侧的血流,心小静脉从心肌起源,通常在心房清空,很少在心室清空。心脏静脉的解剖还与左心室瘢痕和局部室壁增厚有关。

通过对冠状静脉解剖的评价,可以预先确定左心室电极的置入方式,并评估左心室电极(lead)刺激到横膈的可能性,还可了解下缘冠状窦瓣情况,避免损伤冠状窦。

第 7 节　肺动脉 CTA 检查

【适应证】

(1) 肺动脉血栓栓塞的诊断与复查;

(2) 先天性肺动脉发育异常的诊断与鉴别诊断;

(3) 原发性或原因不明的肺动脉高压的诊断与鉴别诊断;

(4) 肺血管疾患的诊断与鉴别诊断;

(5) 纵隔肿瘤和大血管病变的诊断与鉴别诊断。

【检查方法和技术】

扫描要求及重建参数		二次重建/备注
扫描设备	64 层螺旋 CT	
患者准备	1. 去掉外衣和胸部金属物品； 2. 外周静脉(肘正中静脉)穿刺,建立静脉通道； 3. 患者呼吸屏气训练	
检查体位	患者仰卧,双臂上举	
口服对比剂	无须	
静脉对比剂	浓度 300～370mgI/ml 注射速率 3～5ml/s 成人用量 40～70ml 婴幼儿根据体重(kg)计算	
扫描延迟	1. 一般 8～12 秒； 2. 通常采用团注跟踪技术,ROI 设于主肺动脉层面的上腔静脉或主肺动脉内(图 10-45),阈值 60～120HU,自动或手动触发扫描； 3. 亦可采用团注试验法测量肺动脉充盈峰值时间	
呼吸方式	平静吸气后屏气	
定位像	正位	
扫描范围	1. 主动脉弓上 1cm 至膈顶或依据病变确定(图 10-46) 2. 必要时可行双期扫描,观察肺静脉和左心系统的影像	
扫描方式	常规采用非心电门控螺旋扫描	
kV	100～120	
mA/rot	100～350/自动管电流调制	
旋转时间(秒)	0.5～0.6	
探测器覆盖范围	40mm/圈	
层数×准直(mm)	64×0.625	
螺距	0.984	0.984
FOV(mm)	300～380	300～380
重建层厚(mm)	2.5～5.0	0.625
重建增量(mm)	2.5～5.0	0.312～0.625
重建算法(卷积核)	软组织/标准	软组织/标准
窗宽、窗位	软组织窗	W35～50、C300～400
图像后处理		MPR、CPR、VRT、MIP、薄层 MIP (STS-MIP)或 CTVE
图像照相	横断面图像层厚 2.5～5.0mm,按解剖顺序,采用软组织窗拍摄,以及相应的冠状面、矢状面图像和其他三维处理图像	
注意事项	增强检查后留观 15～30 分钟,以防止对比剂过敏反应发生	

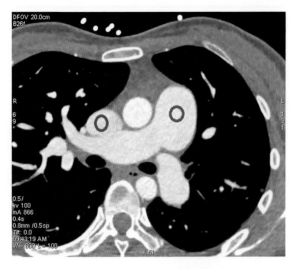

图 10-45 肺动脉 CTA 监测 ROI 设置

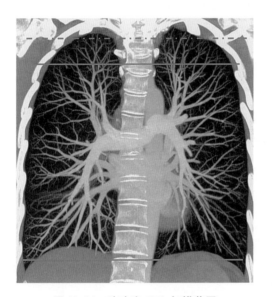

图 10-46 肺动脉 CTA 扫描范围

备注：

必要时可行腹部至下肢的延迟扫描，观察下腔静脉和下肢静脉的影像，判断肺动脉血栓栓子的来源。

图像后处理，MPR 和 CPR 可显示肺动脉管腔内血栓形态，CPR 将肺动脉展现为一个平面，MPR 和 MIP 可显示不同截面的肺动脉影像（图 10-47、图 10-48），冠状位可观察左、右肺动脉主干，斜位可观察各叶肺动脉，还可以所观察的肺动脉为中心进行多角度旋转展示病变，VRT 可直观显示整体肺动脉血管树的影像，但需注意避免肺静脉影像干扰对肺动脉病变的观察。

【常见疾病诊断要点】

CT 影像上所示肺栓塞的直接征象为肺动脉管腔内血栓形成的充盈缺损（图 10-49），致使管腔狭窄甚至完全梗阻。主肺动脉及左、右肺动脉管壁不规则提示附壁血栓存在，为陈旧栓塞征象；血栓大部分游离于管腔内，并随血液摆动，多提示新鲜血栓。根据血栓部位分为中央型、外围型和混合型。间接征象为肺血管分布不均匀，某些叶、段血管纹理稀疏，透光度最高；肺实质灌注期密度不均匀，呈现马赛克征；肺野中出现肺梗死病灶；肺动脉及分支增粗，右心室扩大等肺动脉高压征象。CT 表现上，中心肺动脉增粗，右心房室扩大，外围肺动脉纤细，肺透光度增加，但无中断或缺支为肺动脉高压的改变（图 10-50），需根据临床及 CT 影像上有无先心病、肺动脉栓塞和肺心病的诊断直接征象进行原发性和继发性肺动脉高压的鉴别诊断。常见肺动脉异常包括特发性肺动脉干扩张、肺动脉近端离断或缺如、肺动脉狭窄、吊带肺动脉。

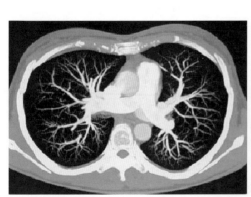
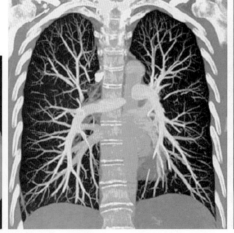
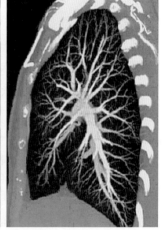

图 10-47 肺动脉 CTA 图像

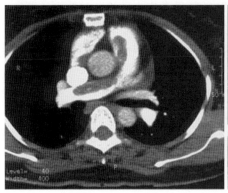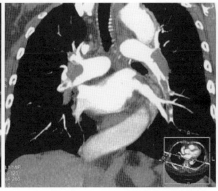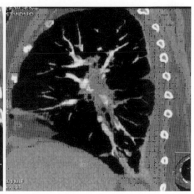

肺动脉血栓栓塞的横断面、冠状面和斜面的MPR影像

图 10-48 肺动脉血栓

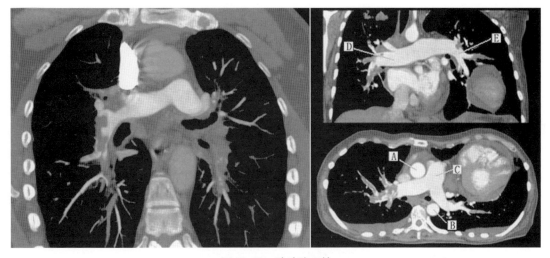

图 10-49 肺动脉血栓

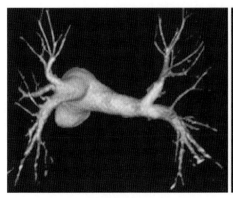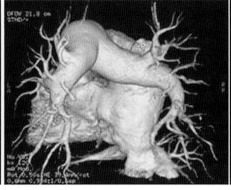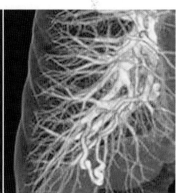

左:肺动脉炎；中:原发性肺动脉高压；右:肺动-静脉瘘的VRT影像

图 10-50 肺动脉其他疾病和病变

肺静脉期影像可用于观察肺静脉和胸部静脉病变,常见肺静脉异常包括完全性肺静脉畸形引流、部分性肺静脉畸形连接、肺静脉曲张;常见胸部静脉异常包括永存左上腔静脉、奇静脉延续至下腔静脉伴下腔静脉肝段缺如等。

第8节 主动脉 CTA 检查

【适应证】

（1）各种类型主动脉瘤诊断与鉴别诊断；

（2）先天性主动脉发育异常的诊断与鉴别

诊断；

（3）主动脉及分支狭窄闭塞性疾患的诊断与鉴别诊断；

（4）大动脉炎、川崎病和马方综合征的诊断与鉴别诊断；

（5）主-肺动脉异常疾患的诊断与鉴别诊断；

（6）外伤累及主动脉系统的急诊 CT 检查；

（7）主动脉疾患手术或介入治疗术后疗效评估与复查。

【检查方法和技术】

	扫描要求及重建参数	二次重建/备注
扫描设备	64 层螺旋 CT	
患者准备	1. 去掉外衣和胸腹部金属物品； 2. 患者呼吸屏气训练； 3. 外周静脉(肘正中静脉)穿刺,建立静脉通道	
检查体位	仰卧,双臂上举(大动脉炎伴上肢无脉的患者可将患侧前臂紧贴躯干,了解肱动脉侧支供血情况)	
口服对比剂	无须	
静脉对比剂	浓度 300～370mgI/ml 注射速率 3～5ml/s 成人用量 70～90ml 婴幼儿根据体重(kg)计算	
扫描延迟	1. 通常采用团注跟踪技术,ROI 设于胸主动脉中段层面的升主动脉腔内(图 10-51),阈值 80～120HU;通常注射开始后 15～25 秒开始动脉期扫描； 2. 对于动脉瘤瘤体巨大的病例,需适当增加对比剂用量,扫描延迟时间亦需适当后延,以保证对比剂在瘤体内的灌注充盈	
呼吸方式	平静吸气后屏气	
定位像	正位	
扫描范围	1. 通常从胸廓入口至髂内、髂外动脉分叉以远水平(图 10-52)； 2. 大动脉炎和川崎病患者应包括头臂动脉(起自颈动脉分叉水平)； 3. 怀疑腹主动脉瘤拟行血管内支架介入治疗的患者应下延至股动脉上段水平； 4. 外伤患者根据病情确定	
扫描方式	1. 常规采用非心电门控螺旋扫描； 2. 重点观察升主动脉病变、冠状动脉受累情况及心内结构时,可采用心电门控螺旋扫描或序列扫描	
kV	100～120	
mA/rot	100～350/自动管电流调制	
旋转时间(秒)	0.5～0.6	
探测器覆盖范围	40mm/圈	
层数×准直(mm)	64×0.625	
螺距	0.984～1.375	
FOV(mm)	300～380	300～380
重建层厚(mm)	2.5～5.0	0.625
重建增量(mm)	2.5～5.0	0.312～0.625
重建算法(卷积核)	软组织/标准	软组织/标准
窗宽、窗位	软组织窗	W35～50、C300～400
图像后处理	MPR、CPR、VRT、MIP、薄层 MIP(STS-MIP)或 CTVE	

续表

扫描要求及重建参数	二次重建/备注
图像照相	横断面图像层厚 2.5 ~ 5.0mm,以解剖顺序,采用软组织窗拍摄,必要时加摄骨窗,以及相应的冠状面、矢状面图像和其他三维处理图像	
注意事项	增强检查后留观 15 ~ 30 分钟,以防止对比剂过敏反应发生	

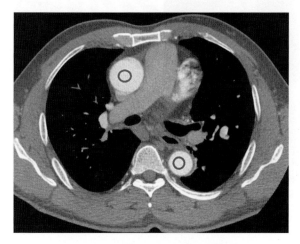

图 10-51　主动脉 CTA 监测 ROI 设置

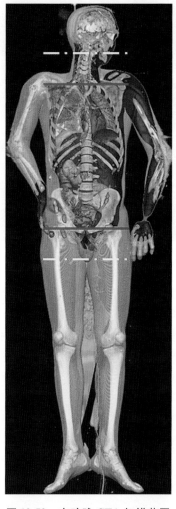

图 10-52　主动脉 CTA 扫描范围

备注:

夹层动脉瘤破口较小的情况下,CTA 扫描可能仅显示动脉瘤真腔,假腔未显影,此时可立即在相应血管区域进行延迟扫描,以鉴别血管壁内血肿和动脉瘤假腔。

三维重建影像可清晰显示主动脉系统的解剖形态及病变的部位、大小及范围,也能清晰显示动脉壁厚度、钙化、动脉瘤内附壁血栓情况,对外科手术有重要指导意义。VRT 可直观显示主动脉及主要分支的形态,以及与周围器官组织的解剖关系,MPR 和 CPR 可从不同截面观察主动脉管腔和管壁情况,直观显示夹层动脉瘤剥脱内膜片和动脉瘤内附壁血栓的形态,MIP 可显示血管管腔及管壁钙化情况,CTVE 用于观察动脉腔内或血管内支架内的形态(图 10-53)。

【常见疾病诊断要点】

主动脉 CTA 可直观显示主动脉及主要分支的血管影像,了解其形态及与周围器官组织的解剖关系。不同的病变可表现为主动脉及分支管腔扩张、狭窄、褶曲、闭塞、中断等形态变化,或动脉的起源变异、畸形走行、异常连接关系及侧支供血情况;可清晰显示主动脉瘤体形态及病变范围,夹层动脉瘤可显示夹层破口及撕裂内膜片在管腔内形成的条状或线状充盈缺损,将管腔分隔成双腔或多腔;可显示动脉瘤管壁的不规则增厚、钙化或瘤体内附壁血栓,并可了解主要分支血管受累情况,及瘤体对周围器官组织的压迫侵蚀情况;心包、胸腔、腹腔积液等间接征象提示动脉瘤体可能有穿通破裂。

常见主动脉畸形:左位主动脉弓和迷走右锁骨下动脉畸形、右位主动脉弓畸形、主动脉双弓畸形、颈部主动脉弓畸形、主动脉缩窄、主动脉弓离断等;常见主-肺动脉异常:永存动脉干、半共同动脉干、动脉导管未闭、主-肺动脉窗、大动脉错位等(图 10-54)。

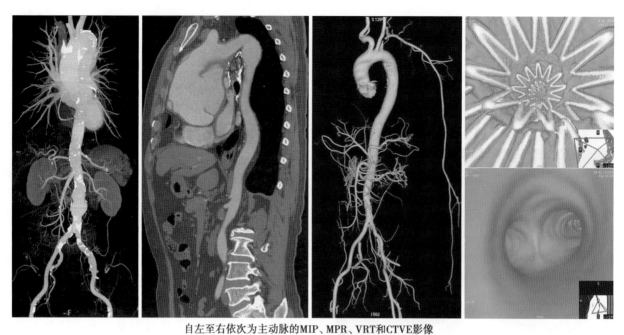

自左至右依次为主动脉的MIP、MPR、VRT和CTVE影像

图 10-53 主动脉 CTA 图像

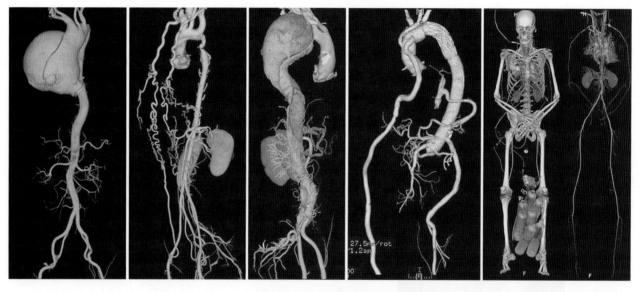

图 10-54 主动脉病变

第 9 节 腹主动脉 CTA 检查

【适应证】

（1）腹主动脉瘤的诊断与鉴别诊断；

（2）先天性腹主动脉及分支变异的诊断与鉴别诊断；

（3）肾血管性高血压的诊断与鉴别诊断；

（4）腹主动脉及分支狭窄闭塞性疾患的诊断与鉴别诊断；

（5）腹部器官移植（肝、肾）供体的术前评估；

（6）外伤累及腹主动脉的急诊 CT 检查；

（7）腹主动脉手术后或介入治疗术后疗效评估与复查。

【检查方法和技术】

	扫描要求及重建参数	二次重建/备注
扫描设备	64 层螺旋 CT	
患者准备	1. 脱去外裤和除去腹部金属物品； 2. 外周静脉(肘正中静脉)穿刺,建立静脉通道	
检查体位	患者仰卧,双臂上举	
口服对比剂	无须	
静脉对比剂	300 ~ 370mgI/ml 3 ~ 5ml/s 成人用量 70 ~ 90ml 婴幼儿根据体重(kg)计算	
扫描延迟	1. 一般 18 ~ 25 秒； 2. 通常采用团注跟踪技术,ROI 设于 11 ~ 12 胸椎水平层面的降主动脉腔内(图 10-55),阈值 60 ~ 120HU,自动或手动触发扫描； 3. 腹主动脉瘤瘤体巨大的病例,需适当增加对比剂用量,扫描延迟时间亦需适当后延,以保证对比剂在瘤体内及瘤体远端血管的灌注充盈； 4. 必要时可加扫肾皮质期(30 ~ 40 秒)、静脉期(60 ~ 90 秒)、排泄期(4 ~ 5 分钟)	
呼吸方式	平静吸气后屏气	
定位像	正位	
扫描范围	1. 通常自第 11 胸椎水平至髂内、髂外动脉分叉以远水平(图 10-56),怀疑腹主动脉瘤拟行血管内支架介入治疗的患者应下延至股动脉上段水平,外伤患者根据病情确定； 2. 肾动脉 CTA 从肾上极至肾下极； 3. 肠系膜上动脉 CTA 从第 11 胸椎水平至髂前上棘	
扫描方式	常规采用非心电门控螺旋扫描	
kV	100 ~ 120	
mA/rot	100 ~ 350/自动管电流调制	
旋转时间(秒)	0.5 ~ 0.6	
探测器覆盖范围	40mm/圈	
层数×准直(mm)	64×0.625	
螺距	0.984 ~ 1.375	0.984 ~ 1.375
FOV(mm)	300 ~ 380	300 ~ 380
重建层厚(mm)	2.5 ~ 5.0	0.625
重建增量(mm)	2.5 ~ 5.0	0.312 ~ 0.625
重建算法(卷积核)	软组织/标准	软组织/标准
窗宽、窗位	软组织窗	W35 ~ 50、C300 ~ 400
图像后处理	MPR、CPR、VRT、MIP、薄层 MIP(STS-MIP)或 CTVE	

扫描要求及重建参数	二次重建/备注
图像照相	横断面图像层厚 2.5 ~ 5.0mm,以解剖顺序,采用软组织窗拍摄,必要时加摄骨窗,以及相应的冠状面、矢状面图像和其他三维处理图像	
注意事项	增强检查后留观 15 ~ 30 分钟,以防止对比剂过敏反应发生	

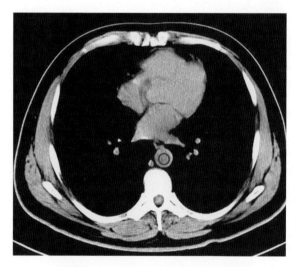

图 10-55 腹主动脉 CTA 监测 ROI 设置

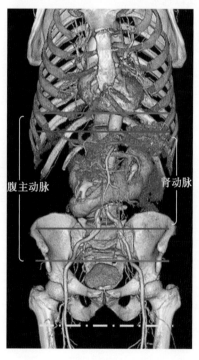

图 10-56 腹主动脉 CTA 扫描范围

备注:

三维重建影像可清晰显示腹主动脉系统的解剖形态及病变的部位、大小及范围,也能清晰显示动脉壁厚度、钙化、动脉瘤内附壁血栓情况,对外科手术有重要指导意义。VRT 可直观显示主动脉及主要分支的形态以及与周围器官组织的解剖关系,MPR 和 CPR 可从不同截面观察主动脉管腔和管壁情况,直观显示夹层动脉瘤剥脱内膜片和动脉瘤内附壁血栓的形态,MIP 可显示血管管腔及管壁钙化情况,CTVE 用于观察动脉腔内或血管内支架内的形态(图 10-57)。

【常见疾病诊断要点】

腹主动脉 CTA 可直观显示腹主动脉及主要分支的血管影像,了解其形态及与周围器官组织的解剖关系(图 10-58)。不同的病变可表现为腹主动脉及分支管腔扩张、狭窄、褶曲、闭塞、中断等形态变化,或动脉的起源变异、畸形走行、异常连接关系及侧支供血情况;可清晰显示主动脉瘤体形态及病变范围,夹层动脉瘤在管腔内可见内膜片撕裂形成条状或线状充盈缺损,将管腔分隔成双腔或多腔;可显示动脉瘤管壁的不规则增厚、钙化或瘤体内附壁血栓,并可了解主要分支血管受累情况,及瘤体对周围器官组织的压迫侵蚀情况;心包、胸腔、腹腔积液等间接征象提示动脉瘤体可能有穿通破裂。

静脉期和排泄期影像(图 10-59)可用于观察门脉系统、腹腔脏器的静脉系统和肾盂肾盏、输尿管及膀胱的病变。

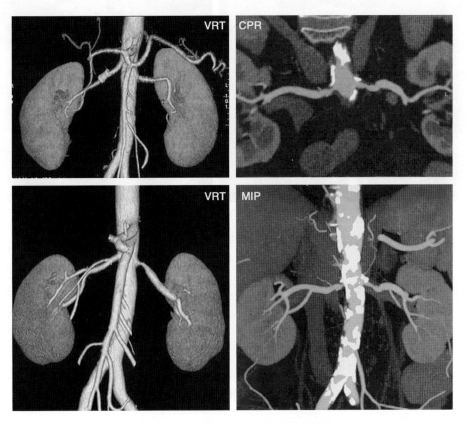

图 10-57 肾动脉 CTA 不同后处理图像

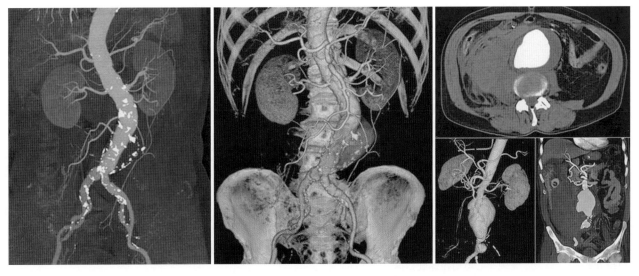

图 10-58 腹主动脉瘤 CTA 图像

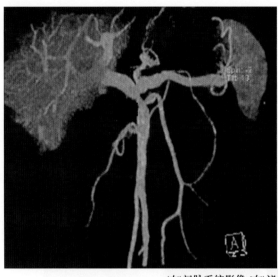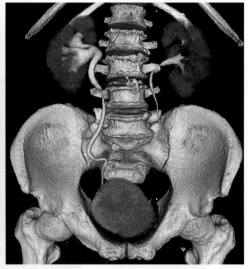

(左)门脉系统影像;(右)泌尿系统排泄期影像

图 10-59 门脉系统和泌尿系统

第 10 节 下肢动脉 CTA 检查

【适应证】
(1) 下肢动脉狭窄闭塞性病变;

(2) 主动脉瘤累及下肢动脉;

(3) 下肢动脉血管内支架或外科手术后复查;

(4) 外伤累及下肢血管的急诊 CT 检查。

【检查方法和技术】

	扫描要求及重建参数	二次重建/备注
扫描设备	64 层螺旋 CT	
患者准备	1. 脱去外衣裤,去除腹部及下肢的金属物品;	
	2. 外周静脉(肘正中静脉)穿刺,建立静脉通道	
检查体位	患者仰卧,双臂上举,双下肢并拢并保持对称	
口服对比剂	无须	
静脉对比剂	300 ~ 370mgI/ml	
	3 ~ 5ml/s	
	成人用量 70 ~ 100ml	
	婴幼儿根据体重(kg)计算	
扫描延迟	1. 一般 25 ~ 30 秒;	
	2. 常规采用团注跟踪技术,ROI 设于腹主动脉下段层面的腹主动脉腔内(图 10-60),阈值 80 ~ 120HU,自动或手动触发扫描;	
	3. 下肢动脉重度狭窄或闭塞性病变需适当增加对比剂用量或者采用先高后低的双期速率方式延长对比剂注射时间,扫描延迟时间亦需适当后延,以保证侧支血管的灌注充盈(图 10-61)	
呼吸方式	平静吸气后屏气	
定位像	正位	
扫描范围	通常自髂动脉分叉上方(第 4 腰椎水平)至靶血管远端或踝关节(足尖)(图 10-62),必要时需包括腹主动脉或主动脉全程,外伤患者根据病情确定	
扫描方式	常规非心电门控螺旋扫描	
kV	100 ~ 120	
mA/rot	100 ~ 350/自动管电流调制	
旋转时间(秒)	0.5 ~ 0.6	
探测器覆盖范围	40mm/圈	
层数×准直(mm)	64×0.625	

续表

扫描要求及重建参数		二次重建/备注
螺距	0.984 ~ 1.375	0.984 ~ 1.375
FOV(mm)	300 ~ 380	300 ~ 380
重建层厚(mm)	2.5 ~ 5.0	0.625
重建增量(mm)	2.5 ~ 5.0	0.312 ~ 0.625
重建算法(卷积核)	软组织/标准	软组织/标准
窗宽、窗位	软组织窗	W35 ~ 50、C300 ~ 400
图像后处理	MPR、CPR、VRT、MIP、薄层 MIP(STS-MIP)或 CTVE	
图像照相	横断面图像层厚 2.5 ~ 5.0mm,以解剖顺序,采用软组织窗拍摄,以及相应的冠状面、矢状面图像和其他三维处理图像	
注意事项	增强检查后留观 15 ~ 30 分钟,以防止对比剂过敏反应发生	

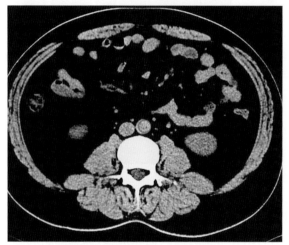

图 10-60　下肢动脉 CTA 监测 ROI 设置

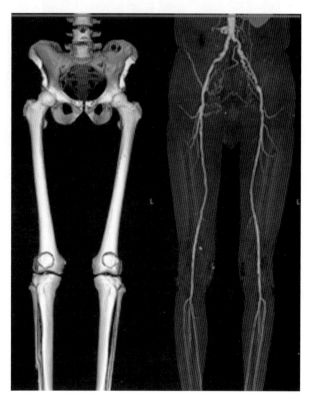

图 10-62　下肢动脉 CTA 扫描范围

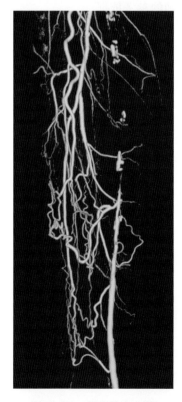

图 10-61　侧支供血血管

备注:

三维重建影像可清晰显示下肢动脉的解剖形态及病变的部位、大小及范围,清晰显示管壁厚度、钙化、动脉管腔内的血栓情况,对外科手术和介入治疗有重要指导意义。VRT 可直观显示下肢动脉及分支,带骨骼的 CTA 影像可明确病变与下肢骨的关系,便于外科或介入手术中的定位,去骨的 CTA 影像有利于观察细微的血管病变;MPR 和 CPR 可从不同截面观察动脉管腔和管壁的情况,了解腔内血栓形态及管腔狭窄程度;MIP 可显示血管管腔及管壁钙化情况,CTVE 用于观察动脉腔内或血管内支架的内部形态(图 10-63)。

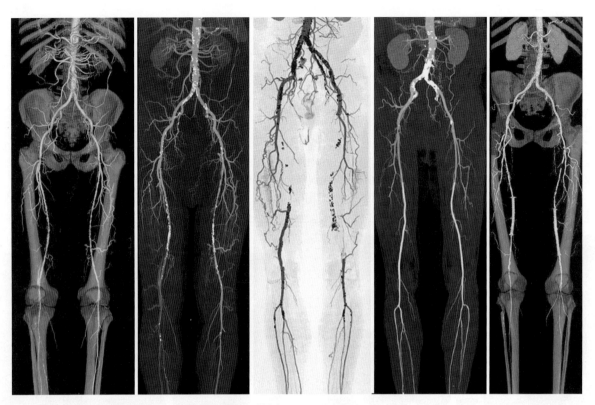

图 10-63 下肢动脉 CTA 图像

【常见疾病诊断要点】

肢体动脉狭窄栓塞性病变会引起肢体严重缺血,甚至坏死。下肢动脉 CTA 可直观显示下肢动脉及分支的血管形态,不同的病变可表现为动脉管腔扩张、狭窄、闭塞、中断等形态变化,可显示管腔内附壁血栓或斑块形成的充盈缺损及管壁的不规则增厚、钙化,并可了解侧支供血情况,明确判断病变部位和范围及分支血管受累情况,为临床治疗和术后随访提供准确的参考依据。

(白　桦)

第十一章

特殊CT检查和临床应用

第1节　CT灌注检查

CT灌注（CT perfusion，CTP）属于一种功能学CT检查方法。其是指在CT检查中采用静脉注射碘对比剂,同时对选定层面(单层或多层)通过一段时间的连续、多次扫描,从而获得某器官/组织对比剂增强的动态密度变化,随后利用灌注专用软件反映时间-密度变化曲线、组织灌注量改变等的一种方法。随着CT的进展和多层螺旋CT的应用,CT扫描速度大大提高,目前,CT灌注检查已用于全身多个脏器,为急、慢性脑缺血,肝、胰和骨骼等的良、恶性肿瘤诊断和鉴别诊断,提供了更多有价值的诊断参考信息。

一、灌注成像的影响因素

一般,组织灌注强化的程度主要取决于三个因素,即组织的富血管化程度、血管壁对比剂的通透性以及细胞外液量。

富血管化程度决定着注射对比剂后组织早期强化的能力。血管壁对比剂的通透性以及细胞外液量主要影响组织的后期强化。

在对比剂最初进入血管的过程中,含高浓度对比剂的血液迅速取代不含对比剂的血液,并逐渐充盈毛细血管床,此时对比剂主要存在于血管内,血管内外的对比剂浓度差最大,此时增强密度的改变速率,能间接地了解含有对比剂血液充盈毛细血管床的速度,即组织的血流灌注率。

从理论上讲,CT的时间分辨率越高(扫描速度越快),对比剂从血管内弥散到血管外的量就越少,密度改变受弥散因素的影响也就越小;同时,对比剂团注的速度越快,对比剂集中到达某一靶器官组织

的浓度也就越高。但在实际应用中,上述强化因素受多种因素的影响。通常,灌注对比剂注射的速率至少控制在5ml/s以上。

二、灌注成像的检查方法

（一）准备工作

通常在检查前需向患者说明情况和作好解释工作,以消除患者的顾虑。对于胸、腹部的灌注检查需训练患者的呼吸及屏气,请患者在扫描时保持不动,以配合检查的完成。对比剂注射一般选用18号以上的针头,穿刺部位尽可能采用肘前静脉并加以固定,以保证注射的稳定及质量,注射前的抗过敏措施同一般的增强扫描。

（二）层面选择

在注射对比剂前先行平扫,以选择最佳灌注扫描层面。层厚和扫描范围的选择,要尽可能采用较大的扫描野和较厚的层厚,如包括所需检查的器官、包括一条大的血管(上矢状窦、主动脉等),以利于参数计算。

（三）灌注扫描

在开始团注对比剂的同时或5秒时启动动态扫描程序,扫描次数一般2分钟内至少需扫描6次,以利灌注曲线的计算。对比剂注射的速度应该是越快越好,通常在5ml/s以上,时间分辨率为1~3秒。

三、灌注的参数计算

灌注量(P):通过动态扫描后可得到一个时间-密度曲线,利用下述公式可计算出某一器官或组织的灌注量:

$$P = MS/Pa \qquad （公式11-1）$$

式中P表示灌注量,MS表示时间-密度曲线的

最大斜率,Pa 表示供血动脉的最大强化值。

此处动脉常选用扫描层面内的较大动脉血管,如胸、腹部选择主动脉,颅脑选用上矢状窦。灌注计算软件根据组织的灌注值,重建出灌注图及灌注的分布情况,通常用伪彩色的红色表示高灌注,黑色表示低灌注。

相对组织血容量(rBV):以组织时间-密度曲线以下面积除以供血血管时间-密度曲线以下面积,即可求得相对组织血容量,而为便于实际应用常采用下述近似的公式:

$$rBV = Pt/Pv \qquad (公式\ 11-2)$$

其中 Pt 和 Pv 分别代表组织和血管的最高强化值,逐个计算出 rBV 值并重建出的图像称为血容量图,通过该图像可以评价组织的血管化程度及血容量的分布情况,以伪彩色红色表示高度血管化,黑色表示低度血管化。

平均通过时间(MTT):在时间-密度曲线图上,MTT 是对比剂开始注射后至血管内对比剂峰值下降段的平均值,大约为开始注射至峰值的一半时间,由于检查部位的不同,对比剂经过的途径不同,该时间有差异,计算公式为:

$$cMTT = MTT-TA \qquad (公式\ 11-3)$$

cMTT 是经过校正的 MTT 图像,TA 是开始注射对比剂后至被检查器官或组织出现对比剂强化时的这一段时间。同样,图中红色表示高灌注,黑色表示低灌注。

相对组织血流量(rBF):其计算公式如下,并依此作出相对血流量的计算:

$$rBF = rBV/cMTT \qquad (公式\ 11-4)$$

此处的相对血流量代表单位时间内流经扫描层面每一个体素的血量,因此相对血流量图与灌注图相似,都反映了组织的血流灌注情况,实际工作中有时也常用来取代灌注图,同样,红色表示高灌注,黑色表示低灌注。

四、脑 CT 灌注

脑 CT 灌注技术是使用最广泛的 CT 灌注技术,其技术原理大多数是基于对比剂动力学模型的灌注成像,主要分为非去卷积模型和去卷积模型计算方法。两种方法各有特点:非去卷积模型是依据组织内对比剂蓄积的速度等于动脉流入速度减去静脉流出速度的原理,该方法简单,易于理解,但是也有一

定缺陷,它要求对比剂注射量大,速率快,易于造成注射局部对比剂外渗的危险。脑 CT 灌注根据不同的数学模型计算出脑血流量(CBF)、脑血容量(CBV)、平均通过时间(MTT)、对比剂达峰值时间(TTP)和表面通透性(PS)等参数,用于评价脑组织的灌注状态,以达到诊断的目的。

(一) 检查技术

一般情况下,脑灌注时间为 32 秒,以电影方式采集,1 幅/秒,层厚为 10mm,120kV,210mA,50ml(370mg/ml)对比剂,以 6 ~ 8ml/s 注射速率经静脉团注。

CT 灌注操作方法正确与否决定检查成败,而对比剂的注射速度是决定 CT 灌注检查的关键之一,即 1mg 碘使 1ml 组织 CT 值增加 25HU,注射速度一方面影响 CT 灌注结果参数的准确性,另一方面涉及患者的安全性,尤其是年龄大,动脉硬化的患者则风险更大。

CT 灌注成像技术方法众多,其参数各异,但是,数学模型却不外乎非去卷积算法和去卷积算法。西门子公司使用斜率法计算得出血容量(BV)至峰值时间(TTP)以及瞬间最大密度投影(tMIP)函数图。BV 从组织增强峰值与动脉增强峰值的比率中计算得出。该法由 Koening 于 1998 年提出,与 Axel 提出的瞬间法相似,只不过前者使用最大增强峰值比率,而后者使用面积比率。TTP 是从瞬时增强开始到达时间-密度曲线峰值之间的时间,以秒为单位进行计算和显示,直接使用原始的时间-密度曲线数据。在脑灌注研究中使用矢状窦作为输入血管,避免部分容积效应。另外,使用 CT 阈值将骨骼、脑脊液以及头颅以外的像素除去,以减少后处理时间。

飞利浦公司 CT 灌注软件也使用斜率法计算函数,但使用 Mullani-Gould 公式计算瞬间最大密度投影(tMIP)图像、峰值增强图像、TTP 和 MTT 的函数图。先在动脉内放置一个感兴趣区,得到一条光滑的动脉增强曲线,以此来确定达峰值(TTP)时间。平均时间为 1/2 达峰值时间。使用 CT 阈值设置功能除去骨和空气,这样可免去约 20% 达峰值(TTP)增强像素的处理,使后处理的时间明显缩短。一般情况下,脑灌注时间为 30 ~ 40 秒,以电影方式采集,1 幅/秒,以 8ml/s 的速度经静脉团注 40ml 对比剂,脑白质增强约 6 ~ 8HU。

GE 公司使用去卷积算法,对动态图像数据进行分析,获得 BF、BV、MTT、PS 等灌注参数(parameter of perfusion)及函数图。多层同层动态 CT 灌注扫

描,克服了单层螺旋CT的z轴扫描范围小的缺点,可实现多层同时扫描,增大了检查的纵向解剖范围,能够挑选病变截面较大、静脉清楚、图像质量好的一组图像用于分析,使得到的灌注参数更加准确。灌注扫描使用电影模式,每圈0.5秒,5mm×4层,层间隔为0mm,扫描架无倾斜,显示野小(头)或大(体部);80kV,200mA(头)或120kV,60mA(体),采用压力注射器注射非离子型对比剂50ml,注射速度为3.5～4.0ml/s,延迟5秒(头)或6.3秒(体),曝光时间为50秒,数据采集时间为50秒,产生396层5mm重建图像。通过工作站,使用GE公司的灌注软件包中的协议进行计算,使其生成指定类型分析的定量函数图。使用电影循环功能快速连续显示图像可检测患者有无移动,在脑缺血和脑肿瘤协议中,使用图像配位功能自动消除层面上患者移动的影像。

使用CT阈值滑块来定义由协议处理的CT值范围,一般情况下,头部为0～120HU,体部为−120～240HU,以减少空气和骨计算所占用的时间。后处理需要手绘出输入动脉和输出静脉,输入参考动脉用于确定首次循环开始的时间,以分析脑实质的血流灌注情况。大脑前动脉及大脑中动脉可以作为输入动脉。大的静脉如窦汇可以作为输出静脉。在系列视图上分别标识动脉输入和静脉输出兴趣区(ROI),在图形视图上检查相应的时间-密度曲线,兴趣区的尺寸按2～6个像素放置,以避免部分容积影响,经计算得出的灌注参数和函数图分别保存在硬盘上,用于拍片或导出到其他计算机系统。

(二) 诊断要点

1. CT灌注在急性脑缺血性疾病的应用　脑灌注主要集中在急性脑缺血早期诊断和一过性脑缺血发作的诊断。常规CT扫描是诊断脑缺血性梗死的重要方法,但早期发现和诊断该病较困难,一般要到缺血24小时后才能发现,即使MRI弥散加权成像也要到发病后105分钟才能显示病灶,而CT脑灌注成像则在发病30分钟就可显示病灶。脑缺血后首先出现功能异常,之后才会出现形态学上的改变,并且脑组织的损伤程度与缺血时间密切相关,所以提高发现病变"时间窗"的早期诊断、早期治疗并恢复脑血供可明显改善患者的预后。

CT灌注成像可以早期显示脑缺血的病灶,能区分失活脑组织和缺血半暗带(半暗带组织若能及时恢复血供,则能完全治愈),对及时明确诊断和指导治疗有重要的临床意义。灌注成像可准确判断脑缺

血病灶的范围并可计算其容积,有助于预测脑缺血的预后,还可进行血运再通治疗前评价以及有助于再通治疗方案的制订。

2. CT灌注在脑肿瘤检查的应用　是以肿瘤新生血管的结构和功能状况为基础,了解其组织血容积、灌注量及毛细血管通透性,达到检查肿瘤活性的目的。脑肿瘤的灌注检查是一种无创的脑肿瘤活性检查,对星形细胞瘤的术前检查的价值主要有:①指导手术和活检;②提高肿瘤分级的准确性;③为鉴别诊断提供有价值的信息。星形细胞瘤的术后CT灌注检查的价值主要有:一方面可以定量检测星形细胞瘤对放射治疗的反应;另一方面可检测肿瘤术后是否有复发及肿瘤复发和放射性脑损伤的鉴别。

3. 脑CT灌注在颈动脉狭窄的应用　准确测算脑血流灌注值,决定是否需要放置支架,放置支架后的随访,脑血流灌注是否有改善,是否存在高灌注。

(三) 脑CT灌注的局限性

1. CT灌注的辐射剂量较高,虽然属于安全范围内,但当用低管电压(80kV)时,仍达到常规CT头部扫描(约1.5mSv)的两倍多。

2. 对比剂的注射速率较快,不能适合所有的患者,特别是肿瘤化疗后和血管硬化易破裂的患者。

3. 小脑、脑干等常规CT扫描伪影较明显的部位,不适于CT灌注成像。

4. 时间分辨率不如MRI,CT灌注获得的峰值是1秒的平均值,MRI已达毫秒级。

尽管CT灌注存在比较明显的局限性,但是该技术方法的敏感性、廉价和便捷仍可作为脑肿瘤术前、术后随访,放射治疗后疗效评估、监测的有效手段;还有助于急性脑卒中早期诊断,提高治疗时间窗,对患者预后极其重要。

五、肝CT灌注

CT灌注成像是基于核医学计算器官血流量的原理而发展起来的一种新兴技术,它能反映组织、器官的血流动力学状态,属于功能成像的范畴。对肝脏的灌注参数进行定量有助于在形态学变化之前发现肝脏的病变,特别是多层螺旋CT(64层以上)的迅速发展,使肝脏全器官灌注呈现了广阔的临床应用前景。

(一) 检查技术

扫描前禁食6～12小时,选取包括主动脉、门静脉主干、肝实质、脾或目标病灶的层面进行同层动态扫描,具体扫描方法因不同观察病变的具体情况可

略有不同。

肝脏灌注扫描有别于常规增强扫描方式,它是在扫描床不移动的情况下,对感兴趣层面同层动态扫描若干次。感兴趣层面常为通过第一肝门的层面或病灶的最大层面,扫描层厚6~10mm。灌注成像扫描模式各异,有的是在注射完造影剂后才开始扫描,有的是注射造影剂时同时开始扫描。从理论上讲,扫描次数越多,即采样点越密集,所得到的时间-密度曲线越准确。但扫描次数增加,患者接受的 X 线量也增加。常用的扫描间隔时间为 3~5 秒。在灌注成像中,灌注期特指对比剂第一次经供血血管流过靶器官这一段时间。肝脏动脉灌注期一般发生于开始注射对比剂后30秒内,门静脉灌注期位于开始注射对比剂后30~50秒这一期间。肝脏灌注期的时间窗较窄,因而要求 CT 机扫描速度要快,一般扫描一层所花的时间≤1秒。

肝灌注时,患者取仰卧位,先做常规腹部 CT 平扫,层厚为 5mm,重建间隔为 5mm,螺距为 1.0。然后选定显示最完整的层面作为灌注扫描层面,总灌注扫描厚度为 28.8mm,层厚为 2.4mm,管电压为 100kV,管电流为 120mA。对比剂采用非离子型含碘对比剂(≥300mg/L)100ml,浓度大于 300mg/ml 时注射速率为 5ml/s,一次注射 50ml,延迟 6 秒开始扫描。扫描开始前要求患者深吸气后屏住呼吸,屏气时间达不到 30 秒者可采用平静呼吸、腹带加压方法,上缘包括剑突下,胸式呼吸,注射后 9 秒开始扫描,每 1 秒扫描 1 次,共扫描 30 秒。灌注扫描后再注射造影剂 40~50ml 完成常规增强扫描。在 CT 后处理工作站上对扫描传入的数据进行处理,采用多层螺旋 CT 可适当减少灌注对比剂的使用量。

在肝脏 CT 灌注评价中,对比剂注射流率会影响灌注指标的测定。根据灌注原理,从灌注效果考虑应尽可能使用较高的注射流率。但随着流率加快,对比剂使用的危险性亦增加,且临床上肝脏疾病以中老年人好发,随年龄增加血管弹性下降,而且疾病治疗后,尤其是肝癌化疗后患者的血管状况较差,往往难以耐受较高的注射流率。所以,选定流率时应根据检查需要及患者的实际情况而定,权衡灌注效果和安全性,一般认为 5ml/s 的流率较为合适。

采用平静呼吸、腹带加压方法,虽经事先练习胸式呼吸可减少腹部运动,但考虑到扫描时间较长,这种平静呼吸中扫描的方法,轻微的运动总是难免,因而实际应用中各层面之间还是会有些偏差,体质差或年龄较大的患者,呼吸难以控制得较满意,层面变

动会更明显。

(二)诊断要点

在主动脉、门静脉及肝实质选择尽量大的 ROI 做 CT 值测量。同时,选择肝实质 ROI 时应避免包含肝内的大血管、病灶和其周围的异常强化。通过计算获得其 TDC 或用软件处理得出灌流值,用黑白灰阶或彩色显示得到灌注图。肝脏由肝动脉和门静脉两套系统供血,因此肝脏的灌注情况较为复杂,必须分别评价其灌注状况,肝动脉灌注量(HAP)和门静脉灌注量(PVP),肝动脉灌注指数 HPI = HAP/(HAP+PVP),门静脉灌注指数 PPI = PVP/(HAP+PVP)。一般而言,HAP/PVP = 1/3~1/4。目前肝灌注成像的应用主要集中在肝硬化和肝肿瘤的鉴别诊断、恶性肿瘤的分级,发现隐匿性或微小肝转移灶,了解肝移植和肝癌经导管栓塞治疗后肝的灌注情况等方面。

无论是原发性肝癌还是肝转移瘤均由肝动脉供血,所以恶性肝肿瘤的 HPI 增高,而良性肿瘤多不由肝动脉供血,其 HPI 正常。肿瘤产生新生血管而使微血管密度增高,虽然在影像上不能直接看到微血管,但可从组织的灌注图和灌注参数方面发现异常改变。

肝硬化和肝肿瘤的 HPI 都增高,但肝硬化多伴有脾灌注的增加而恶性肿瘤多不伴脾灌注增加,可用于鉴别诊断。

(三)肝 CT 灌注成像的局限性

1. 需在屏气或浅慢呼吸下扫描,对年老体弱及不合作患者的检查而受到限制,易产生图像"漂移"伪影,因而不能得到真实的门静脉灌注曲线及门静脉的增强峰值,使得以后的曲线绘制和指标计算不能顺利进行,增加计算中的人为误差。

2. 目前全脏器灌注技术还没有在临床广泛应用,只能作单层或几个层面的观察,不能显示器官或病变的全貌。

3. 灌注指标的测量受多种因素影响,如对比剂浓度、注射流率、ROI 点的选择及 ROI 大小等考虑不周易导致结果不准确。

六、肺 CT 灌注

肺 CT 灌注成像可以评估肺组织毛细血管的实际情况,有关血流灌注的信息对于肺组织疾病的早期诊断十分重要。目前还没有专门用于肺灌注的软件,现有的胸部 CT 灌注研究都借助于通用的体部灌注软件,灌注参数包括时间-密度曲线(TDC)、达

峰时间（TTP）等。

（一）检查技术

检查之前训练患者练习平静呼吸，尽量减少呼吸移动，让患者保持一定的呼吸频率，如果患者呼吸深度不一样，会导致病灶移出扫描范围外，致使数据丢失。

CT 灌注成像方法为先行肺部 CT 平扫，确定灌注扫描的层面，经预扫描后，在扫描野及病灶显示均达到预期效果后，经静脉注射对比剂 80ml，流率为 3～5ml/s，5 秒后对病灶同层进行连续动态扫描，层厚为 3mm，连续扫描 45 秒后每 20 秒扫描一次，共 9 期。要求患者在扫描过程中尽量保持平静呼吸以确保灌注图像质量。所得图像由随机附带灌注软件作后处理。在后处理过程中，感兴趣区的选择要避开病灶的钙化区、血管、坏死区及肿块边缘，绘出感兴趣区的灌注时间-密度曲线，并以此为基础进行其他定量、定性分析。

使用双筒压力注射器，经肘前静脉团注非离子型对比剂（300mgI/ml）50ml。要注意过多对比剂进入血管内会对邻近病灶产生伪影，并且伪影过多会影响后处理过程中病变感兴趣区的选择。肺组织灌注成像需要预设对比剂流入动脉开始至最短通过时间，这期间没有对比剂自静脉流出，这就要求提高对比剂注射速率，目前普遍认为在可以承受的范围内对比剂注射速率越快越好，但较快的注射速率也增加了对比剂使用安全隐患和临床应用的难度。

理论上，病变的供血动脉应为输入动脉，回流静脉为流出静脉，但由于肺部血供的特殊性，有主动脉供血，又有肺动脉供血，常常难以确定供血动脉和回流静脉，应视为不定性处理，如果选择的血管随着不同的患者而变化，则必然影响到结果的判定。所有病变的 TDC 曲线的峰值均出现在主动脉峰值区或靠后，提示病变的强化均与主动脉关系非常密切，因此，选择肺动脉为输入动脉，降主动脉为输出动脉。正常人由于受重力的影响形成了肺野从上到下的血流分布梯度，表现为肺尖少于肺底，而从体积上肺尖也明显小于肺底，这就形成不同的层面肺血流量的不同。上肺野气体交换少，而下肺野由于受心脏搏动影响较大，扫描图像效果不佳，所以选择肺门处为最大层面，最大限度减少片面性。静脉注射后，在首次通过时间内，对比剂向组织的运输主要依靠血流，早期的对比剂增强主要由血管内逐渐向小动脉、毛细血管以及血管外扩散，因此，到了后期组织的对比增强由血管内和血管外的对比剂共同形成。因而曲

线的形态反映了组织增强值的变化趋势，主要由组织的血流动力学决定，时间-密度曲线（TDC）分析的主要指标有达峰时间（TTP）和峰值。随着对比剂流量的增加，肺组织强化程度加大，即其峰值明显增大，达峰值时间缩短。使用 18～20G 注射针头从周围静脉以 5ml/s 进行肺组织灌注成像是最好的选择，因为较快的注射速率不仅增加了安全隐患也增加了临床应用的难度，所以 5ml/s 的注射速率既满足了临床诊断的需要又减少了危险性，并可获得满意效果，为今后开展肺疾病的灌注成像提供理论依据。

图像后处理将上述方法得到图像传入工作站，利用 CT 灌注软件进行后处理，选择输入动脉、输出动脉，在肺门层面的两肺野选择兴趣区，避开大血管及肺边缘。分别测两次以取得平均值，软件自动生成时间-密度曲线（TDC）、达峰值时间（TTP）等多个灌注参数。

（二）诊断要点

实体肿瘤的生长及存活依赖新生血管形成，同时血管生成也是肿瘤侵袭和转移的重要条件。肿瘤组织内有大量的促血管形成因子，它们促进肿瘤血管生成，而且这些微血管的血管壁内皮细胞是不完整的，细胞间隙较大，引起对比剂外渗，使肿瘤灌注不同于正常组织的灌注。当然，不同性质的肿瘤及性质相同而恶性程度不同的肿瘤灌注表现也不同。

肺是含气器官，灌注成像要比实质器官复杂，主要是受呼吸、心跳影响。恶性肺孤立性结节（SPN）增强峰值、灌注量高于良性 SPN。炎性 SPN 强化峰值也明显增高，但其 TDC 曲线形态与恶性 SPN 不同，炎性 SPN 的 TDC 呈速升速降表现，而恶性 SPN 的 TDC 达峰值后并不立即下降，持续一段时间后才缓慢下降，主要与对比剂外渗、淋巴回流受阻有关。

肺梗死的定性和定量评估，并对临床治疗进行指导，还可对治疗效果进行定量评估，肺部 CT 灌注成像能够显示肺内的栓子以及定量地反映闭塞脉管末梢灌注不足的低密度区域，灌注成像可以定量地显示梗死区域的局限性灌注缺陷，肺灌注诊断肺梗死与高分辨肺部 CT 血管成像具有相当的一致性，这是 CT 灌注成像的一个特殊优点。

对肺动脉高压的前列腺素治疗疗效进行评价，前列腺素治疗原发性肺动脉高压是最新研制的方法之一，肺 CT 灌注成像能够无创地检查、确诊肺动脉高压及评价其治疗效果。

CT 灌注成像可用于了解肿瘤术后复发情况，特

别是区分肿瘤复发和瘢痕及了解经动脉介入化疗栓塞后肿瘤的供血情况。栓塞使肿瘤大部分发生凝固性坏死,但发生完全性坏死者少见(残留肿瘤细胞可引起复发),一般表现为栓塞后新生血管在肿瘤内分布不均匀,中央少,周边包膜下则较密集。新生血管的通透性较大,易引起对比剂渗漏,可在灌注成像上识别。

(三) 肺 CT 灌注的局限性

影响肺部肿块灌注的首要因素是患者的呼吸。一般而言,肿块≤4cm 时影响最大,病灶位于双下肺时影响大于上肺。病灶感兴趣区的选择:在病灶最大、BV 图灌注最丰富的层面选择,一定要选病灶50%的面积,这样可以减少量子噪声的影响,而且一定要避开血管、钙化、囊变和坏死等区域,否则会给灌注中各项参数带来较大的误差。

CT 灌注成像技术的局限性之一就是检查范围较小。既往非螺旋 CT 或 SSCT 均为单层动态扫描,即使目前的 MSCT 可实现多层同层动态扫描,在一定程度上增加了 z 轴覆盖范围,但是其时间分辨率却明显下降。由于 MTT 和 PS 的质量与精确度在很大程度上取决于数据集采集的时间分辨率。一般情况下,1 秒的时间分辨率就够了,时间分辨率降低,其精确度就会降低,另外,患者的任何运动都可导致灌注值出现误差,完全局限于图像平面内的各种运动,无论是平移还是旋转,都可用图像配位的方法来解决,但是图像以外的运动将引起数据丢失。尽管在多层面研究中,可逐一层面追踪运动组织,但其能力有限,由呼吸引起的层面不连贯仍然是一个棘手问题,呼吸门控有可能使这一问题得到部分解决,但会导致时间分辨率下降。由于 X 线束硬化伪影对 CT 灌注结果有明显影响,当显示野内存在义齿、假体或心腔的高密度对比剂周围有伪影时,应慎用 CT 灌注检查。

总之,CT 灌注成像反映的是单位时间内每像素或体素内对比剂浓度的变化,灌注参数和图像质量受扫描条件、对比剂量、注射速度、原始图像重建条件、计算方法、运动伪影、部分容积效应、患者心排血量等多种因素的影响。

第 2 节 CT 仿真内镜检查

CT 仿真内镜是利用 CT 获得原始容积数据,在后处理工作站上进行 3D 表面再现和容积再现,再利用模拟导航技术进行腔内透视,结合实时回放,达到类似光纤内镜效果的一种成像技术。该技术具有无创伤性和检查时间短的优点,易为患者所接受,且一次所获得数据可重复多种方法,多轴位观察,并可观察到光纤内镜难以到达的部位。

一、扫 描 技 术

CT 仿真内镜以结肠仿真内镜扫描技术较为常用。

(一) 检查方法

常规肠道清洁准备,以清除肠管内粪便。CT 扫描前肌注 654-2(山莨菪碱)20ml,20 分钟后患者左侧卧位躺在扫描床上,先从肛门插入导尿管,该导尿管另一端连接灌肠器,随后用注射器向连接导尿管的气囊注入 20ml 的空气使其膨胀并用于固定导尿管。接着让患者换成仰卧位,调整扫描床为 CT 扫描位置,训练患者扫描时呼吸屏气。螺旋 CT 扫描可在屏气或最小呼吸运动状态下获得连续的容积数据。

(二) 扫描参数

常用的螺旋 CT 扫描参数为 120kVp,70 ~ 165mA,每圈 0.5 秒,螺距为 1 ~ 2。先扫描定位像。

(三) 扫描范围

上缘,较高一侧膈肌向上 2cm,下缘,耻骨联合下缘。参数设置与解剖覆盖范围、扫描时间和球管热容量以及屏气时间长短有关,针对不同的检查部位作适当调整。

CT 仿真内镜的成像取决于两个方面:一是扫描容积数据的采集;二是图像数据在工作站上的后处理。后处理技术主要有表面再现技术、容积再现技术及导航技术三种。

1. 表面再现技术 是对相邻的 CT 图像运用主体交接算法,产生线条框架模型,将此模型表面充满。每个 2D 数据薄片全部叠加在一起,构成组织的局部解剖图,选定的 CT 衰减值阈值确定不同的组织密度在 3D 图像内的取舍,使用模拟光源依不同亮度达到 3D 透视的效果。

2. 容积再现技术 首先确定扫描容积内的像素-密度直方图,以直方图的不同峰值代表不同的组织。然后计算每个图像的各种组织的百分比,继而换算成像素的不同灰度。结合深度、SSD、旋转技术及适当的密度切割技术,该技术可显示容积的所有结构。同时显示时赋予图像以不同的色彩与透明度,可给予人眼以近于真实 3D 结构的视觉感受。该技术利用了全部数据并保留其最初的动态排列,故丢失的信息较少。它所提供的图像比表面再现技术的实际效果更可靠。

3. 导航技术 在原始 2D 横断面和重组 2D 冠、矢状位图上确定中心线(即定义 3D 坐标),结合 3D 再现技术,通过水平和垂直算法使内腔延伸,观察者沿已定义坐标在横断面上用鼠标进行交互式操作,可改变观察方向。从观察的预期路径上产生基准图像,这些图像记录观察者的位置、方向、FOV 和不透光值及色彩,并决定了复杂的"飞越路径"。基准图像间插入数十帧过渡图像,用于产生良好的过渡感,一般图像播放速度为 30 帧/秒,总图像数达数百至数千帧。观察时结合远景投影调整物屏距,可使图像具有深度、远景和运动的空间感觉,如同在腔内通行。

二、诊 断 要 点

CT 仿真内镜技术已逐步进入临床应用,目前以气道和结肠方面应用较多。其他包括脑室、鼻窦、喉部、大血管和胃等。CT 仿真内镜显示空腔脏器内正常解剖、黏膜病变、肿瘤表面情况,与纤维内镜所见一致。敏感性高,且为非创伤性。病灶检出的大小

可达 0.3~0.5cm,适用于不能耐受纤维内镜检查的患者,尤其适用于儿童、老人。不受方向性限制,如可从足端入路逆向显示内腔表面的结构,可以显示肿块远端及狭窄远端的情况。

(一) CT 仿真气管支气管镜

该技术对于肿瘤较大、占据喉腔,气道阻塞、狭窄,尤其是声门及其以下的狭窄,纤维喉镜无法窥视时,CT 仿真内镜独具优势,增进了对气道口径微小改变的认识,有利于了解复杂气道解剖结构,对于息肉样病变、梗阻、狭窄和某些炎性病变是一种有效检查手段。可以良好地显示段支气管情况,适当地调整阈值,可提高病变检出敏感度和特异度。

(二) CT 仿真结肠镜

CT 仿真结肠镜易于显示息肉,对于近端梗阻性病变,在病变定位以及患者的耐受性方面超过了目前最理想的结肠气钡双对比造影。结合 2D 图像,仿真结肠镜检查对于疑有结肠癌或普查高危人群为有效检测手段,可作为常规结肠镜的补充。对于球形病变(腺瘤或息肉)直径达 1cm 时,敏感度可达 75%,特异度为 90%(图 11-1、图 11-2)。

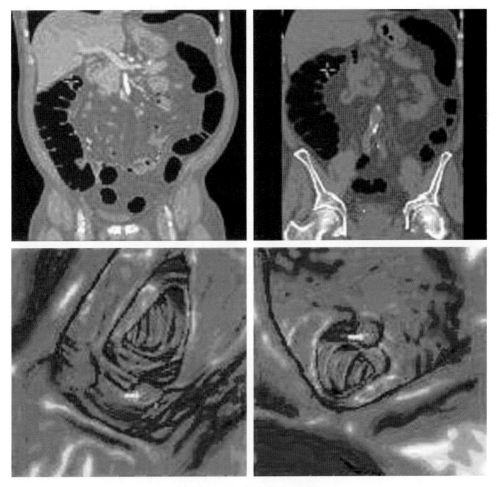

图 11-1 CT 仿真结肠镜图像

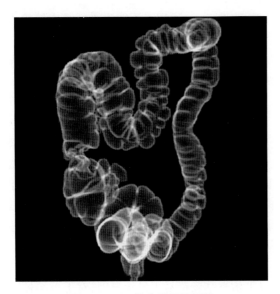

图 11-2　CT 仿真结肠镜图像

（三）CT 仿真胃镜

CT 仿真胃镜的视野比内镜更好，在评估小的弯曲部位和十二指肠球部溃疡方面优于传统光学内镜。仿真胃镜和光学内镜在评估胃溃疡良、恶性方面的作用几乎相当，而仿真胃镜无侵入性操作的方式则更容易被患者接受，它或许会成为一个替代纤维内镜检查胃疾病的工具。

（四）CT 仿真膀胱镜

CT 仿真膀胱镜能清楚显示膀胱肿瘤，可从任意角度观察。膀胱肿瘤较小时，肿瘤表现为光整或凹凸不平或呈小结节状影；肿瘤较大时，表面呈菜花样向膀胱腔内生长，并与纤维膀胱镜显示一致，少数患者的肿瘤周围有子结节灶，这些特征是诊断膀胱肿瘤的依据。

三、CT 仿真内镜的局限性

1. 组织特异性差，不能区分组织的性质，而纤维内镜可根据组织的颜色和表面情况进行判断。

2. 对扁平病变或黏膜下浸润尚不敏感。

3. 不能活检取样和治疗。

4. 不能观察器官内表面活动情况，如喉部会厌的抬举、声带活动等。

因此，CT 仿真内镜目前尚不能代替纤维内镜，而只能作为一种重要的补充手段。

第3节　双能量 CT 成像

双能量 CT 成像是 CT 扫描时采用高、低不同的两种辐射能（通常为 80kVp 和 140kVp），利用物质对不同辐射能的 X 线吸收差成像。依据不同组织在不同 X 射线能量时的衰减不同和 CT 值差，目前，双能量 CT 成像可用于多个人体脏器的研究和临床检查，并可显示部分组织、器官的组织化学成分和组织特性图像。

一、扫 描 技 术

目前，至少有两种类型的 CT 可做双能量 CT 成像，一种是双源 CT，另一种是所谓的"宝石"CT（Discovery CT 750HD）。双源 CT 改变了目前常规 CT 所使用一个 X 线管和一套探测器的 CT 成像系统，它通过两套 X 线管和两套探测器分别采集图像，在双能量 CT 成像时，每个 X 线管分别产生高、低两种不同的辐射能，从而达到双能量 CT 成像的目的。"宝石"CT 仍保留了一个 X 线管的设计，它是采用了新型的高压发生器，利用高压发生器在产生辐射时瞬间的能量变化，从而达到双能量 CT 成像的目的。

采用上述方法获得两组原始双能量数据，利用相应的后处理软件处理后，即可得到需要的双能量图像。采用双能量 CT 成像技术，在检查方法上变化不大，但结果可以用于临床检查很多方面的需求，尤其是以前 CT 无法胜任的临床疾病诊断，如痛风的辅助诊断、肌腱损伤的诊断和结石成分的分析等。

二、诊 断 要 点

1. 头颈部　以往的 CT 血管成像由于颈部、颅底部骨性结构复杂，难以清晰显示颈部与颅底部的血管结构。采用双能量 CT 成像后，可利用能量差导致的组织衰减差，方便和有效地去除影响血管显示的骨性结构，将对比剂充盈的血管与骨骼相分离，从而改善了颅内血管和颈部血管 CTA 成像的应用，提高了诊断的准确性（图 11-3）。

血管与骨骼分离是通过双能量采集，在一次扫描中，生成包含同一解剖结构的、不同的能量数据信息，通过一次扫描直接分别获得骨骼或血管的图像，从而达到解剖结构的分离。另外，它还可进一步区别组织类型和描述病变特征，包括心血管 CTA 扫描发现的粥样斑块和肿瘤检查中发现的肿块。临床应用发现，双源 CT 采用双能量技术可以有效地去除脊柱、肋骨、牙齿和颅骨，同时也可以去除明显的钙化。

2. 鉴别脑出血中的新鲜或陈旧性出血　利用双能量 CT 成像的组织分析功能，可明确地区分新鲜和陈旧的脑内出血。

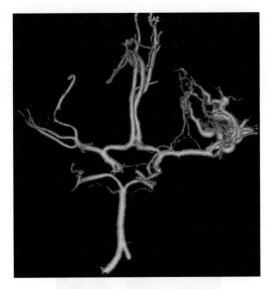

图 11-3　双能量 CTA 去骨重建

3. 在急性胸痛疾病诊断中的价值　双能量 CT 采用急性胸痛扫描参数,可一次扫描获得整个胸部动脉内对比剂充盈高峰期的原始断面图像,从而可利用后处理软件重组得到整个胸部动脉血管(包括冠状动脉、肺动脉和主动脉及其主要分支),并可重组出胸部组织的图像(图 11-4)。不同的重建方法图像各具优、缺点,首先根据扫描得到的横断面图像结合整体 VRT 图像,可对疾病进行初步诊断。然后对不同的疾病利用不同的重建方法进行靶重建,VRT、MIP 在急性冠状动脉疾病的诊断中具有重要价值,其两者的结合不但能诊断冠状动脉疾病,还能判断冠脉斑块的性质,测量管腔狭窄的程度;横断面图像和 MIP 重组图像在急性肺动脉栓塞的诊断中具有重要价值,其不但能直观地显示肺动脉栓塞,同时还能观察相应供血区肺组织的改变,对该疾病的预后可作出正确的评估。利用肺部增强扫描双能量成像,可更容易识别肺动脉栓塞的栓子及相应被栓塞的肺段,另外,通过吸入惰性气体后进行双能量成像还可评估肺的通气状况(图 11-5)。

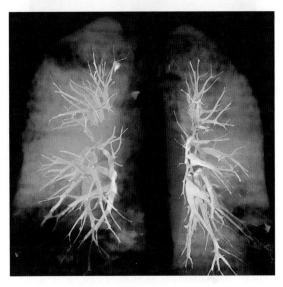

图 11-5　肺通气状况评估图像

4. 胶原分子的侧链中有密实的羟赖氨酸和羟脯氨酸,对于 X 线能量变化有特异的敏感性,故通过双能量平扫即可区分肌腱和韧带结构(图 11-6、图 11-7)。

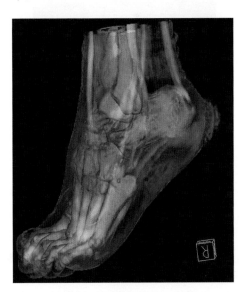

图 11-6　肌腱和韧带结构

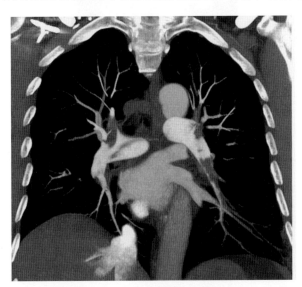

图 11-4　急性胸痛的胸部动脉 CTA

5. 泌尿系结石可以是多种成分的,如尿酸盐结石、草酸钙结石、三磷酸盐结石、胱氨酸结石等。双能量 CT 成像可分析结石成分,区别其为尿酸结石还是非尿酸结石;并可对其成分进一步分析,如是草

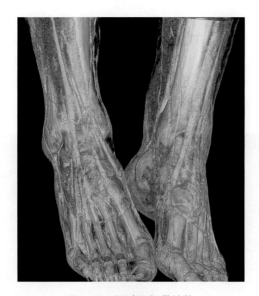

图 11-7 肌腱和韧带结构

酸钙结石还是胱氨酸结石等。而结石成分分析对了解结石成因、预防结石形成及治疗具有重要的意义,溶石疗法对尿酸结石和胱氨酸结石疗效较好,对含钙结石和感染性结石疗效较差等(图 11-8)。

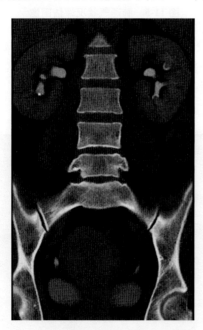

图 11-8 泌尿系结石

6. 在主动脉病变的诊断和评价 主动脉夹层动脉瘤是严重影响和危害患者生存的大血管疾病,其发病急、进展快,病死率极高,早期诊断对提高生存率极为重要。双能量 CT 通过扫描时血管和骨骼的直接减影(去骨功能),结合不同的后处理技术,可以观察病变情况,减少手工操作和后处理,耗时短,并能清晰地显示主动脉瘤及夹层的部位、范围、入口和出口,主要分支血管近端累及情况,附壁血栓

以及管腔狭窄和侧支循环建立的情况,甚至较小的穿透性溃疡也能得到显示,双能量 CT 能提高主动脉夹层诊断的准确性和后处理效率,并能为临床制订术前治疗方案和评价介入术后支架情况提供重要的依据(图 11-9、图 11-10)。

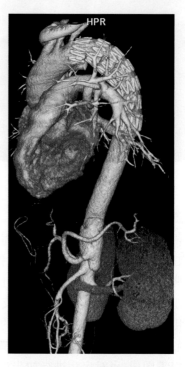

图 11-9 夹层动脉瘤
支架植入术后

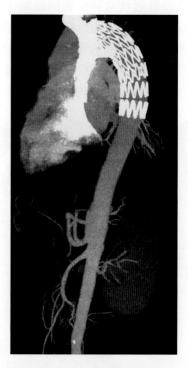

图 11-10 夹层动脉瘤
支架植入术后

7. 双能量成像的肝癌介入治疗后应用　利用双能量 CT 的虚拟平扫功能,可对肝癌介入治疗后肝癌的复发等情况进行有效的检查和确诊。由于肝癌介入治疗后碘油的沉积,从影像学上对肝癌的预后及复发不易作出较准确的检测。通过双能量 CT 成像的能量减影后,可将肝脏内高密度的碘油去除,随后可清晰显示原病灶及病灶周围的肝脏实质情况,并能明确区分液化坏死的低密度区及复发的高密度病灶(图 11-11 ~ 图 11-13)。

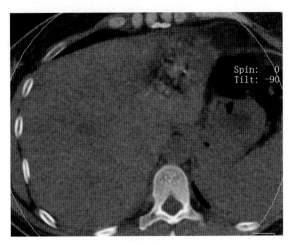

图 11-13　双能量减影后

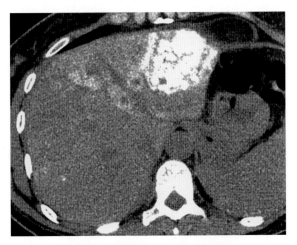

图 11-11　肝癌介入治疗后 CT 平扫

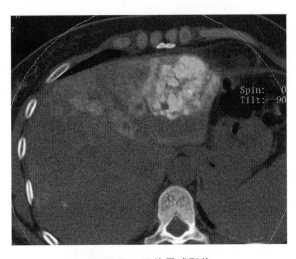

图 11-12　双能量减影前

三、双能量成像的局限性

外伤患者韧带、肌腱的连续性以及软骨完整性的评价,其病理变化和鉴别诊断的准确性及诊断价值还有待于进一步证实。

目前的双能量成像还不能够区分出体内的液体性质,例如区分出血液、脓液、尿液,甚至胸水、腹水等。

第 4 节　CT 泌尿系成像

在上尿路充盈对比剂的分泌期进行多层螺旋 CT 扫描,经图像后处理可合成尿路的三维影像。该技术是一种无创性检查,操作简便,能准确地显示泌尿系统的三维立体结构。

一、扫　描　技　术

扫描要求及重建参数		二次重建/备注
扫描设备	64 层螺旋 CT	
患者准备	1. 去掉外衣和胸腹部金属物品; 2. 检查前保留小便,保持膀胱胀满; 3. 外周静脉(肘正中静脉)穿刺,建立静脉通道	
检查体位	仰卧,双臂上举	
口服对比剂	无须	
静脉对比剂	浓度 300 ~ 370mgI/ml 注射速率 2.0 ~ 4.0ml/s 成人用量 70 ~ 90ml 婴幼儿根据体重(kg)计算	

	扫描要求及重建参数	二次重建/备注
扫描延迟	1. 动脉期:20 ~ 30 秒 2. 实质期:50 ~ 60 秒 3. 排泄期:5 ~ 10 分钟 如肾脏排泄功能迟缓,可酌情推迟扫描时间为 10 ~ 30 分钟,少数患者可延长至 1 ~ 2 小时	
呼吸方式	平静吸气后屏气	
定位像	正位	
扫描范围	通常自肾上极至耻骨联合平面	
扫描方式	螺旋扫描	
kV	100 ~ 120	
mA/rot	250 ~ 350/自动管电流调制	
旋转时间(秒)	0.5 ~ 0.6	
探测器覆盖范围	40mm/圈	
准直宽度(mm)	64×0.625	
螺距	0.984 ~ 1.375	
FOV(mm)	300 ~ 380	300 ~ 380
重建层厚(mm)	2.5 ~ 5.0	0.625
重建增量(mm)	2.5 ~ 5.0	0.312 ~ 0.625
重建算法(卷积核)	软组织/标准	软组织/标准
窗宽、窗位	35 ~ 50、250 ~ 350	35 ~ 50、250 ~ 350
图像后处理		MPR、CPR、VRT、MIP、CTVE
图像照相	横断面图像层厚 2.5 ~ 5.0mm,以解剖顺序,采用软组织窗拍摄,以及相应的冠状面、矢状面图像和其他三维处理图像	1. 冠状面 MPR,显示尿路全貌以及与周围组织结构关系; 2. CPR,勾画显示输尿管全程,发现或确诊病变时; 3. VRT,尿路全貌; 4. MIP,尿路全貌; 5. CTVE,尿路内部浏览
注意事项	增强检查后留观 15 ~ 30 分钟,以防止对比剂过敏反应发生	

二、诊断要点

采用螺旋 CT 的尿路成像有以下特点:

1. 对输尿管阴性结石,螺旋 CT 和非螺旋 CT 平扫均可以诊断;但螺旋 CT 可以进行各向同性的容积扫描,不会遗漏病变,尤其是较小结石。而非螺旋 CT 由于受呼吸影响,容易遗漏。

2. 螺旋 CT 和非螺旋 CT 都可以获得横断面图像,而螺旋 CT 还可以对图像进行多平面重组以及三维成像。可任意方向旋转观察,可更加清晰显示输尿管结石、肿瘤、狭窄及输尿管瘘的部位、病变范围。如输尿管肿瘤,螺旋 CT 及常规 CT 轴面平扫图像上都可以看到输尿管增粗,壁不规则增厚;但在 CTU 轴面图像上除了上述征象外,还可以看到管腔内对比剂变细或中断,避免将一些非输尿管组织误认为输尿管。另外,在输尿管炎及输尿管瘘患者的轴面图像上可看到管壁增厚或有尿液积聚。CTU 轴面图像还可以看到管腔对比剂变细、有分隔,并见对比剂湖出现;CTU 图像上显示炎症部位内膜损伤分离,对比剂呈分流状;输尿管瘘者可显示瘘发生部位、走行及尿液积聚位置以及输尿管通畅与否的情况。

3. 利用后处理三维成像可做任意方向和平面切割,最大限度地、清晰地显示病变。如膀胱输尿管交界处肿瘤,多平面切割不仅可显示出肿瘤包绕输尿管,还可看到输尿管内有对比剂通过,以及出输尿管全程影像,清楚显示梗阻部位。

4. MIP 图像适合观察肾盏、肾盂、输尿管、膀胱等全尿路情况,同时也适合肾血管的显示。MIP 重组后通过改变图像的亮度可使高密度的结石显示得更清楚。

5. MPR 图像对于显示病变的位置、大小、范围以及周围的结构有重要的作用;任意角度曲面重组(CPR)在输尿管显示上具有特殊的意义,它可将弯曲的输尿管拉直展开,显示在同一层面上。VRT 图像可以三维、多方位地观察肾脏、输尿管、膀胱,对各种病变的大小、形态、位置显示较为直观、准确。VE 用于显示充盈的输尿管及膀胱内部情况(图 11-14)。

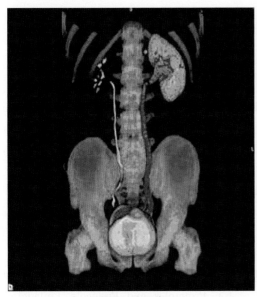
增强CT全尿路

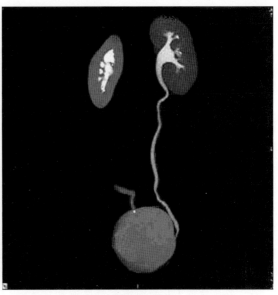
全尿路MIP成像

图 11-14　尿路不同处理方法图像

（黄雄　王鸣鹏）

参考文献

1. 王鸣鹏.CT检查技术学.上海:复旦大学出版社, 2004

2. 石明国.现代医学影像技术学.西安:陕西科学技术出版社,2007

3. 余建明.医学影像技术学.北京:科学出版社, 2004

4. Jiang Hsieh.计算机断层成像技术原理、设计、伪像和进展.张朝宗,译.北京:科学出版社,2006

5. 龚洪翰,蒋海清,韩萍.多层螺旋CT后处理技术临床应用.南昌:江西科学技术出版社,2004

6. 周诚,沈云.多层螺旋CT的图像重组原理和技术进展.中华放射学杂志,2006,40(2):991-993

7. 沈云.GE中国医疗集团CT产品部.CT杂志, 2008,10(3):15-20

8. 钟汉明,曹永胜.透视.西门子CT专刊,2008,9 (2):37-45

9. Kalender WA. Computed tomography-fundamantals, system technology, image quality, applications. 2th ed. Erlangen:Publicis Corporate Publishing,2005

10. Euclid Seeram. Computed Tomography:Physical Principles,Clinical Applications,and Quality Control. 2th ed. New York:W. B. Saunders Company, 2001

11. Erich Krestel. Imaging Systems for Medical Diagnostics. Berlin and Munich:Siemens Aktiengesellschaft,1990

12. Mori S,Endo M,Tsunoo T,et al. Physical performance evaluation of a 256-silce CT-scanner for four-dimensional imaging. Med Phys, 2004, 31 (6):1348-1356

13. Kalender WA,Seissler W,Vock P. Single-breath-hold spiral volumetric CT by continuous patient translation and scanner rotation. Radiology,1989, 173(2):414-420

14. Mahadevappa Mahesh. MDCT Physics:The Basics, Technology, Image Quality and Radiation Dose. Philadelphia:Lippincott Williams and Wilkins, a Wolters Kluwer business,2009

15. Friedrich Knollmann,Fergus V. Coakley. Multislice CT:Principles and Protocols. Philadelphia:Saunders Elsevier,Inc. 2006

16. A N Primak,J C Ramirez Giraldo,C D Eusemann. "Dual Source Dual Energy CT With Additional Tin Filtration:Dose and Image Quality Evaluation in Phantoms and In Vivo",AJR,2010,195(11): 1165-1174

17. Robert Pelberg,Wojciech Mazur. Vascular CT Angoigraphy Manual. London:Springer-Verlag Limited,2011

18. Stewart C. Bushong. Computed Tomography:Essentials of Medical Imaging Series. New York:The McGraw-Hill Companies,Inc. 2000

19. Otto H. Wegener. Whole Body Computed Tomography. 2th ed. Massachusetts:Blackwell Scientific Publications,Inc. 1993

20. Euclid Seeram. Review Questions for CT. Maryland:Blackwell Science,Inc. 1997

英汉对照CT专业及相关词汇

1-D, one-dimensional	一维
2-D, two-dimensional	二维
3-D, three-dimensional	三维
4-D, four-dimensional	四维

A

abort	中断
abscess	囊肿
abdomen	腹部
absolute delay	绝对延迟
absorbed dose	吸收剂量
acceptance test	验收测试
accession number	接收号,添加号
activating/deactivating	激活/去激活
adaptive filter	自适应滤过
adaptive multi-planar reconstruction, AMPR	自适应多平面重建
adaptive single-slice rebinning, ASSR	自适应单层重构
adaptive statistical iterative reconstruction, ASIR	自适应统计迭代重建
advanced vessel analysis, AVA	高级血管分析
adrenal glands	肾上腺
afterglow	余辉
aliasing artifact	混淆伪影
algorithm	算法
air calibration	空气校正
American standard code for information interchange, ACSII	信息交换美国标准编码
analog to digital conversion, A/D	模数转换
analog image	模拟图像
analog signal	模拟信号
analytic methods	解析法
anode	阳极
anode heat dissipation	阳极散热
anterior-posterior, AP	前-后
aperture	(CT 机开口)孔径
append	添加
approximate 3D reconstruction algorithms	近似 3D 重建算法

armrest	臂架
array processor, AP	阵列处理器
arrhythmia	心律失常
arterial phase	动脉期
artifact	伪影
artifact evaluation	伪影评价
artifact-free	无伪影
artificial intelligence	人工智能
asynchronous transfer mode, ATM	异步传输模式
attenuation characteristics	衰减特性
attenuation coefficient	衰减系数
automated bolus tracking	自动团注追踪
automatic patient instruction, API	自动患者呼吸指令
average intensity projection, AIP	平均密度投影
axial(x-y plane) resolution	轴向(平面)分辨率
axial scan	轴位扫描

B

backlit photodiodes	背光二极管
back projection	反投影
bar code reader	条形码阅读器
beam	线束
beam hardening	射线束硬化
beam hardening artifact	射线束硬化伪影
beam quality	线束质量
beam width	线束宽度
biological effects	生物效应
biopsy	穿刺
bit	比特(灰阶)
bit range	比特范围
blooming artifacts	花蕾样伪影
blow up	放大
body mass	体质量
body phantom	体部体模
bolus	团注
bolus tracking	团注追踪
bone mineral density, BMD	骨矿密度
bone removal	去骨
bowel	肠
bowtie filter	蝶形滤过器
brain	脑
brain blood flow	脑血流
brightness	亮度
bull-eye graph	"牛眼"/"靶形"图
burning (CD)	刻录(CD)
bypass	旁路,侧支

C

calcified plaque	钙化斑块
calcium-scoring analysis	钙化计分分析
calcium tungstate	钨酸钙
calibration	校正
cardiac cycle	心动周期
cardiac gating	心电门控
cardiac pacemaker	心脏起搏器
CARE bolus	智能团注触发扫描(Siemens)
CARE dose	实时剂量调节扫描(Siemens)
cathode ray tube,CRT	阴极射线管
central processing unit,CPU	中央处理器
ceramic scintillator	陶瓷闪烁晶体
cerebra	大脑
cerebral blood flow,CBF	脑血流量
charge-coupled device,CCD	电容耦合装置
channel	通道
chest	胸部
chronicle	扫描次序表
click	(鼠标)单击
clip	(图像后处理)剪裁
clipboard	剪贴板
cluster	成组(扫描)
collimation width	准直宽度
collimator	准直器
collimator blades	准直器叶片
collimator pitch	准直螺距
compact disk read-only memory,CD-ROM	只读光盘(驱)
computed radiography,CR	计算机 X 线摄影
computed tomography,CT	计算机体层成像
computer-aided detection,diagnosis,CAD	计算机辅助检测
concentration	浓度
cone beam	锥形束
cone beam artifact	锥形束伪影
constant	常数
contrast-enhanced scan	对比增强扫描
contrast medium/agent	对比剂
contrast resolution	对比分辨率
contrast-to-noise ratio,CNR	对比噪声比
control console	控制台
control scan	参考扫描
convolution	卷积
convolution kernel	卷积核
coronary angiography	冠状动脉造影
coronary care unit,CCU	心脏监护病房
cranial phantom	头部体模
cross-hair	十字准线/光标

cross section（transverse section）	横断面
cross talk	干扰
crystal scintillator	闪烁晶体
CT angiography，CTA	CT 血管造影
CT fluoroscopy，CTF	CT 透视
CT dose index，CTDI	CT 剂量指数
CT myelography，CTM	脊髓造影 CT
CT number/value	CT 值
CT perfusion	CT 灌注
CT virtual endoscopy，CTVE	CT 仿真内镜成像
cumulative dose	累积剂量
cupping artifacts	杯状伪影
curved-planner reformatted/reformation，CPR	曲面重组

D

data	数据
data acquisition system，DAS	数据采集系统
data channel	数据通道
data communication	数据通讯
data compression	数据压缩
data processing	数据处理
data segment	数据段
dataset	数据集
default	默认
delay scan	延迟扫描
delay time	延迟时间
density resolution	密度分辨率
detector	探测器
detector aperture	探测器孔径
detector array	探测器阵列
detector cell/element	（单个）探测器
dialog box	对话框
digital radiography，DR	数字 X 线摄影
digital subtraction angiography，DSA	数字减影血管造影
direct digital radiography，DDR	直接数字 X 线摄影
digital imaging and communication in medicine，DICOM	医学数字影像和通讯标准
display FOV	显示野
display resolution	显示分辨率
dog-ear	折角
dose	剂量
dose distribution	剂量分配
dose efficiency	剂量效率
dose equivalent	剂量当量
dose-length-product，DLP	剂量长度乘积
dose modulation	剂量调制
dose profile	剂量剖面图
dose report	剂量报告
dosimetry	放射剂量测定

double click	(鼠标)双击
drag-and-drop	拖-放(操作)
dual-energy CT,DECT	双能 CT
dual-source CT,DSCT	双源 CT
dynamic multiscan	动态多层扫描
dynamic pitch	动态螺距
dynamic range	动态范围
dynamic scan	动态扫描
dynamic spatial reconstructor,DSR	动态空间重建扫描仪

E

ECG synchronization	心电同步
ECG-triggered heart imaging	心电触发心脏成像
effective dose	有效剂量
effective energy	有效能量
effective milliampere	有效毫安
ejection fraction	射血分数
electrical signal	电信号
electron beam CT,EBCT	电子束 CT
electronic components	电子元器件
electronic noise	电子噪声
endoscopy	内镜
end diastolic	舒张末期
end systolic	收缩末期
energy subtraction	能量减影
entrance window	入射窗
equipment-induced artifacts	与设备相关的伪影
exposure	曝光
extrasystolic beat(s)	期外收缩的心跳

F

false-negative	假阴性
false-positive	假阳性
fan angle	扇形角
fan beam	扇形束
field of view,FOV	视野
filtered back projection	滤过反投影
flat-panel CT	平板 CT
flat screen monitor	平面液晶显示器
flip image	翻转图像(左右、上下)
flow rate	流率
floppy disk	软盘
flying focal spot	飞焦点
flythrough	飞行,穿越
focal spot	焦点
focal spot shape	焦点形状
focal spot size	焦点尺寸
follow-up	随访,随诊

form filter	适形滤过器
Fourier transform,FT	傅里叶变换
freehand line	任意线
frequency	频率
full-scan	全扫描
full width half maximum,FWHM	半值全宽
fusion	融合

G

gantry	扫描机架
gamma camera	伽马照相机
gamma rays	伽马射线
gas ionization detectors	气体探测器
generator power	发生器功率
geometric blurring	几何模糊
geometric efficiency	几何效率
geometrical magnification	几何放大
gray scale	灰阶

H

hardware	硬件(计)
hard disk	硬盘
half value layer,HVL	半价层
head	头
headrest	头架
heat storage capacity	热容量
heat unit	热单位
hepatic perfusion index,HPI	肝灌注指数
high-frequency generator	高频发生器
high-contrast resolution	高对比分辨率
high-tension cable	高压电缆
high resolution CT,HRCT	高分辨率 CT
hospital information system,HIS	医院信息系统
Hounsfield units,HU	亨氏单位,CT 值单位
hybrid imaging system	组合成像系统

I

image archiving,compressed	压缩存档图像
image archiving,uncompressed	无压缩存档图像
image artifact	图像伪影
image distortion	图像畸变
image format	图像格式
image fusion	图像融合
image manipulation/processing	图像处理
image mis-registration	图像误配准
image quality	图像质量
image reconstruction	图像重建
image reformation	图像重组

image sharpness	图像清晰度
image uniformity	图像一致性
import image	输入图像
incident X-ray	入射 X 线
incomplete projections	投影不全
input/output, I/O	输入/输出
intensive care unit, ICU	重症监护病房
interlaced scanning	隔行扫描
interpolation	内插
interpolation magnification	内插放大
integrated service digital network, ISDN	综合服务数字网络
interventional CT	介入 CT
intrinsic/inherent filtration	固有滤过
inverse Fourier transform, IFT	反傅里叶变换
inverse image	反转(反色)图像
ionization chamber	电离室
ionizing radiation	电离辐射
irradiate	(产生)辐射
isocenter	等中心
isochronic	各时同性
isophasic	各相同性
isotope	同位素
isotropic	各向同性
isotropic resolution	各向同性分辨率
iterative methods	迭代法
iterative reconstruction algorithms	迭代重建算法

K

K-edge subtraction	K 缘减影
kernel	重建函数核
keyboard	键盘
kidney	肾脏
knee/leg support	腿托

L

Lambert-Beer law	朗伯-比尔定律
landmark	路标
landscape	(图像)横格式
larynx	喉
laser camera	激光相机
laser alignment lights	激光定位指示灯
lead apron	铅围裙
leakage radiation	漏射线
light localizers	激光灯定位器
limiting spatial frequency	截止空间频率
linear attenuation coefficient	线性衰减系数
linear accelerator	直线加速器
linearity	线性

linearity interpolation	线性内插
line-pairs	线对
liver	肝
lobes	叶,肺叶
local area network,LAN	局域网
longitudinal(z-axis) resolution	长轴(z-轴)分辨率
lookup table,LUT	查找表
low-contrast resolution	低对比分辨率(密度分辨率)

M

magnetic optical disk,MOD	磁光盘
magnetic resonance imaging,MRI	磁共振成像
magnetic disk	磁盘
magnetic tape	磁带
maximum intensity projection,MaxIP	最大密度投影
matrix	矩阵
matrix size	矩阵尺寸
mean transit time,MTT	平均通过时间
metal artifact	金属伪影
minimum intensity projection,MinIP	最小密度投影
micro-CT	微型 CT
mobile CT	移动式 CT
modality	设备
modality performed procedure step,MPPS	成像设备执行步骤
model-based iterative reconstruction,MBIR	基于模型迭代重建
modulation	调制
modulation transfer function,MTF	调制传递函数
modulator/demodulator,MODEM	调制解调器
monitor	监视器
monochromatic (monoenergetic) radiation	单能谱射线
morphological properties	形态学特性
motion artifact	运动伪影
multi-phase scan	多期扫描
multiplanar reconstruction/reformation,MPR	多平面重组
multirow-detector CT	多排 CT
multiscan	多层扫描
multi-segment reconstruction	多扇区重建
multislice spiral CT,MSCT	多层螺旋 CT
myocardium mass	心肌质量

N

neck	颈
network topology	网络结构/拓扑学
nodule	结节
noise	噪声
noise index	噪声指数
noise properties	噪声特性
noise signal	噪声信号

nominal slice thickness	标称层厚
nuclear medicine,NM	核医学
nutating-section algorithms	章动层面算法

O

occlusion	梗死,闭塞
off line	离线
off-focal radiation	焦外辐射
on-line	在线
operating system,OS	操作系统
optical density,OD	光学密度
optical disk	光盘
orbit	眼眶
organ	器官
organ dose	器官剂量
output power	输出功率
overbeaming	过度射线
overlay	覆层
overall spatial resolution	系统空间分辨率
overranging	过扫范围
overscan	过扫描
overview	概览
overlap scan	重叠扫描

P

pancreas	胰腺
panorama	全景摄影
parameter	参数
partial scan	部分扫描
partial scan reconstruction	部分扫描重建
partial volume artifact	部分容积伪影
partial volume effect	部分容积效应
patient couch/table	检查床
Patlak blood volume	帕特血容量
peak enhancement image,PEI	峰值增强图像
pelvis	骨盆
pencil beam	笔形射线束
perfusion	灌注
permeability	通透性
phantom	模体
phase	相位
photoelectric absorption	光电吸收
photon	光子
photon-counting detectors	光子计数探测器
photon flux	光子通量
photon starvation	光子量不足
pediatric phantom	儿童体模
perfusion	灌注

peripheral space phenomenon	周围间隙现象
picture archiving and communication system, PACS	图像存档和通讯系统
pitch	螺距
pitch factor	螺距因子
pixel/picture element	像素
plain scan	平扫,普通扫描
plaque	斑块
polychromatic (polyenergetic) radiation	多能谱射线
portrait	(图像)竖格式
positron emission tomography, PET	正电子发射体层成像
positron emission tomography/computed, tomography, PET-CT	正电子发射计算机体层成像
pop-up menu	弹出菜单
positioning mat	定位软垫
post-processing	后处理
posterior-anterior, PA	后-前
projection	投影
projection angle	投影角
prospective	前瞻性
prospective ECG trigger	前瞻性心电触发
protective shield	(辐射)防护服
protocol	协议
pseudo-color	伪彩色
pulmonary	肺
pulmonary gating	呼吸门控

Q

quality assurance, QA	质量保证
quality control, QC	质量控制
quality management, QM	质量管理
quantitative CT, QCT	定量 CT
quantum noise	量子噪声
quarter detector shift	探测器 1/4 移动
query/retrieve	查询/提取

R

radiation dose	辐射剂量
radiation exposure	辐射曝光
radiation protection	辐射防护
radiation shield	辐射屏蔽
radio frequence, RF	射频
radioisotope	放射性同位素
radiology information exhibit, InforRAD	放射学信息展示
radiology information system, RIS	放射科信息系统
radiotracer	放射性示踪剂
radiotracer uptake	放射性示踪剂摄取率
raw data	原始数据
random-access memory, RAM	随机存取存储器
read-only memory, ROM	只读内存

real-time	实时
real-time display	实时显示
rearragement	重排
receive operating characteristic curve	ROC 曲线
reconstruction	重建
reconstruction algorithms	重建算法
reconstruction increment	重建增量
reconstruction interval	重建间隔
reconstruction spacing	重建间距
redundant array of inexpensive disks,RAID	磁盘阵列
redundant data	冗余数据
reference image	参考图像
referring physician	转诊医师
reformation	重组
registration	登记,配准
region of interest,ROI	兴趣区
relative blood volume,rBV	相对组织血容量
relative delay	相对延迟
resolution	分辨率
retrieve image(s)	提取图像
retrospective	回顾性
retrospective ECG gating	回顾性心电门控
rewritable optical disk	可重写光盘
review mode(s)	阅读模式
ring artifact	环状伪影
rotating anode	旋转阳极
R-R interval	R-R 间期
run-in	(血液)流入
run-out	(血液)流出

S

safety evaluation	安全性评价
sagittal plane	矢状面
saline chaser bolus	生理盐水推动团注
sampling	采样
sampling distance	采样距离
sampling frequency	采样频率
sampling properties	采样特性
scan coverage	扫描覆盖率
scan FOV	扫描野
scan plane	扫描平面
scan protocol	扫描协议
scan time	扫描时间
scanner	(CT)扫描仪
scanner geometry	扫描仪几何
scanning methods	扫描方法
scattered radiation	散射线
scattered radiation measurements	散射线测量

scout view	定位扫描图像
scout scan	定位扫描
screenshot	截屏(图)
scintillation detectors	(闪烁)晶体探测器
section	断面,切片,层
sectional anatomy	横断面解剖
section/slice sensitivity profile,SSP	层厚响应曲线
sector	扇区
send/receive	发送/接收
segmentation	分割
sequential scan	序列扫描
shaded surface display	表面阴影显示
signal strength	信号强度
signal to noise ratio,SNR	信噪比
sinus	鼻窦
skin dose	皮肤剂量
slab	(图像后处理)层块
slice	层,切层
slice increment	层间距
slice pitch	层厚螺距
slice/section thickness	层厚
slip-ring	滑环
smart prep	智能团注触发扫描(GE)
software	软件(计)
software interface	软件接口
spatial frequency	空间频率
spatial resolution	空间分辨率
spectrum	光谱,波谱
spine	脊椎
spiral artifact	螺旋伪影
spiral/helical CT	螺旋 CT
stabilizing strap	固定带
stack	(图像)层叠
stair step artifact	阶梯伪影
stationary anode	固定阳极
standard deviation,SD	标准偏差
stenosis	狭窄
stenosis analysis	狭窄分析
stent	支架
step-and-shoot	步进-曝光(扫描)
stochastic effects	随机效应
stray radiation	散射线
streak artifacts	条状伪影
stroke volume	心搏量
structuredness report	结构性报告
submillimeter	亚毫米
subtraction	减影
sure start	智能团注触发扫描(Toshiba)

surface dose	表面剂量
surface rendering	表面再现
surface shaded display,SSD	表面阴影显示
surview	定位像
suspend/resume	暂停/重新开始

T

target	靶
tele-medicine	远程医学
tele-radiology	远程放射学
temporal resolution	时间分辨率
test bolus	团注测试
thermoluminescent dosimeters,TLDs	热释光剂量仪
thickening	增厚
thickness	厚度
thorax	胸腔
threshold	阈值
thyroid shield	（防护）围脖
time-density curve	时间-密度曲线
time to peak,TTP	达峰时间
tissue equivalent phantom	组织等效体模
topogram	定位扫描图像
topograph scan	定位扫描
touch screen	触摸屏
translate	平移
translate-rotate principle	平移-旋转方式（第一代 CT）
transparency visualization	透明显示
transport control protocol/internet protocol,TCP/IP	传输控制协议/因特网协议
transverse section（cross-section）	横断面
trim and clip	修正和剪裁
troubleshooting	故障排除
tube current	管电流
tube voltage	管电压
tumor	肿瘤

U

ultrafast CT,UFCT	超快速 CT
ultrafast ceramic detectors	超快速（稀土）陶瓷探测器
ultrasound,US	超声
under-sampling	采样不足
uninterruptible power supply,UPS	不间断电源

V

variable pitch	可变螺距
venous phase	静脉期
viewer	浏览器
virtual film sheet	虚拟胶片
virtual noncontrast/unenhanced image	虚拟平扫图像

virtual reality endoscopy	仿真内镜
visualization	可视化
volume CT dose index, CTDI$_{vol}$	容积 CT 剂量指数
volume data acquisition	容积数据采集
volume intensity projection	容积密度投影
volume scan	容积扫描
volume rendering	容积再现
volumetric CT	容积 CT
voxel	体素
voyager software	导航软件

W

wall thickness	室壁厚度
water-equivalent attenuation	水等量衰减
water phantom	水模
wide area network, WAN	广域网
Wiener spectrum, WS	威纳尔频谱
windmill artifact	风车样伪影
window level/center	窗位/中心
window technique	窗技术
window width	窗宽
work list	工作列表
world wide web, WWW	万维网
write once read many, WORM	一次写多次读（光盘）

X

Xenon, Xe	氙气
Xenon detector	氙气探测器
X-ray	X 线
X-ray absorption	X 线吸收
X-ray attenuation	X 线衰减
X-ray beam	X 线束
X-ray photons	X 线光子
X-ray spectrum	X 线光谱
X-ray summation/ ray sum	射线叠加
X-ray tube	X 线管

Z

z-axis	纵轴
z-axis resolution	纵轴分辨率
Zebra artifacts	斑马线伪影
z-filter reconstruction	z 轴滤过重建
z-sharp technology	z 轴采样技术
zoom	局部放大
zoom/pan	放大/移动

常用辐射剂量和单位

表1　放射剂量和单位

	常用单位	国际单位	换算公式
曝光量	伦琴(R)	C/kg	1C/kg = 3876R (1R = 2.58×10C/kg)
吸收剂量	拉德(rad)	Gray(Gy)	1Gy = 100rad
有效剂量	雷姆(rem)	Sievert(Sv)	1Sv = 100rem

表2　有效剂量和器官剂量转换表

有效剂量	器官剂量
1Sv = 100rem	1Gy = 100rad
100mSv = 10rem	100mGy = 10rad
10mSv = 1rem	10mGy = 1rad
1mSv = 0.1rem = 100mrem	1mGy = 0.1rad = 100mrad
0.1mSv = 0.01rem = 10mrem	0.1mGy = 0.01rad = 10mrad
0.01mSv = 0.001rem = 1mrem	0.01mGy = 0.001rad = 1mrad
0.001mSv = 1μSv = 0.1mrem	0.001mGy = 1μGy = 0.1mrad

表3　组织器官有效剂量计算加权因子

组织器官	加权因子	
	ICRP 60	ICRP 103*
乳腺	0.05	0.12
红骨髓、结肠、肺、胃	0.12	0.12
其他器官§	0.05	0.12
性腺	0.20	0.08
胆囊、肝脏、甲状腺、食管	0.05	0.04
皮肤、骨表面	0.01	0.01
颅脑、唾液腺		0.01

* ICRP 60,1991年发布;ICRP 103,2007年发布,并对相关部位的有效剂量计算因子作了调整
§ 其他器官包括:肾上腺、肾脏、小肠、胰腺、肌肉、脾脏、胸腺和子宫

索　引

320 层 CT　14

B

鼻窦　69
表面阴影显示　34
表面再现　32
部分容积伪影　52
部分容积效应　19,52

C

CT 定量测定　25
CT 灌注　233
CT 剂量指数　64
CT 透视　27
CT 血管造影　26,194
CT 值　27
层厚螺距　11
层厚响应曲线　58
插值　19,31
重建　19
重建增量　9
重排　19
重组　19
窗技术　21,28
窗宽　28
窗位　28
存储器　9

D

单扇区和多扇区重建　20
单扇区重建　199
胆道　131
胆囊　131
等中心　67
第二代 CT 机　4
第三代 CT 机　4
第四代 CT 机　4
第五代 CT 机　4

第一代 CT 机　4
迭代重建技术　12
定位扫描　25
动态范围　20
多平面重组　39
多期增强扫描　26
多扇区重建　199

E

耳　69

F

Feldkamp 重建　11
仿真内镜　38,238
肺　108

G

肝脏　131
高压发生器　5
各向同性　20
骨端　179
骨膜　179
骨皮质　179
骨髓腔　179
骨折　188
固体探测器　7
关节　179
灌注量　233
过度射线　20
过扫范围　20

H

喉　69
滑环　8
灰阶　27,29
回顾性 ECG 门控　26
回顾性心电门控　199

I

iCT　14

J

脊髓　167

脊柱　167

加权超平面重建　11

甲状旁腺　69

甲状腺　69

结肠　131

金属伪影　51

矩阵　19

卷积核　19

K

空间分辨率　46

L

滤过反投影　17

滤过器　6

螺距　9,50

螺旋扫描　25

M

密度分辨率　48

模数转换器　7

N

脑　69

P

膀胱　132

平均密度投影　32

平均通过时间　21,234

平扫CT　25

Q

气体探测器　7

前瞻性ECG触发　26

前瞻性心电触发　201

曲面重组　39

容积时间分辨率　202

容积再现　35,43

软组织　179

S

三维数据可视化　30,31

扫描长度　67

扫描床　8

扫描覆盖率　21

扫描机架　8

扫描基线　70

扫描野　28

射线叠加　32

射线束宽度　67

射线束硬化伪影　52

肾脏　132

十二指肠　131

时间分辨率　49

视野　28

输卵管　132

输尿管　132

数据采集系统　7

双能量CT成像　240

双源CT　12

T

探测器　6

体素　19,30

投影法　32

图像对比度　20

图像重建计算机　9

团注测试　197

团注跟踪　197

W

伪影　50

胃　131

物体对比度　20

X

X线管　5

显示器　9

显示野　28

像素　19,30

胸膜　108

胸膜腔　108

序列扫描　25

Y

咽　69

眼　69

眼眶　69

阳极热容量和散热率　20

胰腺　132

原始数据　19

运动伪影　51

Z

噪声　55

噪声水平　56

增强扫描　25

阵列处理器　9

直肠　131

周围间隙现象　20

主计算机　8

椎间关节　167

椎间隙　167

准直螺距　11

准直器　6

子宫　132

自适应多平面重建　11

纵隔　108

纵向分辨率　20,60

组织血流量　21,234

组织血容量　21,234

最大密度投影　32

最小密度投影　32